编写人员名单

主　　编　周　明　安徽农业大学

副 主 编　陆　真　安徽新华学院

　　　　　汪海峰　浙 江 大 学

参编人员　（以姓氏笔画为序）

　　　　　王　翀　浙江农林大学

　　　　　朱军莉　浙江工商大学

　　　　　任大喜　浙 江 大 学

　　　　　胡忠泽　安徽科技学院

　　　　　惠晓红　塔里木大学

营养对人的身体健康至关重要，但是，未学过营养或食品专业知识的人士对营养学方面的知识一般相对有所欠缺，在当前我国重视提高全民素质的前提下，对营养学方面知识的补充和学习显得尤为重要。 为了满足人们对这方面知识的需求，我们组织相关院校的专业教师合作编写了这本《营养学导论》。

《营养学导论》集文、表、图于一体，介绍了营养学基本原理、人体的营养需要参数、各类食物的营养特点、食品安全、营养保健技术和饮食不当产生的后果，并对营养学理论作了较为深入的阐述。 应用大量的数据、实例和丰富的图片论述营养与健康的关系。

本书可供社会各界人士阅读使用，也可作为高等院校公共选修课程的教材。

限于编者的水平，本书可能有疏漏之处，恳请读者批评指正！

编者

2019 年 6 月

目录

CONTENTS

绪论

一、营养与营养学

营养是指人体摄入并转化营养物质、滋养身体、以保障身体健康和生命活动的生理过程。营养学是研究人体摄入营养物质以及被摄入的营养物质消化、吸收、中间代谢和排泄代谢尾产物等一系列的生物学过程。此外，对上述过程，采取适当的营养干预措施，以实现人体健康、生长和（或）增强其他生理活力。

营养学研究内容主要包括：①研究人体在维持身体健康和生理活动过程中所需要的各种养分。截至目前，已证明人体需要50种以上的养分。②研究人体对食物的摄取、消化、吸收、中间代谢和排泄代谢尾产物等过程。③研究各种养分对人体的营养作用及作用机理。④探明各种养分之间在人体内的代谢关系。⑤测定人体对各种养分的需要量与合理膳食。⑥从营养学角度，采取适当的干预措施，以实现人体健康、生长和（或）增强其他生理活力。

营养学常采用以下研究方法：①化学分析法，即对食物、血液、毛发、排泄物等的成分，采用化学法和仪器法分析。②模型动物实体试验法，包括消化试验、代谢试验、饲养试验和组织或细胞培养试验等。

二、营养学发展史略

1898年前，“营养”作为一个科学名词，还很少出现在文献资料上。但是，对其研究可追溯到更早的历史。消化是一种化学过程。1752年，Reaumur用鸟类食物回吐法证明了食物消化过程的化学变化。1780年，Spallauzaui用鸟类、其他动物与他本人做试验，证实并发展了这种观点。1824年，Prout鉴定了胃液中含有游离盐酸。1833年，Schwann又鉴定了胃蛋白酶。从此，消化的化学与生理学研究不断地向前发展。呼吸也是一种化学过程。1783年，法国化学家Lavoisier和Laplace用豚鼠做了一个著名的呼吸试验，证明了呼吸是一种化学过程。1789年，Seguin在人类中做了一个呼吸试验，结论同上。鉴于Lavoisier的贡献，他被誉为“营养学之父”。

1. 蛋白质的发现

1816年，Magendie用犬的饲养试验证明了：含氮食物是生命延续的必需物质。“蛋白质”术语由荷兰生物化学家Jan Mulder于1838年提出。“蛋白质”一词源于希腊字“Proteios”，意为“第一”（重要），故我国一些学者建议将protein（proteios）译为“朊”，但未推广开来，现多以“蛋白质”命名。

19世纪50年代，Rthamsted通过动物饲养试验证明：不同的蛋白质，其营养价值不同。1909 年，Karl Thomas 提出了蛋白质生物学价值的概念和测定方法。1946 年，Block 和 Mitchell 提出了衡量蛋白质品质的其他公式，并发展了以蛋白质中氨基酸组成为基础的化学积分法。1938 年，Rose 等证明了成年人需要 8 种必需氨基酸。

2. 脂类物质的发现

法国科学家 Chevreul 第一个测定了油脂中的化学成分，提出脂肪由脂肪酸与甘油组成，并分离了许多脂肪酸。初时，人们认为食物脂肪是体脂的唯一来源，但后来 Boussingault 于 1845 年在鹅与鸭中实验证明：在动物体内糖类化合物也可转化为脂肪。人们认为：脂类物质的功用是供能。但后来发现，脂类物质中还有脂溶性维生素和必需脂肪酸（亚油酸等），它们有许多其他的作用。

3. 糖类化合物的发现

1844 年，Schmidt 从血液中分离出葡萄糖。1849 年，Fehling 提出了测定葡萄糖的一种灵敏方法。1856 年，Claude Bernard 发现了肝糖原。从营养角度说，糖类化合物是人体的基本能源物质。

4. 矿物质的发现

1842 年，Chossat 发现，鸟（鸽）需要钙，以颗粒形式补充，可保证其骨骼的正常生长发育。随后，其他研究者又陆续发现了其他必需矿物元素，在 130 余年的时间内，共发现了 20 种左右的矿物元素为人体所必需。

5. 维生素的发现

1906 年，Hopkins 认为，除了蛋白质、糖和脂外，尚有未知养分（unknown nutrients）。1912 年，Funk 发现，脚气病、坏血病、癞皮病、佝偻病都是由某类物质缺乏引起的。这类物质具备有机胺性质，故 Funk 将这类物质命名为“vitamine”。后来又发现，也有不是有机胺物质的，故将“e”除掉，变“vitamine（生命胺）”为“vitamin（维他命）”，现多被译为“维生素”。

三、营养学理论与技术对人体保健的指导作用

营养与人体生长发育有着密切的关系。在适宜的营养条件下，目标基因可顺利地表达，从而实现人体正常的生长发育。

营养是人体健康的基本保证，健康是人们生活和工作的基本条件。人体营养不良时，会发病甚至死亡。各种营养缺乏症就是很好的例证：缺乏蛋白质后，肝脏、肌肉蛋白质大量损失，血红蛋白、血浆白蛋白减少，发生贫血；缺乏维生素 A 后，会出现夜盲症、干眼症等；缺乏维生素 K 后，会导致血凝时间延长、皮下渗血和贫血等；儿童缺乏钙或维生素 D 后，易患佝偻病；成年人缺乏钙或维生素 D 后，易发生骨软症或骨疏松症；人体缺乏维生素 B_1、烟酸、维生素 C 后，分别易发生脚气病、癞皮病和坏血病等特征性症状；孕妇缺乏叶酸后，其胎儿易发生神经管畸形；缺乏铁的主要症状是小细胞性低色素性贫血；缺乏锌后，味觉能力与食欲下降，食量减少，易发生皮炎；缺乏硒后，肝细胞变性和坏死；缺乏碘后的典型症状是甲状腺肿大。此外，人体营养不良时，抗体合成障碍，免疫机能下降，因而抗病力下降。

另外，营养过剩也会产生不良后果。例如，人体对蛋白质、核酸类等含氮食物摄入过多，可能发生痛风病。人体摄入过量的糖、脂后，不仅会出现肥胖症，而且可能诱发多种心血管疾病与代谢疾病，如高血糖、高脂血症、高血压症等。

因此，人们每天的膳食中养分种类要齐全，养分含量要适宜且比例恰当。合理营养，保障身体健康。

（周　明）

第一章

营养源

人为了维持身体健康和生理活动，就需要摄入某些物质，这里的某些物质就是营养源，习称食物（食品）。食品是外形（形式），其中的营养物质（养分）才是实质（本质）。营养物质在人体内既起原料作用，又有信号功能。

第一节　营养成分

食物中含有蛋白质、糖类化合物（习称碳水化合物）、脂类物质、维生素、矿物质和水等成分，以及蕴存于有机物质中的能量。

一、营养成分概论

营养成分包括蛋白质（氨基酸）、糖类化合物（简称糖）、脂类物质（简称脂）、维生素、矿物质和水等成分，以及蕴存于有机物质中的能量。

1. 蛋白质

蛋白质（protein）主要由碳、氢、氧、氮四种化学元素组成（表 1-1），部分蛋白质还含有硫、磷、铁、铜、锌、硒、碘等元素。用凯氏（Kjeldahl）微量定氮法测定的总蛋白质中除真蛋白质（true protein）外，尚含有非蛋白质含氮物质（non protein nitrogen）。

表 1-1　组成蛋白质的化学元素　　单位：%

化学元素	碳	氢	氧	氮	硫	磷	铁
含　量	50.0～55.0	6.0～7.3	19.0～24.0	15.0～18.0	0～4.0	0～1.5	0～0.4

蛋白质（真蛋白质）中含氮量较稳定，平均约为 16%（变动范围一般为 15.0%～18.0%）。这意味着，食品中 1g 氮的存在，就表明其中约含有 6.25(100/16)g 的蛋白质。通常，将 6.25 称为蛋白质的换算系数。

粗蛋白质包括真蛋白质和非蛋白氮物质。真蛋白质由多种氨基酸以肽键连接方式构成。组成（真）蛋白质的氨基酸（amino acid，AA）有 20 种，包括甘氨酸、丝氨酸、苏氨酸、酪氨酸、半胱氨酸、大冬氨酸、谷氨酸、天冬酰胺、谷氨酰胺、精氨酸、赖氨酸、组氨酸、丙氨酸、亮氨酸、异亮氨酸、缬氨酸、脯氨酸、苯丙氨酸、色氨酸和蛋氨酸。上述氨基酸的氨基和羧基皆连接于 α-碳原子上，故名 α-氨基酸。除甘氨酸外，其余氨基酸的 α-碳原子都是不对称碳原子，具有光学异构现象。大多数氨基酸属 L 系，即 L-α-氨基酸。但也有很少的 D 系氨基酸，主要存在于某些抗生素和生物碱中。自然界中，还有一些氨基酸如牛磺酸、瓜氨酸、硒氨酸、含羞草氨酸等，属于非蛋白质氨基酸。

非蛋白氮物质是指其分子结构中不含有肽键的一类含氮化合物。这类物质主要有：硝酸盐、铵盐、尿素、二缩脲、氨基酸、含氮脂（如卵磷脂、脑磷脂、磷脂酰丝氨酸、脂氨酸等）、生物碱（如茄碱、蓖麻碱、颠茄碱、尼古丁、可卡因、吗啡、马钱子碱、毒芹碱等）、嘌呤（如腺嘌呤、鸟嘌呤等）、嘧啶（如胸腺嘧啶、胞嘧啶、尿嘧啶等）、胺类（如精胺、精脒、酪胺、色胺、腐胺、尸胺、组胺、半胱胺、乙胺、三聚氰胺等）、B 族维生素等。幼嫩的植物（如叶菜类等）中非蛋白氮物质含量较多。

前几年，有不法分子将三聚氰胺［$C_3N_3(NH_2)_3$，含氮量达 66.7%］加到牛奶等食品中，对食用者造成严重的伤害（如产生肾结石等）。

2. 糖类化合物

一些人将这类物质称为“碳水化合物”，这是不科学的。从化学组成上看，糖类化合物（saccharides）是指含多羟基醛或多羟基酮以及经水解能产生多羟基醛或多羟基酮的一类化合物。

根据化学组成，一般可将糖类化合物分为单糖、寡糖、多糖以及相关的其他化合物。

（1）单糖　根据其碳原子数量，可将单糖（monosaccharide）分为三碳糖（如 3-磷酸甘油醛、磷酸二羟基丙酮）、四碳糖（如赤藓糖、苏阿糖）、戊糖（如核糖、木糖和阿拉伯糖等）、己糖（如葡萄糖、果糖、半乳糖、甘露糖等）、庚糖（景天庚酮糖等）和衍生糖（如 2-脱氧核糖、鼠李糖、葡糖胺、甘露醇、肌醇、葡糖醛酸、半乳糖醛酸等）。

（2）寡糖　能被水解成几个（一般指 2～6 个或 2～10 个）单糖分子的糖就被称为寡糖（oligosaccharide），二糖（蔗糖、麦芽糖和乳糖）是其主要代表。蔗糖（sucrose）由 1 分子葡萄糖和 1 分子果糖脱水缩合而成，甘蔗和甜菜等植物富含蔗糖。麦芽糖（maltose）由 2 分子葡萄糖构成，是淀粉降解而生成的中间产物。乳糖（lactose）由 1 分子半乳糖和 1 分子葡萄糖脱水缩合而成。植物不含乳糖，仅乳腺中能合成乳糖。

另外还有其他寡糖，如纤维二糖（cellobiose，纤维素降解的中间产物）、棉籽三糖（raffinose，由半乳糖、葡萄糖和果糖脱水缩合而成的三糖，在棉籽中含量约为 8%）和水苏四糖（stachyose，由葡萄糖、果糖和 2 分子半乳糖构成的四糖，主要存在于水苏的根中）等。

（3）多糖　多糖（polysaccharide）由多个（一般指 10 个以上）分子单糖缩合而成。水解时仅产生一种单糖的多糖被称为纯多糖，主要有淀粉（多个 α-葡萄糖分子缩合而成）、糖原（也由许多 α-葡萄糖分子缩合而成）、纤维素（由许多 β-葡萄糖分子以 β-1,4-糖苷键连成的直链多糖）、木聚糖（多个木糖分子的聚合物）、半乳聚糖（多个半乳糖分子的聚合物）、甘露聚糖（多个甘露糖分子的聚合物）、菊糖（inulin，多个果糖分子的聚合物）等。水解时产生两种或两种以上单糖或还有其他构成单位（如氨基酸等）的多糖则被叫作杂多糖，如半纤维素、阿拉伯树胶、果胶、黏多糖、透明质酸等。

半纤维素（hemicellulose）存在于植物的木质化部分，由己糖（葡萄糖、果糖、甘露糖、半乳糖）和戊糖（阿拉伯糖、木糖、鼠李糖、糖醛酸）构成。果胶（pectine）是由甲基-D-半乳糖醛酸构成的聚合物，存于植物细胞壁中，也存在于水果中。它可被水浸出而成胶状物。消化酶不能将之降解，但微生物能将之降解。黏多糖（mucopolysaccharide）是*N*-乙酰氨基糖、糖醛酸的聚合物。各种腺体分泌的润滑黏液多富含黏多糖。透明质酸（hyaluronate）是葡萄糖醛酸、*N*-乙酰氨基糖的聚合物。透明质酸具有高度黏性，在组织粘连、关节润滑、减轻或消除身体因受到强烈振动而影响正常功能方面起着重要的作用。

几丁质（chitin）又名甲壳素、壳多糖，是*N*-乙酰氨基糖、碳酸钙的聚合物，为一些无脊椎动物如虾、蟹等外骨骼的主要成分。虾、蟹在不断蜕壳和再生壳的过程中生长，甲壳素的分解产物2-氨基葡萄糖对于虾、蟹壳的形成具有重要作用。

（4）相关化合物　木质素（lignin）本身不是糖，但与糖紧密相连。木质素可使植物细胞具有化学和生物抗性以及机械强度。木质素为集合名词，是一组紧密相关的化合物的总称。木质素分子由许多苯丙醇衍生物（如松柏醇、芥子醇、对香豆醇等）构成，具有复杂的基团交互连接的结构。木质素构成植物纤维的物理性外壳，使消化酶难以进入细胞，因而细胞内容物难以被消化。老熟的植物富含木质素，因而其消化率极低。

按食品成分常规分析方案，可将糖类化合物分为膳食纤维（dietary fibre，DF）或粗纤维（crude fibre，CF）和无氮浸出物（nitrogen-free extract，NFE）。膳食纤维由纤维素、半纤维素、木质素等组成。无氮浸出物就是除去膳食纤维的糖类化合物，包括单糖、寡糖和部分多糖（如淀粉等）。维生素C也归属为无氮浸出物。

用常规分析方法，膳食纤维含量的测定值偏低。鉴于此，Van Soest（1976）提出了中性洗涤纤维（neutral detergent fiber，NDF）、酸性洗涤纤维（acid detergent fiber，ADF）、酸性洗涤木质素（acid detergent lignin，ADL）测定指标。其分析方案能将膳食纤维中的纤维素、半纤维素、木质素分离出来。各组分的组成关系如下：

中性洗涤纤维＝酸性洗涤纤维＋半纤维素

酸性洗涤纤维＝酸性洗涤木质素＋纤维素

酸性洗涤木质素＝木质素＋灰分

近几年来，一些学者还提出了非淀粉多糖（non-starch polysaccharide，NSP）的概念。NSP主要由纤维素、半纤维素、果胶、β-葡聚糖、阿拉伯木聚糖、甘露聚糖、葡糖甘露聚糖等组成，包括不溶性NSP（如纤维素等）和可溶性NSP（如β-葡聚糖、阿拉伯木聚糖等）。

3. 脂类物质

不溶于水，而溶于乙醚、氯仿、乙醇、苯等普通有机溶剂的一类化合物被称为脂类物质（lipids）。在食品常规分析中，用乙醚作溶剂（抽提剂），因此常将这类物质称为（乙）醚浸出物（ether extract，EE）。由于溶解在乙醚中的物质并非单纯脂肪，而尚含非脂肪物质（如色素、固醇类物质、树脂、蜡质、脂溶性维生素等），故又将这些浸出物称为粗脂肪（crude fat）。对脂类物质的分类方法很多，这里不作叙述。在营养学上，一般将粗脂肪分成两类，即（真）脂肪（fats，三酰甘油类）和类脂质。

（1）（真）脂肪　指1个甘油分子和3个脂肪酸分子脱水缩合而成的化合物，故曾称为甘油三酯（triglyceride），但这一名称在化学上不够明确，国际命名委员会建议不要再使用这一名称，而使用三酯酰甘油（triacylglycerol）。

植物油脂中的脂肪酸主要是不饱和性脂肪酸，熔点低，故植物油在常温下呈液态。动物脂肪中的脂肪酸多为饱和性脂肪酸，熔点高，故动物脂在常温下呈现固态。表1-2列举了构成脂肪的一些常见脂肪酸。

表 1-2 构成脂肪的常见脂肪酸

脂肪酸种类	分子式	熔点/℃	脂肪酸种类	分子式	熔点/℃
(1)饱和脂肪酸			硬脂酸	$C_{17}H_{35}COOH$	69.7
丁酸	C_3H_7COOH	−7.9	花生酸	$C_{19}H_{39}COOH$	76.3
己酸	$C_5H_{11}COOH$	−3.2	(2)不饱和脂肪酸		
辛酸	$C_7H_{15}COOH$	16.3	棕榈油酸	$C_{15}H_{29}COOH$	0
癸酸	$C_9H_{19}COOH$	31.2	油酸	$C_{17}H_{33}COOH$	13
月桂酸	$C_{11}H_{23}COOH$	43.9	亚油酸	$C_{17}H_{31}COOH$	−5
豆蔻酸	$C_{13}H_{27}COOH$	54.1	亚麻酸	$C_{17}H_{29}COOH$	−14.5
棕榈酸(软脂酸)	$C_{15}H_{31}COOH$	62.7	花生烯酸	$C_{19}H_{31}COOH$	−49.5

(2) 类脂质　这类化合物的种类较多，常见的有以下几种。

① 糖脂（glycolipid）：在植物中，甘油分子中的两个羟基被脂肪酸酯化，另一个羟基连着一个糖基，故称为糖脂。在人和动物中，糖脂中的醇基不是甘油，而是鞘氨醇。在人体内，糖脂主要存在于脑和神经纤维中。

② 磷脂（phospholipids）：脑、心、肝、肾、神经组织和禽蛋中磷脂含量较多。例如，神经轴的髓鞘质含磷脂量达55%。在植物中，豆实中磷脂（如大豆中磷脂）含量也较多。磷脂主要包括卵磷脂（lecithin）、脑磷脂（cephaline）、丝氨酸磷脂（serine phosphoglycerides）、肌醇磷脂（inositol phosphoglyceride）、磷脂酰甘油（phosphatidyl glycerol）、心磷脂（cardiolipin）和缩醛磷脂（plasmalogen）等。

a. 卵磷脂（磷脂酰胆碱）：为白色蜡样物质，极易吸附水，其中不饱和性脂肪酸很快被氧化。各种组织都含有相当多的卵磷脂。其组分胆碱的碱性很强。胆碱在甲基转换过程中起着供甲基的作用；乙酰胆碱为神经递质。卵磷脂有调控代谢、预防脂肪肝等作用。

b. 脑磷脂（磷脂酰乙醇胺）：在动、植物中含量都较多，与血凝有关。

c. 磷脂酰丝氨酸（丝氨酸磷脂）：源于血小板和损伤组织，可激活损伤组织表面的凝血酶原。磷脂酰丝氨酸与卵磷脂、脑磷脂可相互转化。

③ 蜡质（waxe）：蜡为简单脂类，由1个脂肪酸分子同1个分子长碳链的一元醇构成，在常温下为固体。天然蜡质通常是由许多不同的酯组成的混合物，如蜂蜡至少由5种不同的酯组成。毛发表面蜡质层由于疏水作用而防止毛发湿透。蜡质不易水解，无营养价值。

④ 类固醇（sterol）：这类物质包括在生物学上重要的化合物，如固醇、胆汁酸、肾上腺皮质激素和性激素等。它们具有一个共同的基本化学结构，即菲核和环戊烷相连接。其间的差别是：双键数量和侧链不同。

a. 固醇：这类化合物在侧链上有8～10个碳原子，且在第3位碳原子上有一个醇基。它们可被分成光固醇（来源于植物）、霉菌固醇和动物固醇。胆固醇属于动物固醇，动物固醇是合成固醇类化合物的原料。7-脱氢胆固醇是维生素 D_3 的前体。麦角固醇属于光固醇，是维生素 D_2 的前体。

b. 胆汁酸：其结构为菲戊烷核，第17位碳原子上有一个5个碳原子的边链，边链末端羧基同甘氨酸或牛磺酸形成酰胺键。胆汁酸在小肠中起着重要作用，即能乳化脂肪和激活脂肪消化酶。

c. 固醇类激素：包括雌性激素（雌二醇等）、雄性激素（睾酮）和孕酮，以及醛固酮等。

⑤ 萜类（terpenoid）：由许多连接在一起的异戊二烯单位组成，形成链状结构或环状结构。异戊二烯是一种五碳化合物。维生素A、维生素E、维生素K都属萜类化合物。

能量（energy）蕴存于有机营养物质（主要是蛋白质、糖和脂类物质）的化学键中，这些物质降解后才释放出能量。在三大有机营养物质中，脂肪中能量最多，每千克脂肪中的能量一般都在 36MJ 以上。每千克蛋白质中的能量一般为 20MJ 左右；每千克糖类化合物中的能量大多在 16MJ 以上。

4. 维生素

一般认为，维生素（vitamin）是一类有机物质，对人体起着重要作用，微量就能满足需要；这类物质在人体内不作为结构物质和能源物质，而是起着特殊作用；人体一旦缺乏一种或多种维生素，就会发病，甚至死亡。从目前来说，已经认定的维生素种类有 14 种，即维生素 A、维生素 D、维生素 E、维生素 K、维生素 B_1、维生素 B_2、维生素 B_6、维生素 PP、泛酸、生物素、叶酸、维生素 B_{12}、胆碱和维生素 C。

另外，还有一些物质如 α-硫辛酸、"维生素 U"（抗溃疡因子）、"维生素 P"、"维生素 B_{15}"、泛醌等，虽还未被认定为维生素，但它们对人体起着积极的作用。

5. 矿物质

因最初源于矿物而得名，它们主要以化合物的形式存在。矿物质（mineral）包括钙（Ca）、磷（P）、钾（K）、钠（Na）、镁（Mg）、氯（Cl）、硫（S）、铁（Fe）、锌（Zn）、锰（Mn）、铜（Cu）、钴（Co）、碘（I）、硒（Se）、钼（Mo）、硅（Si）、铬（Cr）、氟（F）、砷（As）、锶（Sr）、锡（Sn）、硼（B）、锂（Li）、钒（V）等物质成分。

6. 水

由于水（water）在自然界分布广，因此有些人未将水看作是营养物质。其实，水是所有生物（包括人、动物、植物和微生物）的极其重要的营养物质。

对实验动物的饲养试验证明，除上述营养成分外，尚有未知营养因子，主要源于鱼汁（鱼汁因子）、发酵物（发酵物因子）、草汁（草汁因子）等。

二、营养成分的基本功能

食物中有 6 大类营养物质，即蛋白质、糖、脂、维生素、矿物质和水。它们在人体内发挥各种各样的作用，功能很多。经综合归纳，这些营养物质在人体内有三项基本作用：①作为人体的结构成分，水、蛋白质、糖、脂和矿物质都是人体的"建筑材料"。②提供能量，糖、脂和蛋白质可氧化供能，为人体生理活动之所需。③作为活性物质的成分或组分，例如：蛋白质是载体、受体、抗体、酶、含氮激素和神经递质等的成分；B 族维生素是辅酶的成分；矿物质是酶、激素和载体等的组分或激活因子。当然，营养物质在人体内还有许多其他方面的作用。

第二节　营养成分的来源

营养成分来源于植物源性食品、动物源性食品、微生物源性食品和矿物质等。

植物源性食品是人类最主要的营养源。植物源性食品主要包括谷物类、豆实类、叶菜类和瓜果类以及植物油等。大米、面粉、玉米、大麦、高粱、粟等谷物类食品富含淀粉等糖类化合物，含量一般都在 70%以上。豆实类主要有大豆、蚕豆、绿豆、豌豆、扁豆、赤豆、黑豆等。大豆中蛋白质含量为 33%～38%，脂肪含量约为 18%。另外，可用大豆作为原料制成各种豆制品。常用蔬菜包括大白菜、小白菜、包菜、油菜、菊花菜、金针菜、韭菜、芹菜、香菜、蕹菜等。叶菜类的含水量一般为60%～90%，胡萝卜素、维生素E、维生素C、维生素K和大多数B族维生素含量较多。瓜果类主要有南瓜、冬瓜、西瓜、苹果、香蕉、葡萄、菠萝、芒果、杏、桃、李、梨、柿子、猕猴桃、荔枝、橘子、橙、青枣、草莓、桑葚、樱桃、枇杷、阳桃、番石榴等。

动物源性食品是指源于动物体的食品，包括畜禽肉、蛋类、水产品、奶及其制品和动物油等。畜禽肉主要有猪肉、牛肉、羊肉、鸡肉、鸭肉、鹅肉、驴肉、兔肉等。蛋类包括鸡蛋、鸭蛋、鹅蛋、鹌鹑蛋等。水产品主要有鱼、虾、蟹等。动物油主要有猪油、禽油、牛油、鱼油等。

食用菌在微生物源性食品中占有重要地位。食用菌主要有香菇、蘑菇、木耳、银耳、猴头菇、竹荪等。实际上，乳酸杆菌、酵母菌、枯草芽孢杆菌等益生菌制剂也属于微生物源性食品。许多食品用酶制剂都是通过微生物发酵生产的，即微生物产生的。发酵法生产的维生素B_2（乙酪酸梭状芽孢杆菌或假丝酵母产生的）、维生素B_{12}也应属于微生物源性制剂。维生素B_2也可用化学法生产。维生素A、维生素D、维生素E、维生素K、维生素B_1、维生素B_6、维生素PP、泛酸、叶酸、胆碱等都是用化学法生产的（表1-3）。蛋氨酸、精氨酸、色氨酸、化学合成-酶法生产的赖氨酸、蛋白水解法生产的苏氨酸等都是化工合成品。许多矿物盐如磷酸氢钙、磷酸二氢钙、脱氟磷酸钙、轻质碳酸钙、硫酸镁、硫酸亚铁、硫酸锌、碘化钾、碘酸钙、亚硒酸钠、氯化钴、氨基酸络合盐等都是通过各种化学工艺生产的，皆属化工合成品。

表1-3 用化学法生产的维生素

维生素种类	最初原料	化学方法	最终产品
维生素A	β-紫罗兰酮	C_{14}醛合成法	维生素A棕榈酸酯
维生素E	1,2,4-三甲苯	缩合反应	乙酸维生素E
维生素K	甲基苯醌或β-甲基萘	加成反应	硫酸甲萘醌
维生素B_1	丙烯腈	加成、缩合反应	盐酸维生素B_1
维生素B_2	葡萄糖	缩合、环化反应	维生素B_2
维生素B_6	氯乙酸	缩合、环化反应	盐酸维生素B_6
烟酸	2-甲基-5-乙基吡啶	硝化氧化法	烟酸
烟酸	3-甲基吡啶	氨或高锰酸钾氧化	烟酸
泛酸	异丁醛		D-泛酸钙
叶酸	对硝基苯甲酸	酰化反应	叶酸
氯化胆碱	环氧乙烷或氯乙醇		氯化胆碱

植物源性食品是人类最主要的营养源，比较人体、植物体化学组成的差异，有实际应用意义，即借此可估测食物营养价值的高低。决定食物营养价值的因素是食物化学组成与人体化学组成的“相似度”。这里的化学组成主要是指：①物质种类；②各种类物质的含量及其间比例；③各种类物质的化学结合方式（化学键）。“相似度”越大，食物的营养价值越高，反之则低。吃什么，补什么。其科学道理就在于此。

（1）糖类　植物体内可溶性糖较多和较集中，如谷物和脱水块根、块茎中淀粉含量高达70%以上，甘蔗、甜菜中蔗糖含量多；但人体内的糖主要是糖原和葡萄糖，且含量较少。植物体内含有膳食纤维，而人体内完全不含这类物质（消化道内除外）。

（2）脂类　人体含脂率随年龄、营养状况不同而有较大变化，但植物体含脂率变化幅度较小；植物体内含有叶绿素、胡萝卜素，不含维生素A，但人体内含有维生素A，不含叶绿素（消化道内除外）、胡萝卜素（消化道内和肝脏除外）。

（3）*蛋白质（氨基酸）* 植物体能合成全部的氨基酸，人体则不能合成全部氨基酸；植物体内含有硝酸盐，特别是叶菜类幼嫩植物中含有较多的硝酸盐，而人体本身不含硝酸盐。

（4）*矿物元素* 植物因种类不同，各化学元素的含量差异很大；人体内的钙、磷、镁、钠的含量远超过植物，但钾含量则低于植物。

（5）*水分* 植物体内水分含量变动范围很大，但人体内水分含量变动范围较小。

随着社会经济的发展，动物源性食品在人类的膳食中所占的比例不断提高。动物体化学组成与人体“相似度”大，因此，许多动物源性食品（如畜、禽、鱼肉等）的营养价值相对较高。

（陆　真）

第二章 消化生理

人体对食物不能直接利用，先要对其消化和吸收，须借助消化系统完成。消化系统实质上就是人体与食物的接口装置。消化系统包括消化管和消化腺，本章简要介绍人体的消化生理知识。

第一节 消化管

消化管由口腔、咽部、食管、胃、小肠、大肠和肛门组成。

1. 口腔

口腔有吃、吸吮、咀嚼、尝味、吞咽和泌涎等作用。口腔的前壁是上、下唇，两侧壁为颊部，上壁是腭，下壁为口腔底。口腔内有牙、舌和唾液腺等重要组织。牙是体内最坚硬的组织，有切断和磨碎食物的作用。舌有搅拌和推送食物的作用；舌是味觉组织，舌的表面有许多小乳头，其上布有味蕾，可辨别食物的滋味；婴幼儿的舌还起着活塞的作用。

2. 咽部

咽部为软腭后背面的腔室。由软腭自由缘构成的孔为咽峡，沿软腭的中线剪开，露出的腔是鼻咽腔，为咽部的一部分。咽部后面渐细，连接食管。食管的前方为呼吸道的入口，此处有一块叶状的突出物，被称为会厌（位于舌的基部），会厌能防止食物进入呼吸道。

3. 食管

位于气管背面，从咽部后行伸入胸腔，穿过横膈膜进入腹腔与胃连接。

4. 胃

胃上接食管，下连小肠。胃包括贲门胃底部、胃体部、幽门部三个区域。从外向内，胃壁被分为浆膜层、肌层、黏膜下层和黏膜层。胃的韧带包括胃膈韧带、胃脾韧带、肝胃韧带、胃结肠韧带和胃胰韧带。

胃有接纳、储存食物，并将食物与胃液（由胃腺分泌）混合、搅拌、研磨，初步消化，形成食糜，将其分批排入十二指肠等作用。胃黏膜还有吸收水分等物质的功能。

5. 小肠

小肠盘曲于腹腔内，上连胃幽门，下接盲肠，被分为十二指肠、空肠和回肠三部分。小肠是食物消化吸收的主要场所。

6. 大肠

回肠之后是大肠，分为盲肠、阑尾、结肠、直肠和肛管。其作用是暂留食物残渣，吸收少量的水、无机盐和部分维生素，并将粪便有度地排出。成年人大肠长度约 1.5m。大肠围绕在空肠、回肠的周围，与小肠有明显的不同，其口径较大，肠壁较薄，结肠具有以下特征性结构（图 2-1）：沿着肠的纵轴肠表面有肠壁纵行肌增厚形成的结肠带；由肠壁上的横沟隔成囊状的结肠袋；在结肠带附近形成许多大小不等的脂肪突起（肠脂垂）。

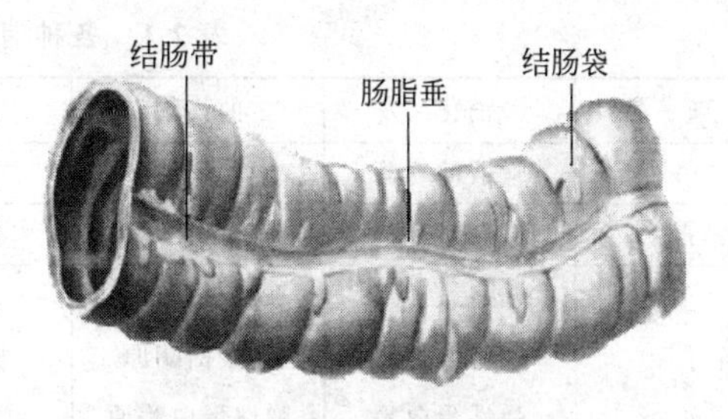

图 2-1　结肠的特征性结构

第二节　消化腺

消化腺由唾液腺、肝脏、胰腺、胃腺和肠腺等组成。

1. 唾液腺

唾液腺是指分泌唾液的腺体，除一些小的壁内腺（唇腺、颊腺和舌腺等）外，还有腮腺、颌下腺（下颌下腺）和舌下腺（图 2-2）。唾液腺分泌唾液，有湿润食物、利于咀嚼、便于吞咽、清洁口腔和参与消化等作用。人的唾液中含有较多的淀粉酶，对淀粉有一定的消化作用。

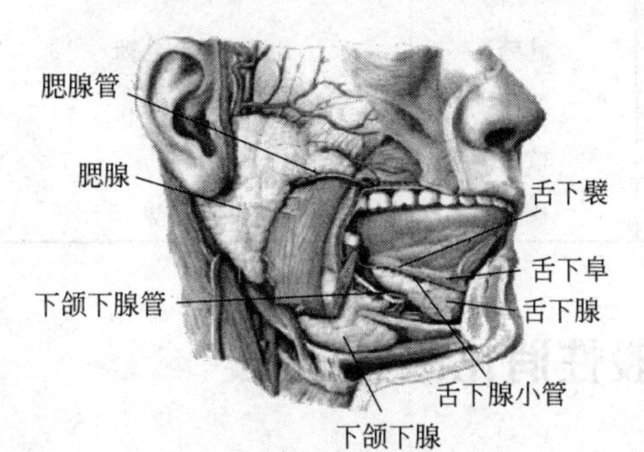

图 2-2　唾液腺

2. 胃腺

胃黏膜上皮凹陷而形成的腺体统称为胃腺。黏膜表面许多小凹就是胃腺开口，胃腺分泌的胃液由此进入胃腔。根据所在部位与结构的不同，将胃腺分为胃底腺、贲门腺和幽门腺。胃底腺由主细胞、壁细胞、颈黏液细胞与内分泌细胞组成。主细胞呈柱状，能分泌胃蛋白酶原。壁细胞多呈圆锥形，能分泌盐酸。颈黏液细胞多呈楔形，夹于其他细胞间，能分泌可溶性黏液。贲门腺为分支管状的黏液腺。幽门腺为分支较多而弯曲的管状黏液腺，内有较多的内分泌细胞，能分泌胃泌素等。

3. 肠腺

分布在肠（主要是小肠）黏膜内的腺体，统称为肠腺，既能分泌一些消化酶（如二肽酶、氨基肽酶、麦芽糖酶、乳糖酶、蔗糖酶、核酸酶、核苷酸酶等），也可分泌一些激素（如促胰液素、缩胆囊素、肠抑胃素等）。

4. 肝脏

肝脏是人体最大的消化腺体。肝呈红褐色，质地柔软。肝脏能分泌胆汁，经肝管至胆囊，储存于胆囊的胆汁沿胆总管进入十二指肠前端，参与养分（脂肪）的消化过程。

5. 胰腺

分为外分泌部和内分泌部。胰腺内分泌部可分泌胰岛素、胰高血糖素等激素，外分泌部能分泌胰蛋白酶原、胰淀粉酶、胰脂肪酶等消化酶。表 2-1 列出了各种消化腺分泌的主要消化酶。

表 2-1　各种消化腺分泌的主要消化酶

来源	消化酶	前体物	激活物	底物	产物
唾液腺	唾液淀粉酶			淀粉	糊精、麦芽糖
胃腺	胃蛋白酶	胃蛋白酶原	盐酸	蛋白质	肽
胰腺	胰蛋白酶	胰蛋白酶原	肠激酶	蛋白质	肽
	糜蛋白酶	糜蛋白酶原	胰蛋白酶	蛋白质	肽
	弹性蛋白酶	弹性蛋白酶原		蛋白质	肽
	羧基肽酶	羧肽酶原	胰蛋白酶	肽	氨基酸、小肽
	氨基肽酶	氨基肽酶原		肽	氨基酸
	胰脂肪酶			脂肪	甘油、脂肪酸
	胰麦芽糖酶			麦芽糖	葡萄糖
	蔗糖酶			蔗糖	葡萄糖、果糖
	胰淀粉酶			淀粉	糊精、麦芽糖
	胰核酸酶			核酸	核苷酸
肠腺	氨基肽酶			肽	氨基酸
	二肽酶			二肽	氨基酸
	麦芽糖酶			麦芽糖	葡萄糖
	乳糖酶			乳糖	葡萄糖、半乳糖
	蔗糖酶			蔗糖	葡萄糖、果糖
	核酸酶			核酸	核苷酸
	核苷酸酶			核酸	核苷、磷酸

第三节　人体对食物的一般性消化吸收过程

一、人体对食物的消化方式

食物在消化管中的消化方式实际上只有两种，即物理性消化和化学性消化。化学性消化是指酶对食物的消化。消化管中的消化酶有两个基本来源，一是消化腺分泌的（表 2-1），另一是消化管（主要是大肠）中的微生物分泌的。

1. 物理性消化

物理性消化是指食物形体由大变小，形状改变的过程。牙齿和消化管壁的肌肉运动将食物切断、撕裂、磨碎、挤扁，使食物由固体状变成糜状物，为化学性消化作好准备。口腔是食物物理性消化的主要器官，在碎化食物方面起着重要作用。

食物进入胃、肠后，胃、肠的运动，使得食物与消化液充分混合，有助于食物的化学性消化。

2. 化学性消化

化学性消化是对食物中的营养物质进行实质性降解，将营养物质大分子降解为小分子的过程。化学性消化是靠消化酶实现的。

消化腺分泌淀粉酶、蛋白酶、氨基肽酶、羧基肽酶、二肽酶、核酸酶、核苷酸酶等，对食物中的糖、蛋白质、脂肪、核酸等养分进行消化，生成单糖、氨基酸、脂肪酸、甘油单酯、嘌呤、嘧啶等小分子养分，消化场所主要是小肠和胃。

大肠中的微生物可分泌微量的纤维素酶、半纤维素酶、果胶酶等，对食物成分进行微弱的消化。

二、人体对食物养分的吸收方式

（1）吸收的概念　被消化了的养分经消化管黏膜上皮细胞进入血液或淋巴的过程，就称为吸收。

（2）吸收方式　包括以下几种方式：①胞饮（吞）吸收，婴儿对免疫球蛋白的吸收就是胞饮（吞）吸收。②被动吸收，一些小分子养分如水、短链脂肪酸、部分矿物质离子、维生素等以渗透、过滤、扩散等方式穿过消化管黏膜上皮，进入血液。上述两种吸收方式不需要消耗能量。③主动转运：须借助载体，养分才能被吸收（图 2-3），养分主动转运是一个耗能的过程。单糖、氨基酸等养分就是靠主动转运方式进入血流的。

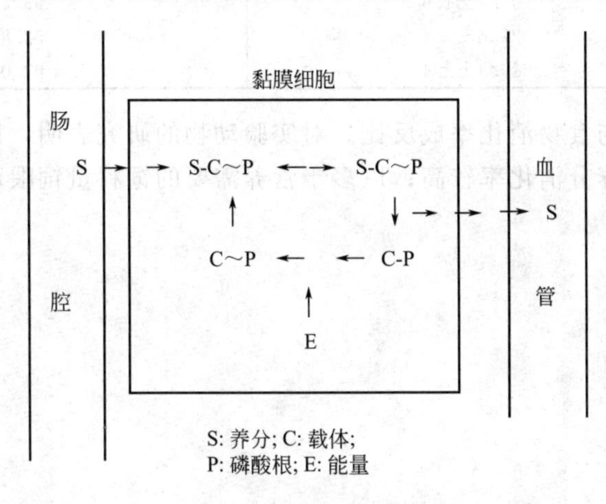

图 2-3　养分主动吸收过程

（3）吸收部位　小肠是吸收养分的主要部位，胃可吸收少量的水和无机盐，大肠也能吸收少量的养分。表 2-2 总结了人体对养分的吸收情况。

表 2-2　人体对营养物质吸收情况一览

营养物质	吸收部位	吸收机理	说　明
Na^+	小肠	主动	上皮细胞底侧膜钠泵
Fe^{2+}	十二指肠	主动	$Fe^{3+} \rightarrow Fe^{2+}$、酸性环境
Ca^{2+}	小肠前段	主动	需要维生素 D、离子化状态
阴离子	小肠	被动为主	Cl^-、HCO_3^-
水	胃、小肠、大肠	渗透	回肠净吸收
单糖	小肠前中段	主动	葡萄糖、半乳糖＞果糖＞甘露糖
脂肪酸	十二指肠	被动为主	淋巴为主，胆盐促进，上皮细胞内重新合成脂肪
氨基酸	小肠中段	主动	氨基酸、二肽、三肽，特异转运系统
水溶性维生素	小肠	单纯扩散	维生素 B_{12}＋内因子；叶酸主动
脂溶性维生素	十二指肠、空肠	单纯扩散	维生素 A 主动；借助脂肪吸收，淋巴途径

三、影响食物消化率的因素

影响食物消化率的因素主要包括消化机能、食物种类和健康状况等方面的因素。

（1）年龄　从幼龄到成年，消化系统不断生长发育，直至成熟，消化机能不断增强。婴幼儿的消化机能最弱，成年人的消化机能最强，老年人的消化机能又衰退。

（2）食物种类　不同种类的食物因化学结构不一样，其可消化性也有差异。一般来说，米汤、稀饭、幼嫩的叶菜类食品易被消化，大米饭、面条等较易被消化，而牛肉、坚果类等食物较难被消化。

（3）健康状况　人的健康状况显著地影响消化机能。亚健康或病人尤其是有胃、肠病的人消化机能减弱甚至很弱。

此外，多数食物在食用前都要经过烹调处理。熟化处理可提高食物的消化率，例如甘薯（表 2-3），但是，熟化处理对食物中的维生素等营养物质有破坏作用。

表 2-3　熟化处理对甘薯块消化率的影响　　单位：%

养　分	生甘薯	熟甘薯
干物质	90.4±1.6	93.5±1.5
蛋白质	27.6±4.4	52.8±8.0
能　量	89.3±2.4	93.0±3.1

一般来说，进食量与食物消化率成反比。对实验动物的研究表明，以少于营养需要的饲料量饲喂动物，其食物养分消化率较高；以多于营养需要的饲料量饲喂动物，其食物养分消化率降低。

（陆　真，周　明）

第三章
水的营养

水是人类生存的基本物质之一，所有的生命活动都与水密切相关。水是细胞中含量最多的组分，生命活动中的几乎所有化学反应都是在水中进行的。因此，水是维持人体正常生理活动的重要养分。另外，水是最廉价、一般也是最易得到的营养物质，因此，其重要性往往被忽略。日常生活中，人体健康的基本条件之一是保证充足的饮水。

第一节　水的性质和生理作用

一、水的性质

水（H_2O）是由氢、氧两种原子以共价键构成的无机物，在常温、常压下为无色、无味的透明液体。水具有独特的理化性质，在生命活动中发挥了重要作用。

（1）比热容　水分子间形成的氢键使水具有优异的储热能力，水吸收的大部分热能用来克服氢键，因此不会显著增加液体的温度。水的比热容（单位质量的水温度升高1℃所吸收的热量，旧称比热）为4.18J/(g·℃)，是所有液体中最高者。这种高比热容使人体中的水成为一种良好的热量储存媒介而发挥调节体温的作用，体内热量的增加或减少都不会引起体温的较大波动，对于人维持体温有重要的作用。

（2）蒸发潜热　由于水分子间氢键的存在，水蒸发时需要吸收大量的能量用于断开氢键。在37℃时，蒸发1g水需要2.26kJ的热量，是已知所有溶剂中最高的。水蒸发潜热高的特性对于人在高温环境中维持体温很重要，因为人通过体表蒸发少量的汗水即可散发大量的热量。

（3）溶剂　由于水具有极性，是离子和极性化合物（如无机盐、水溶性维生素等）的良好溶剂，也是人体内营养物质消化、吸收、运输和代谢尾产物排泄的载体，生物化学反应都在水中进行。

（4）表面张力　在非金属液体中，水的表面张力最大，它是蛋白质等有机大分子构象的稳定剂，可维持细胞的形态、弹性和硬度。

二、水的生理作用

（1）人体的主要组分　水是细胞的主要组分，婴儿体内水分含量可达体重的80%，成人体内也含有50%～70%的水分。在人体内，大部分水和亲水胶体结合，如蛋白质胶体中的结合水参与细胞构筑，并使组织器官保持一定的形态、弹性与硬度。人体缺水时，组织器官功能障碍，严重缺水时可致死。

（2）体内重要的溶剂　水是离子和极性化合物的良好溶剂，因此也是人体内有机营养物质（糖类化合物、蛋白质、脂类物质和维生素）和无机盐消化、吸收、运输和代谢尾产物排泄的载体。体内的水作为运输载体，将吸收的营养物质运送到各器官、组织，同时将细胞内的代谢尾产物运送到肾、皮肤、肺、肠等，随尿、汗、呼吸和粪排到体外。另外，营养物质的代谢都在水中进行。

（3）参与生化反应　水是体内许多化学反应的参与者，合成、分解、氧化、还原、聚合、降解、络合等过程都有水参与。消化道内糖类化合物、蛋白质和脂类物质的消化主要是水解过程，水分子的参与使复杂的有机营养物分解为简单物质而被吸收。例如：

麦芽糖的水解：$C_{12}H_{22}O_{11}+H_2O \longrightarrow 2C_6H_{12}O_6$（葡萄糖）；

淀粉的水解：$(C_6H_{10}O_5)_n+nH_2O \longrightarrow nC_6H_{12}O_6$（葡萄糖）；

二肽、多肽的水解：$H_2NCH_2CONHCH_2COOH+H_2O \longrightarrow 2H_2NCH_2COOH$。

（4）调节体温　水的比热容大，因而能吸收和储存较多的热量，使人体不致因气候寒冷而出现体温降低；水的蒸发潜热亦很多，人体在物质代谢中产生的热量也可通过水参与的血液循环和体液交换，使多余的热量经肺部和皮肤表面水分的蒸发（呼吸、出汗）而散失，保证人体不至于因天气炎热而出现体温升高。因此，体内的水在维持人的体温稳定中发挥着重要的作用。

（5）润滑剂　各骨关节腔内的润滑液，以及胸、腹腔中各内脏器官间的润滑液中，都含有大量的水分，它能减少骨关节的摩擦，使之活动自如，并缓解碰撞与震动对关节和内脏的损伤。唾液中的水能湿润食物，使之易于吞咽；消化液中的水有助于食糜运动；泪液有助于眼球的活动；肺液则有助于呼吸道的湿润。

第二节　人体内水平衡的调节

一、人体内水的来源

人体水分的消耗是持续的，经过一段时间，人体就会发生缺水现象，须通过摄取水而保持水的动态平衡。人体内水分的来源有三条途径，即饮水、食物水和代谢水。

（1）饮水　通常是人体获得水的主要方式，是调节体内水平衡最重要的措施。当食物水和代谢水变化时，水的需要量依靠饮水来调节。饮水量随着年龄、生理状态、食物组成、工作强度和环境温度等不同而变化。因此，在日常生活中，人每天保证卫生洁净、充足的饮水是十分重要的。

（2）食物含水　食物中水分含量随食物种类不同而异。人体通过食物亦可获得一部分水。新鲜的蔬菜、水果、稀饭等食物含水量很多，达70%～90%，米饭、面条等食物的含水量也较多，但饼干、锅巴等食物的含水量很少。

食物中的水可部分替代饮水，因此，食物的含水量直接影响人的饮水量。随着食物水的摄入量增加，饮水量相应减少。

（3）代谢生成水　细胞中有机营养物质的分解代谢或合成代谢均产生水，这种水被称为代谢水。有机营养物质中含氢量不同，代谢产生的水量亦不同。1g 蛋白质氧化生成的水量少于淀粉，而脂肪氧化生成的水量最多，但以相同能量的营养物质产水量来看，蛋白质最少，而淀粉最多，脂肪则介于二者之间（表 3-1）。

表 3-1　有机营养物质的代谢水生成量

养　分	代谢水/g	
	每克营养物质	每兆焦能量
淀粉	0.56	33.5
蛋白质	0.40	23.9
脂肪	1.07	28.7

注：改编自：Maynard 等（1979）。

人体内生成的代谢水仅占人体供水总量的 5%～10%，而且只要代谢率稳定，代谢水也保持稳定。

二、水在人体内的含量与分布

人体内含水量随年龄、生理状态、组织脂肪含量等因素而变化。幼儿身体含水量高于成年人，随年龄增长，身体含水量逐渐降低。胚胎期水分占体重的比例可达 90%，婴儿为 70%～80%，而成人为 50%～70%。另外，人体的含水量与脂肪含量成反比。体胖者含水量比体瘦者含水量少。

人体内的水主要分布于体液中。相当于体重 50%的水存在于细胞内液中，其中以肌肉、皮肤细胞含水最多。细胞外液中含水量占体重的 20%，其中血浆占 5%、细胞间液占 15%。水在血浆、细胞间液和细胞内液之间不断交换，使体内水保持动态平衡。

不同组织，其含水量亦不同。血液含水量最多，血浆含水量可达 90%，心、肺、肾次之，牙齿中仅含 10%的水分（表 3-2）。

表 3-2　组织和器官的含水量

器官和组织	水分/%	器官和组织	水分/%
脂肪组织	7	肌肉	75
牙齿	10	心、肺	80
骨骼	28	肾脏	81
皮肤	58	全血	82
肝脏	70	脑（灰质）	86

当以无脂体重计算含水量时，水占无脂体重的比例为 70%～75%，平均为 73%。因此，可根据人体含水量估测体脂含量：体脂肪(%)=(100－体水%)/0.73。

三、人体内水的排出途径

人体内水通过尿、皮肤蒸发、呼吸、粪等形式排出，以维持体内水的平衡。

（1）通过尿、粪排水　人体由尿中排出的水一般占总排出水量的 50%左右。尿液的主要成分是水，正常情况下，人尿液含水量约为 95%。排尿量受饮水量、食物性质、活动量以及环境温度等多种因素影响。其中，饮水量的影响最大，饮水越多，尿量越多；活动量越大、环境温度越高，尿量越少。

如果人不吃蔬菜和粗糙的谷类食物，粪便固、液比例常相对稳定，即水分 65%，固体

35%。以粪便形式排出的水量，受食物因素的影响较大。当胃肠消化机能紊乱时，往往从粪中损失大量水分，而且失水速度也快。

(2) 通过皮肤、肺呼吸蒸发排水　皮肤和肺呼吸蒸发的水是连续的、无知觉的。皮肤和肺呼吸蒸发的水是人体排泄水的重要途径。由皮肤排水的方式有两种：一是水由毛细血管和皮肤的体液中简单扩散到表皮而蒸发，二是通过汗液排水。皮肤出汗和散发体热、调节体温密切相关。人体处在高温时，通过出汗排出大量水分。在适宜的环境条件下，人体通过排汗（隐汗）途径仅散失少量水分。

肺呼出气体的含水量往往大于吸入气体的含水量，这是由于呼出的气体在体温下水蒸气几乎达到饱和。在适宜的环境条件下，人体经呼吸散失的水量是恒定的。随着环境温度的提高和活动量的增加，人呼吸频率加快，经肺呼出的水分增加。

四、人体内水平衡的调节机制

人体内含水总量保持相对稳定，这种平衡主要依赖人体调节水代谢的一系列机制。人摄水量与排水量相当，如表 3-3 所示。体内含水量稳定主要是通过调控饮水和肾排水实现的。

表 3-3　成年人每天水分进出量

水的进量/(mL/d)		水的出量/(mL/d)	
食物	1000	呼吸蒸发	350
代谢水	300	皮肤蒸发	500
饮水	1200	尿	1500
		粪	100
		其他(鼻、眼等)	50
合计	2500	合计	2500

(1) 摄水调节　人体对水的摄入依靠渴觉调节。渴觉主要是由于身体失水而引起细胞外液渗透压的升高，刺激下丘脑视前区的渗透压感受器而产生，进而引发饮水意识。体内水分充足时，渗透压恢复正常，人无渴感而不饮水。此外，身体缺水亦降低唾液腺的分泌，使口腔黏膜和喉咙发干，产生刺激信号，由神经传入下丘脑摄水中枢而引起渴感和饮水意识。

(2) 排水调节　人体水的排出，主要依靠肾的排尿量调节。如果身体缺水，则尿量减少；反之，如果人大量饮水，则尿量增加。人的最低排尿量取决于两个因素：一个是身体必须排出的溶质量，另一个是肾对尿液的浓缩能力。

尿的排泄主要受脑垂体后叶分泌的抗利尿激素（加压素）调节。当人体缺水而导致血浆渗透压上升时，渗透压感受器兴奋，反射性刺激垂体后叶释放抗利尿激素，从而改变肾小管的通透性，加强肾对水的重吸收，使尿液浓缩，尿量减少；反之，人大量饮水后，血浆渗透压降低，则抗利尿激素分泌量减少，水分重吸收减弱，尿量增加。此外，肾上腺皮质分泌的醛固酮激素在促进肾小管对钠离子重吸收的同时，也增强对水的重吸收。

第三节　人体的需水量

一、人体的需水量及其影响因素

表 3-4 列出了人体不同年龄段的需水量。实际生活中，人体需水量（不包括代谢水）常

以食物干物质进食量为基础估计：每进食 1kg 食物干物质，成年人需水 2～4kg。

表 3-4 不同年龄的人每天需水量

年龄	需水量/(mL/kg 体重)	年龄	需水量/(mL/kg 体重)
1 岁以下	120～160	8～9 岁	70～100
2～3 岁	100～140	10～14 岁	50～80
4～7 岁	90～110	15 岁以上	40

人体的需水量受生理阶段（年龄）、活动量、食物组成和环境等因素的影响。婴幼儿由于体内含水量相对较高，代谢旺盛，因此较成年人相对需水量多。婴幼儿每进食 1kg 干物质需水 3～8kg。乳母进食 1kg 食物干物质的需水量较普通女性多 1.0～1.8kg。活动量较大时，体内水消耗增多，对水的需要量也相应增加。食物组成不同，需水量亦不同。当人进食高蛋白食物时，蛋白质代谢的尾产物尿素的生成量增加，这需要较多的水稀释尿素，因此需水量增加。当进食纤维含量多的食物时，无法消化的纤维残渣需排出体外，也需要充足的水，因此饮水量会增加。进食含盐量多的食物时，需水量亦增加。人体的需水量与环境温度呈正相关：环境温度升高，需水量增加。正常情况下，夏季饮水量远多于冬季。当气温在 10℃以下时，需水量减少，饮水量明显降低。气温达到 27～30℃时，饮水量显著增加。

二、人体缺水的后果

人体摄水是间断性的，而排水是持续性的，体内水分若不能及时补充，就会脱水。人体失水量达到体重的 1%～2%时，就会口渴，随后食欲减退、尿量减少；失水量达到体重的 8%～10%时，出现严重口渴感、食欲丧失、消化机能减弱，并因黏膜干燥降低了对疾病的抵抗力和人体免疫力；失水量达到体重的 20%时，则可致死。

人体缺水时，易导致血液浓稠、营养物质代谢障碍，但脂肪和蛋白质分解加强，体温升高，常因组织内蓄积有毒的代谢物质而死亡。实际上，人体缺水比缺食物更难维持生命。

（陆 真）

第四章

蛋白质的营养

蛋白质是生命活动的物质基础。构成（真）蛋白质的基本单位是氨基酸，多种氨基酸按不同次序以肽键构成了各种各样的（真）蛋白质。

第一节　蛋白质化学

蛋白质与核酸共同构成生命的物质基础。实际上，在营养学科中，核酸被归类为（粗）蛋白质。

一、蛋白质的化学组成

前已述及，蛋白质由多种化学元素组成（参阅本书第一章第一节）。不同的食品中蛋白质含氮量有一定的差异，食品中蛋白质含量可通过“总氮量”乘以“换算系数”，或食品中各氨基酸含量的总和来确定（表 4-1）。在测定出“总氮量”后，食品中蛋白质含量的计算公式和换算系数如下：

$$蛋白质(g/100g)=总氮量(g/100g)\times 换算系数$$

表 4-1　不同食品蛋白质的含氮量与换算系数

食物	蛋白质含氮量/%	换算系数	食物	蛋白质含氮量/%	换算系数
大米蛋白	16.8	5.95	大豆蛋白	17.5	5.71
小麦蛋白	17.2	5.81	棉籽蛋白	18.9	5.30
大麦蛋白	17.2	5.81	鸡蛋蛋白	16.0	6.25
燕麦蛋白	17.2	5.81	猪肉蛋白	16.0	6.25
玉米蛋白	16.0	6.25	酪蛋白	15.7	6.38

注：对于原料复杂的加工或配方食物，统一使用换算系数 6.25，见《中国食物成分表，2002》。

二、氨基酸

所有蛋白质，不论其功能或来源如何，最多是由 20 种（类）氨基酸（amino acid，AA）构成的。AA 的结构通式如图 4-1 所示。

在蛋白质分子中，各种氨基酸按一定次序排列，以共价键肽键相连接。氨基酸的氨基和羧基皆连接于α-碳原子上，故名α-氨基酸。除甘氨酸外，其他所有氨基酸的α-碳原子都是不对称碳原子，具有光学异构现象。大多数氨基酸属 L 系，即 L-α-氨基酸。但极少的也有 D 系氨基酸，主要存在于某些抗生素和个别生物碱中。各种氨基酸在可见光区均无光吸收，但色氨酸、酪氨酸和苯丙氨酸在紫外线区有光吸收值。因此，利用紫外线吸收法可定量测定这三种氨基酸的含量乃至蛋白质含量。

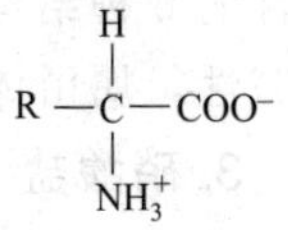

$$\mathrm{R-\underset{NH_3^+}{\overset{H}{C}}-COO^-}$$

图 4-1 氨基酸的结构通式

此外，还有许多氨基酸（如鸟氨酸、瓜氨酸、含羞草氨酸等）不参与蛋白质的合成，这类氨基酸称为非蛋白质氨基酸。

三、非蛋白氮物质

非蛋白氮物质（non protein nitrogen，NPN）是指分子结构中不含有肽键（peptide bonds）的一类含氮化合物。这类物质主要包括氨基酸（已在前述）、含氮脂、生物碱、胺、嘌呤、嘧啶、铵盐、硝酸盐、B 族维生素等。

植物源性食品中 NPN 含量的变化情况如下：①快长的叶菜中 NPN 约占总氮的 1/3；②植物种子成熟早期，NPN 含量较高，成熟后大大减少；③完全成熟的植物源性食品中 NPN 少；④块根块茎中 NPN 占总氮的 50%以上。

1. 胺

大多数动、植物组织中含有少量胺（amine）。有机体腐烂时产生胺。氨基酸脱羧基后产生胺（表 4-2）。

表 4-2 一些胺及其前体氨基酸

氨基酸	胺	氨基酸	胺
精氨酸	腐胺、精脒、精胺	酪氨酸	酪胺
组氨酸	组胺	色氨酸	色胺
赖氨酸	1,5-戊二胺	丙氨酸	乙胺
苯丙氨酸	苯乙胺	半胱氨酸	半胱胺

胺分子结构中含有一个氨基的，称单胺，如乙胺、半胱胺等。有报道，半胱胺能促进鼠等的生长，并认为半胱胺与某些激素如生长抑素、生长激素等的功能有关。胺分子结构中含有两个及其以上氨基的，称多胺，如腐胺、精胺、精脒等。有资料表明：肿瘤组织中多胺的浓度较高。

2. 生物碱

生物碱（alkaloid）仅存在于某些植物中，其中一些生物碱具有毒性。一些较重要的生物碱及其来源见表 4-3。

表 4-3 一些生物碱及其来源

生物碱	来源	生物碱	来源
毒芹碱	毒芹	贾可宾碱	Ragwort
尼古丁	烟草	奎宁碱	金鸡纳皮
蓖麻碱	蓖麻籽	马钱子碱(士的宁)	马钱子
阿托品(颠茄碱)	颠茄叶	吗啡	鸦片罂粟干浆
可卡因(古柯碱)	古柯叶	茄碱(龙葵碱)	未成熟的马铃薯或马铃薯新芽

马铃薯是常用的食物。马铃薯块茎中茄碱含量一般为 0.002%～0.0063%，发芽块茎中茄碱含量可高达 0.5%～0.7%。茄碱含量超过 0.02%即可引起中毒。茄碱实际上是一类生物碱苷，包括 α、β、γ-茄碱和 α、β、γ-卡茄碱 6 种成分，其中 α-茄碱是主要成分。茄碱所

包含的 6 种结构相似的生物碱苷经酸水解后均得到相同的苷元——茄啶（solanidine）。茄啶具碱性，属甾体生物碱，它对胃肠道、神经系统、心脏、肝、肾、血液等都具有毒害作用。

3. 硝酸盐

硝酸盐（nitrate）在处于生长期的植物（如蔬菜等）中含量较多。它本身无毒，但在一定条件下易被还原为有毒的亚硝酸盐。例如，萝卜的缨子储存不当时，会产生大量的亚硝酸盐，人食用后，会发生中毒。

亚硝酸盐被吸收入血液后，亚硝酸根离子与血红蛋白相互作用，使正常的血红蛋白氧化成高铁血红蛋白。人体在正常情况下，红细胞内具有一系列酶促和非酶促的高铁血红蛋白还原系统，因此，正常红细胞内高铁血红蛋白只占血红蛋白总量的1%左右。当人体摄入大量亚硝酸盐时，使红细胞形成高铁血红蛋白的速度超过还原的速度，高铁血红蛋白大量出现，引起高铁血红蛋白血症（methemoglobinemia），使血红蛋白失去携氧功能，引起组织缺氧。当体内高铁血红蛋白占血红蛋白总量的 20%～40%时，出现缺氧症状，占 80%～90%时，会引起死亡。

亚硝酸盐在一定条件下可与仲胺或酰胺形成强致癌物 *N*-亚硝基化合物。世界卫生组织（WHO）和联合国粮农组织（FAO）提出人体硝酸盐和亚硝酸盐每日容许摄入量（ADI）分别为 3.7mg/kg 体重和 0.06mg/kg 体重（以 NO_3^- 和 NO_2^- 计）。

预防亚硝酸盐毒害的措施：①改善叶菜类食品的调制、储存与食用方法。在保证卫生的条件下，叶菜类宜鲜食；若要煮熟则应大火快煮，凉后即食，不要小火焖煮。叶菜收获后应存放于干燥、阴凉通风处，并应薄层摊开，不可长期堆放；②在种植叶菜时，施用钼肥可减少植物体内硝酸盐的积累，在临近收获期，不要过多施氮肥，以减少硝酸盐的富集。

4. 尿素和氨

尿素（urea）是一种酰胺类物质，为人体氮代谢的主要尾产物。一些食品如大豆、小麦、马铃薯和甘蓝等中也含有尿素。

鲜绿叶菜储存或加工不当，往往会产生氨（ammonia）。氨对人体的毒性大。人血液中氨的含量一般为 0.4～1.0mg/L。血氨浓度提高，表示肝功能障碍。

四、蛋白质的结构

蛋白质分子中氨基酸的连接顺序、侧基排布方式与空间构型即为蛋白质的结构。1952 年，丹麦科学家 Lindersteom-Lang 建议用一级、二级、三级和四级结构的四个层次描述蛋白质的结构。

（1）一级结构　蛋白质的一级结构是指组成蛋白质分子的氨基酸种类、数量与连接顺序等。图 4-2 描绘了蛋白质类激素（牛胰岛素）的一级结构（1953 年，由英国化学家 Frederick Sanger 测定）。蛋白质的一级结构与蛋白质功能之间的关系密切，人体内某些蛋白质分子一级结构的改变，会引起蛋白质功能失常，造成病变，称之为分子病。例如，镰刀状红细胞贫血症，是因为正常血红蛋白（珠蛋白）多肽链（β 链）中第 6 位的谷氨酸被缬氨酸替代，致使红细胞扭旋成镰刀形，从而严重影响血红蛋白与氧气的结合，导致氧的运输障碍。这种镰刀形红细胞僵硬，变形性弱，易破而溶血，发生镰刀形红细胞贫血症，并造成血管阻塞，组织缺氧、损伤、坏死。镰刀形红细胞贫血症是一种“分子病”，乃因珠蛋白的 β 基因发生单一碱基突变。正常 β 基因的第 6 位密码子为 GAG，编码谷氨酸，突变后为 GTG，编码缬氨酸，使红细胞呈镰刀状，出现遗传性贫血病。

S-S（A链第6位与第11位半胱氨酸之间）

A链 H_2N-甘-异亮-缬-谷-谷酰-半胱-半胱-苏-丝-异亮-半胱-丝-亮-酪-谷酰-亮-谷-天冬酰-酪-半胱-天冬酰-COOH

1 2 3 4 5 6 7 8 9 10 11 12 13 14 15 16 17 18 19 20 21

S-S（A链第7位与B链第7位；A链第20位与B链第19位）

B链 H_2N-苯丙-缬-天冬酰-谷酰-组-亮-半胱-甘-丝-组-亮-缬-谷-丙-亮-酪-亮-缬-半胱-甘-谷-精-甘-苯丙-苯丙-酪-苏-脯-赖-丙-COOH

1 2 3 4 5 6 7 8 9 10 11 12 13 14 15 16 17 18 19 20 21 22 23 24 25 26 27 28 29 30

图 4-2 牛胰岛素的一级结构

两个分子氨基酸通过肽键连成的产物被称为二肽。二肽可与另一个分子氨基酸缩合成三肽，依此类推，可继续生成四肽、五肽乃至多肽。

(2) 二级结构 蛋白质的二级结构是指蛋白质肽链中的局部空间构型，尤其是肽链侧基在空间上的排布方式。例如，α-螺旋、β-折叠（图 4-3）和模体便是对蛋白质二级结构的一种表述。在蛋白质分子中，可发现两个或三个具有二级结构的肽段，形成一个特殊的空间构象，被称为模体（motif），如图 4-4 所示。

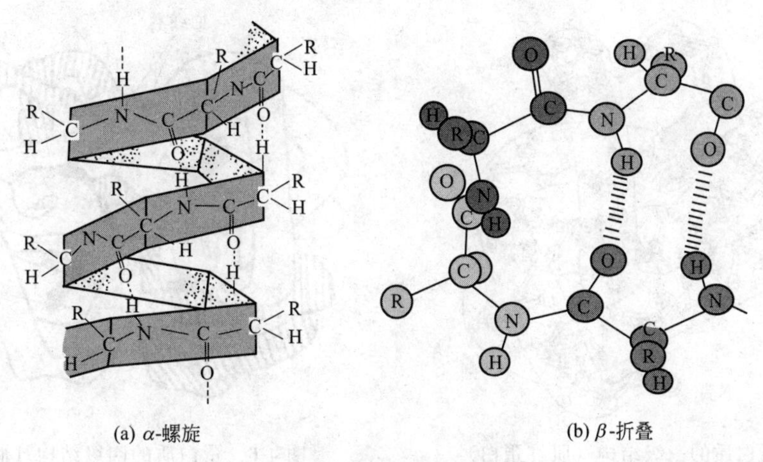

(a) α-螺旋 (b) β-折叠

图 4-3 蛋白质的二级结构

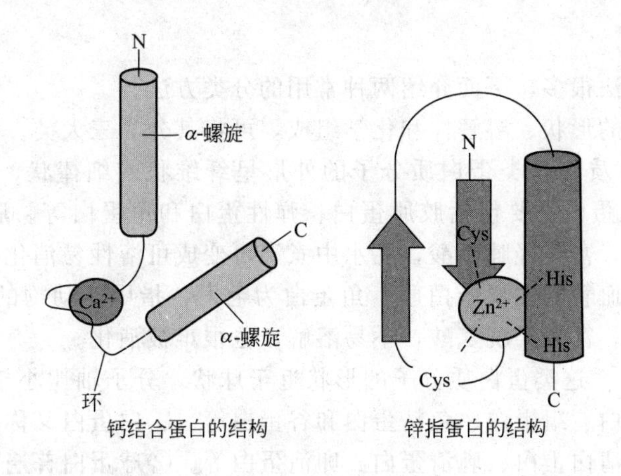

钙结合蛋白的结构 锌指蛋白的结构

图 4-4 蛋白质的二级结构（模体）

(3) 三级结构 蛋白质（一条）肽链的总体空间构型即为蛋白质的三级结构。图 4-5

描绘了肌红蛋白的三级结构。

(4) 四级结构　这是专门用来描述由多条肽链构成的蛋白质的结构，即组成蛋白质多条肽链的空间构型。蛋白质的四级结构是通过非共价键力（氢键、二硫键、疏水基相互作用、范德华力等）维持的。图 4-6 描绘了血红蛋白的四级结构。

少数学者将功能相关的多种蛋白质分子在空间上的排布与装配方式称为蛋白质的“五级结构”。它们形成“五级结构”是利于这些蛋白质分子协同地发挥最大的生物学作用。例如，丙酮酸氧化脱羧复合酶体的构成方式就是蛋白质的“五级结构”。该复合酶体含丙酮酸脱氢酶、二氢硫辛酸脱氢酶和二氢硫辛酸转乙酰酶，含焦磷酸硫胺素、尼克酰胺腺嘌呤二核苷酸、黄素腺嘌呤二核苷酸、硫辛酸和辅酶 A 等辅基。

(5) 蛋白质的结构与功能的关系　蛋白质的结构决定其功能。它们的主次关系按以下次序排列：蛋白质分子中氨基酸种类、数量、连接顺序（一级结构）→蛋白质的空间结构(二级、三级结构以至四级结构)→特定功能。特定的结构被破坏，其相应的功能也就失去。目前，根据氨基酸的连接顺序，还不能预测蛋白质的完全空间结构，但目前相关研究已取得一定进展。

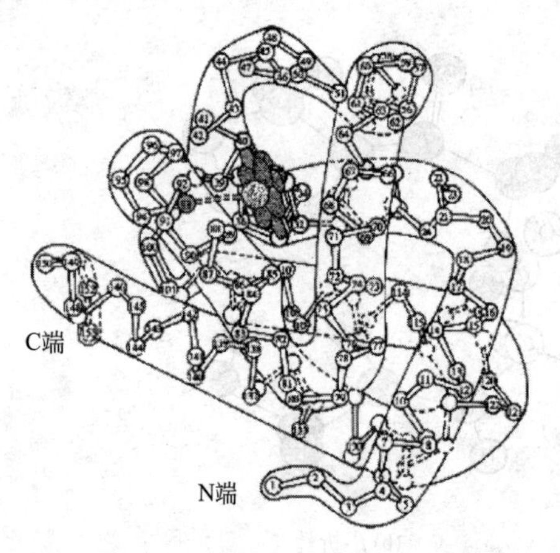

图 4-5　蛋白质的三级结构（肌红蛋白）

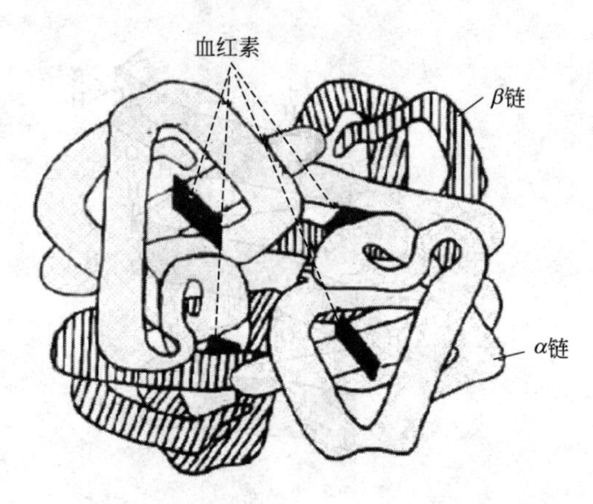

图 4-6　蛋白质的四级结构（血红蛋白）

五、蛋白质的分类

蛋白质的分类方法很多，下面介绍两种常用的分类方法。

根据蛋白质分子的形状、溶解性和化学组成，可将其分为三大类。

(1) 纤维状蛋白质　这类蛋白质分子的外形呈纤维状或细棒状，分子轴比（长轴/短轴）大于 10。纤维状蛋白主要包括胶原蛋白、弹性蛋白和角蛋白等。胶原蛋白是软骨和结缔组织的主要蛋白质，富含羟脯氨酸，在水中煮沸可变成可溶性易消化的白明胶。弹性蛋白为弹性组织如肌腱和血管的主要蛋白质。角蛋白为毛发、指甲、动物的被毛、喙、蹄、角、鳞甲等的主要蛋白质，富含半胱氨酸，不易溶解，也很难被消化。

(2) 球状蛋白质　这类蛋白质分子的形状近于球状，分子轴比小于 10。球状蛋白质主要包括白蛋白、球蛋白、组蛋白、鱼精蛋白和谷蛋白等。①白蛋白又称清蛋白，广泛存在于人和动物体内，如血清白蛋白、乳清蛋白、卵清蛋白等。②球蛋白普遍存在于人和动、植物体内，如血清球蛋白、肌球蛋白和植物种子球蛋白等。③组蛋白分子中组氨酸、赖氨酸较多，为碱性蛋白质，如胸腺组蛋白等。④鱼精蛋白分子中碱性氨基酸特别多，因此呈碱性，如蛙精蛋白等。⑤谷蛋白是谷实中的主要蛋白质，如麦谷蛋白、玉米谷蛋白、大米的米精蛋白等。

（3）结合蛋白质　这类蛋白质分子组成中除蛋白质外，还有非蛋白质成分，这种成分被称为辅基或配基。结合蛋白质主要有以下几类：①核蛋白，由蛋白质与核酸结合而成，如脱氧核糖核蛋白、核糖体等，辅基是核酸。核蛋白存在于所有细胞中。②脂蛋白，脂蛋白以卵磷脂、胆固醇、中性脂等作为辅基，如血中的α-脂蛋白和β-脂蛋白以及细胞膜中的脂蛋白等。脂蛋白中蛋白质与辅基的结合较松弛，因而蛋白质与辅基易分离。脂蛋白的这种特点，对人体内的脂类物质运输具有重要意义。③糖蛋白和黏蛋白，其辅基为半乳糖、甘露糖、己糖、己糖醛酸、唾液酸、硫酸等，如硫酸软骨素蛋白、唾液中的黏蛋白与细胞膜中的糖蛋白等。④磷蛋白，由简单蛋白质与磷酸结合而成，磷酸是辅基，如酪蛋白、卵黄蛋白、胃蛋白酶等。⑤色蛋白，由简单蛋白质与色素结合而成，如血红蛋白、血蓝蛋白、黄素蛋白、叶绿蛋白、细胞色素以及视紫质蛋白等。⑥金属蛋白，以金属离子为辅基的结合蛋白被称为金属蛋白。金属离子主要有Fe^{2+}、Cu^{2+}、Co^{2+}、Ca^{2+}、Mg^{2+}等，最常见的为铁蛋白，其次是锌蛋白和铜蛋白等。

根据蛋白质的功能，可将其分为以下几类。①酶类；②储存蛋白质类：如卵清蛋白等；③运输蛋白质类：如血红蛋白、血蓝蛋白等；④收缩蛋白质类：如肌动蛋白（肌纤蛋白）、肌球蛋白（肌凝蛋白）等；⑤防御蛋白质类：如抗体等；⑥激素类；⑦受体蛋白质类：如G蛋白等；⑧结构蛋白质类：如纤维状蛋白质（前已述及）等；⑨毒素类：如蓖麻蛋白、棉籽毒蛋白、白喉毒素等。

六、蛋白质的性质

蛋白质的性质与其组成和结构密切相关。所有蛋白质均具有胶体性质，在水中呈胶体溶液。它具有亲水胶体的一般特性，能与水结合，在其分子外围形成一层水膜。细胞原生质正是水分子与蛋白质形成的胶体体系。这种胶体体系可保证细胞新陈代谢的正常进行；若遭受破坏，将会严重影响细胞的正常代谢，甚至导致死亡。

蛋白质凭借游离的氨基和羧基而具有两性特征，在等电点易沉淀。不同的蛋白质等电点不同，该特性常被用作蛋白质的分离提纯。蛋白质的两性特征使其成为很好的缓冲剂。蛋白质在维持体液渗透压（胶体渗透压）方面也起着重要作用。

紫外线照射、加热煮沸以及用强酸、强碱、重金属盐或有机溶剂处理，可使蛋白质的理化性质改变，这种现象被称为蛋白质的变性。变性的蛋白质一般会失去其相应的功能。

七、蛋白质对人体的营养作用

蛋白质在人体内的作用十分广泛，主要有以下几种作用。

（1）作为结构物质　人体各组织器官无不含蛋白质。肌肉组织、结缔组织、毛发等都以蛋白质为主要成分。人体内蛋白质含量约占总固体含量的45%。蛋白质约占人体质量的16.3%，即一个60kg体重的成年人体内约有9.8kg蛋白质。

（2）蛋白质是人体内许多活性物质的主要成分或全部成分　这些活性物质包括酶、含氮激素、肽类激素、抗体蛋白、补体蛋白、受体（蛋白）、（基因表达）调控蛋白、运动蛋白（肌球蛋白、肌动蛋白）、载体蛋白（血红蛋白、肌红蛋白、养分吸收转运蛋白）等。

（3）供作机体组织更新、修复的原料　在新陈代谢过程中，组织器官的蛋白质在不断更新。用同位素法组织测定发现，小鼠体蛋白质6～7个月可更新一半，小肠黏膜蛋白质的完全更新只要2～3天。另外，损伤组织需要修复。组织更新修复时需要蛋白质。

(4) 用作酸碱缓冲物质　蛋白质为两性物质，既可表现为酸性，又能显示出碱性，对调节人体内环境的pH值具有重要作用。另外，蛋白质可调节、稳定体液的渗透压。

(5) 合成或转化为其他成分　蛋白质可降解为氨基酸，后者（天冬氨酸、甘氨酸、谷氨酰胺）可用于合成碱基（嘌呤和嘧啶），从而合成核酸；蛋白质也经氨基酸转化为糖和脂等。

(6) 供作能源物质　糖、脂进食量不足，或蛋白质进食量过多，或蛋白质中氨基酸组成不平衡时，蛋白质就氧化分解而供能。在人们的生活中，不提倡依靠蛋白质供能。理由是：用蛋白质供能，不仅是一种浪费，而且增添肝、肾负担，甚至引发痛风病。

八、人体对蛋白质的需要量

表4-4简介了人体对蛋白质的大致需要量。表4-5、表4-6和表4-7较详细地总结了不同人群对蛋白质的具体需要量。

表4-4　人体对蛋白质的大致需要量

生理阶段	蛋白质需要量/(g/d)	生理阶段	蛋白质需要量/(g/d)
成年男子	70(轻体力工作)～105(重体力工作)	乳母	90～110
成年女子	65(轻体力工作)～85(重体力工作)	少年男子	80～90
孕妇(第4～6个月)	80～100	少年女子	80
孕妇(第7～9个月)	90～110	儿童(初生～13岁)	4～70

表4-5　婴儿每日对蛋白质的适宜需要量　　单位：g/d

月龄	母乳喂养		月龄	牛乳喂养	
	男	女		男	女
1月龄以下	6.6	6.4	1月龄以下	11.6	11.2
1月龄	8.6	8.0	1月龄	15.0	14.0
2月龄	10.4	9.4	2月龄	18.2	16.4
3月龄	12.0	10.8	3月龄	21.0	18.9
4月龄	13.4	12.0	4月龄	23.4	21.0
5月龄	14.6	13.4	5月龄	25.5	23.4
6月龄	15.6	14.2	6月龄	27.3	25.2
7月龄	16.6	15.4	7月龄	29.0	27.0
8月龄	17.6	16.4	8月龄	30.8	28.7
9月龄	18.4	17.2	9月龄	32.2	30.1
10月龄	19.0	17.8	10月龄	33.2	31.2
11月龄	19.8	18.4	11月龄	34.6	32.2

表4-6　少儿每日对蛋白质的适宜需要量　　单位：g/d

年龄	男	女	年龄	男	女
1岁	35	35	10岁	70	65
2岁	40	40	11岁	70	70
3岁	45	45	12岁	75	75
4岁	50	45	13岁	80	80
5岁	55	50	14岁	80	80
6岁	55	55	15岁	80	80
7岁	60	60	16岁	90	80
8岁	65	60	17岁	90	80
9岁	65	65			

表 4-7　成年人每日对蛋白质的需要量　　　　单位：g/d

年龄	男	女
18～44 岁		
极轻度劳动	70	65
轻度劳动	80	70
中度劳动	90	80
重度劳动	100	90
极重度劳动	110	—
45～59 岁		
极轻度劳动	70	65
轻度劳动	80	70
中度劳动	80	75
重度劳动	90	—
60～69 岁		
极轻度劳动	70	60
轻度劳动	75	65
中度劳动	80	70
70～79 岁		
极轻度劳动	65	55
轻度劳动	70	60
80 岁以上	60	55
孕妇(4～6 月孕龄)：在该孕妇某劳动强度的基础上再增加 15		
孕妇(7～9 月孕龄)：在该孕妇某劳动强度的基础上再增加 25		
乳母：在该乳母某劳动强度的基础上再增加 25		

九、蛋白质缺乏与过量的后果

当膳食缺乏蛋白质后，人体就发生氮的负平衡，主要表现在以下几个方面：①肝脏、肌肉蛋白质大量损失，3-甲基组氨酸由尿中排出，因而肝功能、肌肉运动机能减弱。②血红蛋白、血清白蛋白减少（表 4-8），贫血。苍白是贫血时皮肤、黏膜的主要表现。③代谢酶减少，出现得早、减少得多的酶是黄嘌呤氧化酶、谷氨酸脱氢酶等，因而代谢障碍。④胶原蛋白合成量减少，羟脯氨酸排出量增多。⑤抗体合成量减少，因而抗病力下降。⑥生殖障碍。⑦神经系统机能紊乱，表现为头昏、耳鸣、头痛、失眠、多梦、记忆减退、注意力不集中、精神淡漠等。诊断人体蛋白质缺乏的标准见表 4-9。

表 4-8　人血清蛋白质类的正常含量

血清蛋白质类	正常值	血清蛋白质类	正常值
总蛋白/(g/L)	60～80	铁蛋白/(μg/L)	110～300(男性)
白蛋白/(g/L)	35～52		13～125(女性，放射免疫法)
球蛋白/(g/L)	20～30	肌红蛋白/(μg/L)	75～85(放射免疫法)
黏蛋白/(mg/L)	33.8±2.7(以酪氨酸计)		8～91(反向间接血凝法)
	400～900(以蛋白计)	血浆铜蓝蛋白/(mg/L)	230～440(成人)
冷球蛋白/(mg/L)	<400		

表 4-9　反映人体蛋白质营养状况的血液生化指标

项目	正常范围	诊断缺乏的标准
血浆总蛋白/(g/L)	65～80	<60
血浆必需氨基酸/总氨基酸	0.3～0.5	<0.3
尿素/肌酐	>12	<6.0
血红蛋白(男)/(g/L)	140	<120
血红蛋白(女)/(g/L)	120	<100
血球容积比(男)/%	44	<37
血球容积比(女)/%	38	<31

此外，蛋氨酸、赖氨酸、苏氨酸不足时，免疫机能下降。免疫球蛋白中苏氨酸所占比例较高。苏氨酸是合成免疫球蛋白的第一限制性氨基酸。缬氨酸、亮氨酸、异亮氨酸缺乏，免疫机能也下降。

人进食过多的蛋白质，不仅造成浪费，而且多余的氨基酸在肝中脱氨基，合成尿素到肾随尿排出，加重肝、肾负担。长期进食过多的蛋白质，可能引起肝、肾疾病。

人进食过多的蛋白质时，也往往伴随着进食过多的嘌呤类物质，可能诱发痛风病。痛风是由尿酸盐沉积所致的晶体相关性关节病，与嘌呤代谢紊乱和（或）尿酸排泄减少所致的高尿酸血症直接相关，特指急性特征性关节炎和慢性痛风石疾病，主要包括急性发作性关节炎、痛风石形成、痛风石性慢性关节炎、尿酸盐肾病和尿酸性尿路结石，重者可出现关节残疾和肾功能不全。高尿酸血症的危害见图 4-7。痛风的症状见图 4-8。

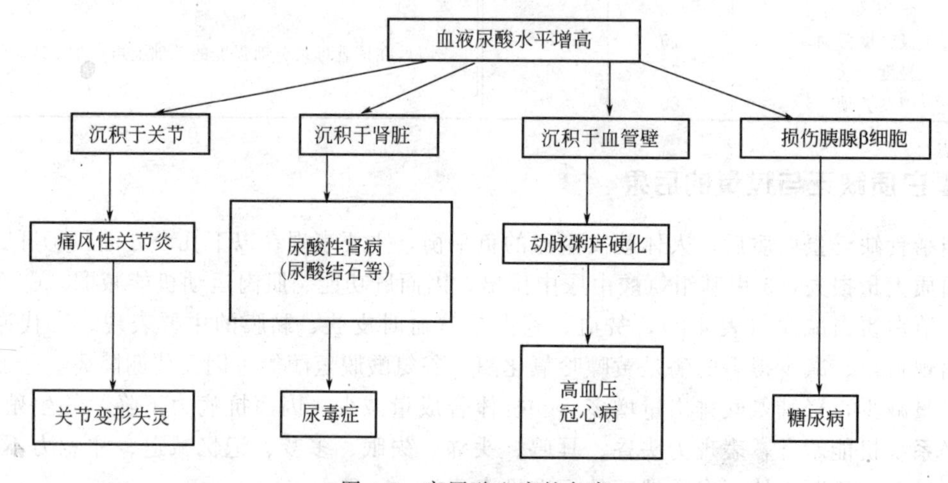

图 4-7　高尿酸血症的危害

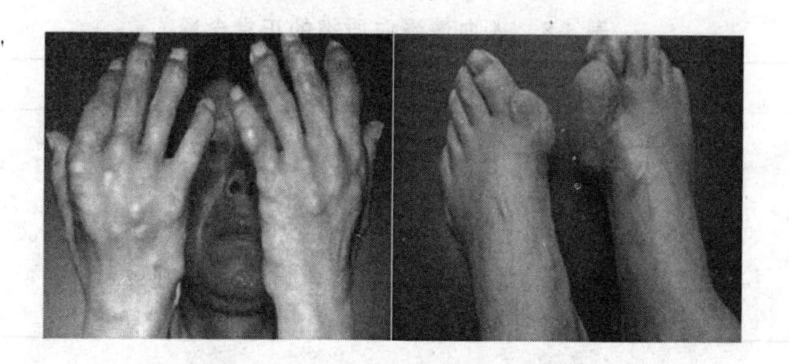

图 4-8　痛风的症状

血中尿酸的正常值为：男性 237.9～356.9μmol/L（或者 40～60mg/L），女性 178.4～297.4μmol/L（或者 30～50mg/L）。高尿酸血症肾病的主要症状是血中尿酸高。在临床上，当血中尿酸超过 390μmol/L 时，可诊断为高尿酸血症；当血中尿酸超过 420μmol/L 时，易导致痛风病的发作。临床资料显示，大多数的痛风病人的尿酸值都超过 420μmol/L。

预防高尿酸血症的措施是：①多喝水，每日保持 1500～3000mL；②避免大量进食高嘌呤的食物（表 4-10）；③不喝酒；④每天蛋白质进食量控制在每千克体重 1g 左右；⑤劳逸结合，多运动。

表 4-10 一些食品中的嘌呤含量 单位：mg/kg

食物	嘌呤含量	食物	嘌呤含量	食物	嘌呤含量
白米	181	海带	966	牛肝	169～4600
糙米	224	紫菜	1120～2740	牛心	1710
糯米	177	香菇	2145	牛肚	790
玉米	94	豆浆	277	牛肾	2130～2180
小麦	121	四季豆	297	公牛舌	1600
面粉	171	红枣	60	牛奶	14
麦片	244	黑枣	83	羊肉	1115
小米	61～73	核桃	84	羊心	2410
高粱	97	桂圆干	86	马肉	2000
燕麦	250	瓜子	242	鹿肉	1050～1380
甘薯	24	栗子	346	兔肉	1076
土豆	36～56	莲子	409	鸡胸肉	1374
荸荠	26	杏	1	鸡腿肉	1403
大豆	270	石榴	8	鸡肝	2935
豌豆	757	梨	9～11	鸡心	1250
黑豆	1374	菠萝	9	鸡蛋黄	26
绿豆	751	葡萄	5～9	鸡蛋白	37
豆腐	555	苹果	9	鸭肉	1320
豆干	665	西瓜	11	鸭心	1469
冬瓜	28	香蕉	12	鹅肉	1650
南瓜	28	桃	13	鸭肝	3015
洋葱	14～35	枇杷	13	鸭肠	1210
黄瓜	33	芒果	20	鸭蛋黄	32
番茄	42	橙子	30	鸭蛋白	34
茄子	42～143	哈密瓜	40	鸽子	800
萝卜	75	李	42	海参	42
苋菜	87	番石榴	48	海蜇皮	93
黑木耳	88	草莓	210	鳜鱼	240
胡萝卜	89	黑芝麻	570	金枪鱼	600
苦瓜	113	瘦猪肉	1225	鲈鱼	700
丝瓜	114	猪血	118	螃蟹	816
荠菜	124	猪皮	298	鳝鱼	928
芹菜	124	火腿	550～800	鳕鱼	1090
白菜	126	猪心	530～780	旗鱼	1098
菠菜	133	猪脑	660～760	鱼翅	1106
辣椒	87～142	猪肝	1690～2290	鲍鱼	1124
小黄瓜	146	猪肾	1320～3340	鳗鱼	1131
空心菜	175	猪肚	1324	大比目鱼	1250
花菜	249	猪前腿肉	1600	刀鱼	1349
韭菜	250	猪大小肠	2622	鲤鱼	1371
蘑菇	284	猪脾	2700～5160	虾	1377
金针菇	609	牛肉	837	草鱼	1403

第二节　人体对蛋白质的消化与吸收

一、人体对蛋白质的消化

人体对食物蛋白质的消化，主要是通过消化腺分泌的各种蛋白酶对蛋白质的降解作用而实现的。表 4-11 列出了消化食物蛋白质的主要酶类。

表 4-11　蛋白质消化酶的种类、来源、消化的底物与产物

酶的种类	来源	消化的底物	消化的产物
胃蛋白酶	胃黏膜壁细胞	蛋白质、多肽	肽
胰蛋白酶	胰腺	蛋白质、多肽	肽
糜蛋白酶	胰腺	蛋白质、多肽	肽
弹性蛋白酶	胰腺	蛋白质、多肽	肽
羧基肽酶	胰腺	肽	短肽、氨基酸
氨基肽酶	小肠黏膜	肽	短肽、氨基酸
二肽酶	小肠黏膜	短肽	氨基酸
核苷酸酶	小肠黏膜	核蛋白质	核苷酸、核苷
核苷酶	小肠黏膜	核苷	嘌呤、嘧啶

胃蛋白酶在 pH 值 1～5 时呈现活性，在 pH 值 1.5～2.5 时活性最高，主要分解由芳香族氨基酸（酪氨酸、苯丙氨酸）的氨基与二羧基氨基酸的羧基形成的肽键。胰蛋白酶在碱性（pH7～9）环境中呈现活性，主要分解由碱性氨基酸（精氨酸、赖氨酸）的羧基形成的肽键。糜蛋白酶要求的最适 pH 为 7～9，主要分解由芳香族氨基酸（苯丙氨酸、酪氨酸）、杂环氨基酸（色氨酸）、蛋氨酸形成的肽键。弹性蛋白酶主要分解由脂肪族氨基酸的羧基和碱性氨基酸（精氨酸、赖氨酸）的氨基形成的肽键。羧基肽酶、氨基肽酶和二肽酶常在中性或弱碱性环境中才能有效地降解肽类。羧基肽酶、氨基肽酶为外切酶，这类酶分别从肽分子羧基末端和氨基末端开始，逐个降解氨基酸。

人体对蛋白质消化的基本过程如下：对蛋白质的消化始于胃。首先，盐酸使蛋白质变性，蛋白质的立体结构被降解成单股肽链，肽键暴露。于是，在胃蛋白酶、胰蛋白酶、糜蛋白酶等内切酶（这类酶催化特定的肽键断裂）作用下，蛋白质被降解为含氨基酸残基数不等的各种多肽。然后，这些肽段被羧基肽酶、氨基肽酶（外切酶，这类酶作用于肽分子末端，每次降解一个氨基酸）进一步降解。羧基肽酶在肽分子游离羧基末端开始，每次水解一个氨基酸；氨基肽酶在肽分子氨基末端开始，每次分裂一个氨基酸。最终，蛋白质被降解成氨基酸。

在胃和小肠未被消化的食物蛋白质到大肠中可部分被微生物分解并产生氨基酸、3-甲基吲哚（粪臭素）、酚、硫化氢、胺、氨等。细菌可利用氨和氨基酸等，合成菌体蛋白，后者作为粪的组分而被排出体外。由粪中排出的蛋白质并非全部来自未被消化的食物蛋白质，还包括消化道脱落黏膜、残余消化液与消化道微生物中的蛋白质（合称为消化道代谢蛋白质）。

二、人体对蛋白质的吸收

（1）吸收对象　游离的氨基酸，少量的小分子肽（分子量低于 1000）。

（2）吸收部位　小肠前 2/3 部位，主要在十二指肠。

（3）吸收方式　主要通过三种载体（中性氨基酸载体、酸性氨基酸载体、碱性氨基酸

载体）吸收氨基酸。有资料报道，尚有第四种载体即亚氨基酸与甘氨酸载体，转运脯氨酸与甘氨酸。

（4）吸收过程　氨基酸到达肠黏膜上皮细胞外表面时，就与载体相遇，载体和氨基酸结合，而后穿过黏膜细胞进入内表面，载体与氨基酸分离，载体重返原位置。被吸收的氨基酸主要是经门静脉到达肝脏，仅少量氨基酸随淋巴液转运。

（5）吸收速率　在肠道内，各种氨基酸的吸收速率有明显差异。一些氨基酸的吸收速率的大致顺序是：半胱氨酸＞蛋氨酸＞色氨酸＞亮氨酸＞苯丙氨酸＞赖氨酸≈丙氨酸＞丝氨酸＞天冬氨酸＞谷氨酸。L-氨基酸的吸收速率大于D-氨基酸。

（6）婴儿小肠黏膜可直接吸收大分子蛋白质，如免疫球蛋白（抗体）。

第三节　氨基酸和寡肽的营养

人体虽然食入的是蛋白质，但经消化后被吸收的主要是氨基酸。因此，蛋白质的营养实际上主要是氨基酸的营养。

一、氨基酸对人体的必需性

（1）必需氨基酸　根据直接从膳食中获取氨基酸的必需性，分为必需氨基酸（essential amino acid，EAA）和非必需氨基酸（non-EAA）。所谓EAA，是指人体不能合成或能合成但合成的量不能满足人体营养需要，必须从膳食中补充的一类氨基酸。对于成年人，EAA有以下8种：赖氨酸（lysine）、蛋氨酸（methionine）、色氨酸（tryptophan）、苯丙氨酸（phenylalanine）、亮氨酸（leucine）、异亮氨酸（isoleucine）、苏氨酸（threonine）和缬氨酸（valine）。这8种氨基酸不能在人体内合成，完全仰赖膳食补充。对于儿童，因体内合成的组氨酸（histidine）量不能满足其需要，也要通过膳食补充一部分，故组氨酸也被列为EAA。对于早产儿，还把精氨酸（arginine）、半胱氨酸（cysteine）、酪氨酸（tyrosine）、牛磺酸（taurine）列为必需氨基酸。

在正常情况下，谷氨酰胺是一种非必需氨基酸，但在剧烈运动、受伤、感染等情况下，谷氨酰胺的需要量超过了人体合成谷氨酰胺的能力，使体内的谷氨酰胺含量减少，这样就使蛋白质合成受阻、小肠黏膜萎缩、免疫机能下降。因此，可将谷氨酰胺称为条件性必需氨基酸（conditionally essential amino acid）。试验证明，用无谷氨酰胺的全静脉输液或用素膳补充养分，小肠的绒毛萎缩，肠壁变薄，肠免疫功能降低。在静脉输液中提供2%的谷氨酰胺，可防止肠绒毛萎缩。

骨桥蛋白（osteopontin）是一种糖蛋白，是子宫和胎盘细胞间黏附、重叠和信息交流的物质基础，即胚胎附植的物质基础。胚胎附植是胚胎发育成功的关键环节。骨桥蛋白中含有精氨酸-甘氨酸-天冬氨酸序列，该序列对骨桥蛋白的黏附功能起着重要作用。因此，母体足够的精氨酸营养，可能有助于胚胎的定植。

一般地，植物源性蛋白质中EAA含量较少，故其品质较差；而动物源性蛋白质中EAA含量较多，故其品质较好。

（2）限制性氨基酸　膳食中含量较人体需要量少的一类EAA，就叫限制性氨基酸（limiting amino acid，LAA）。若膳食中LAA缺乏，就限制了其他氨基酸的利用。通常，将膳食中最缺少的EAA，称作第一限制性氨基酸（first LAA，fLAA）；其次缺少的，称第二限制性氨基酸（second LAA，sLAA）；再次缺少的，称第三限制性氨基酸（third LAA，tLAA）。以此类推。

一些常见的植物源性蛋白质中的限制性氨基酸主要是赖氨酸、苏氨酸和蛋氨酸等。例如，某膳食中，其他氨基酸都充裕，但蛋氨酸只能满足需要量的60%，则其他的氨基酸也只有60%被用于合成蛋白质，剩余的40%分解脱氨基，合成尿素，随尿排出体外，不仅造成其他氨基酸的浪费，而且增添肝、肾等的负担。

二、氨基酸的互作性

（1）*氨基酸的互补*　氨基酸的互补是指在食物搭配过程中，根据各种食物蛋白质中氨基酸含量和比例的不同，利用两种或两种以上的食物蛋白质配合，相互取长补短，以期弥补单一食物蛋白质中某些氨基酸的不足，从而使膳食中氨基酸含量及其比例符合人体的营养要求。利用氨基酸的互补作用，是提高膳食蛋白质品质和利用率的有效方法。例如，在米面中加入适量的富含赖氨酸的豆类，则可明显提高蛋白质的营养品值。大豆蛋白被人们广泛利用。脱脂大豆粉的蛋白质含量一般可达50%，大豆浓缩蛋白的蛋白质含量约为70%，可被用作牛奶不耐症的婴幼儿的食物。若在大豆蛋白中加入适量的蛋氨酸，则可显著提高大豆蛋白的营养品值。

（2）*氨基酸的拮抗*　指膳食中某种或某几种氨基酸含量过多，影响其他氨基酸的吸收和利用，降低氨基酸的利用率。氨基酸的拮抗主要表现在以下方面：氨基酸在肠道被吸收过程中竞争转运载体；氨基酸在肾小管重被吸收过程中竞争转运载体；影响相关的代谢酶活性。

① 赖氨酸与精氨酸的拮抗：这两种氨基酸均属于碱性氨基酸，两者具有共同的肠道吸收途径和肾小管重吸收途径。膳食中赖氨酸过多，则妨碍精氨酸在肠道中的被吸收和在肾小管中的重被吸收，导致尿中精氨酸量增加。膳食过高的精氨酸水平，会导致赖氨酸-α-酮戊二酸还原酶活性增强，从而增加赖氨酸的需要量。

② 亮氨酸、异亮氨酸和缬氨酸的拮抗：这三种氨基酸都是支链氨基酸，结构相似，在肠道吸收和肾小管重吸收过程中产生竞争。

③ 苏氨酸、甘氨酸、丝氨酸和蛋氨酸的拮抗：过量的丝氨酸，使苏氨酸脱氢酶和苏氨酸醛缩酶的活性增强。蛋氨酸过量，可激活苏-丝氨酸脱氢酶和甘氨酸甲基转移酶，导致苏氨酸缺乏。此外，苏氨酸、苯丙氨酸、色氨酸和组氨酸等也存在对转运载体的竞争。过量的组氨酸、异亮氨酸、酪氨酸和鸟氨酸，也可提高精氨酸酶的活性。

三、一些重要氨基酸的代谢和营养生理作用

1. 赖氨酸

（1）*赖氨酸的理化性质与代谢*　赖氨酸（lysine，Lys）的化学名称为2,6-二氨基己酸或α,ε-二氨基己酸，为碱性氨基酸，由2个氨基和1个羧基组成，分子量146.19。

赖氨酸有L型和D型两种同分异构体，仅L型赖氨酸有生物学活性。L-赖氨酸一般为白色结晶或结晶性粉末，具有旋光性，熔点224.5℃，易溶于水，不溶于乙醚，难溶于乙醇。食品生产上，常用L-赖氨酸盐酸盐作为食品添加剂，产品纯度98.5%左右，其中L-赖氨酸含量一般为77%～79%。

赖氨酸有独特的分解代谢途径，它先与α-酮戊二酸缩合成酵母氨酸，后者通过一系列反应分解为乙酰乙酸。α-酮戊二酸还原酶和酵母氨酸脱氢酶在赖氨酸分解过程中起着重要

作用。

(2) 赖氨酸的营养生理作用　赖氨酸是人体必需的氨基酸，其最重要的生理作用是蛋白质（包括酶类和肽类激素）合成的原料之一。当体内糖类物质不足时，赖氨酸作为生酮氨基酸，可生成酮体，参与能量代谢。赖氨酸作为肉碱合成的原料，通过肉碱参与脂肪酸的转运和氧化分解代谢。此外，赖氨酸可维持体内酸碱平衡并能增强人体的抗应激能力。赖氨酸可调控激素分泌、蛋白质代谢与基因表达。赖氨酸通过调控生长激素、胰岛素和类胰岛素生长因子Ⅰ而影响蛋白质代谢。

赖氨酸参与结缔组织、微血管上皮细胞间质的形成，并保持正常的渗透性。赖氨酸可增强食欲，促进胃蛋白酶的分泌，提高免疫能力，对儿童生长发育、增加体重和身高具有明显作用。赖氨酸缺乏，会降低人体的敏感性，妇女会停经，出现贫血、头晕、头昏和恶心等症状。富含赖氨酸的食物包括鱼肉、牛奶、豆类、奶酪、啤酒、酵母、蛋、豆制品等。

2. 蛋氨酸

蛋氨酸（methionine，Met）是含硫氨基酸，为构成蛋白质的基本原料之一，常作为限制性氨基酸。

(1) 蛋氨酸的理化性质　化学名称为2-氨基-4-甲硫基丁酸，是一种中性氨基酸，分子式 $C_5H_{11}NO_2S$，分子量149.21。

蛋氨酸为粉末状晶体或白色片状，味微甜，易溶于水、稀酸和稀碱溶液，具有旋光性，分为L-蛋氨酸和D-蛋氨酸。现今食品工业上常用的蛋氨酸主要有固态DL-蛋氨酸、液态羟基蛋氨酸、固态羟基蛋氨酸钙和*N*-羟甲基蛋氨酸钙等。

(2) 蛋氨酸的代谢　食物蛋白质经过胃蛋白酶、胰蛋白酶、糜蛋白酶等消化后，蛋氨酸以游离态被释放出来，通过肠黏膜细胞吸收进入血液。小肠是吸收L-蛋氨酸的主要场所，钠离子参与其吸收过程，吸收方式是主动运输，钠泵参与其吸收过程。此外，蛋氨酸还以自由扩散等方式被吸收。

婴幼儿食物中20%的蛋氨酸可被肠壁组织代谢，这对小肠黏膜生长具有重要的作用。蛋氨酸在体内，29%被用于合成蛋白质，40%被氧化分解，31%转化为同型半胱氨酸。生成的同型半胱氨酸参与体内同型半胱氨酸的循环。蛋氨酸可作为活性甲基供体，在代谢中起着重要作用。

(3) 蛋氨酸的营养生理作用

① 增强免疫机能：Kuang等（2012）发现，在饵料中添加蛋氨酸羟基类似物，可显著地增强鲤鱼的白细胞吞噬活性，增加免疫球蛋白M和补体C3、C4含量（$P<0.05$）。

② 抗氧化能力：蛋氨酸可先转化为半胱氨酸，再生成谷胱甘肽。林祯平等（2012）报道，在饲料中添加蛋氨酸，可显著增强狮头鹅的抗氧化机能，提高超氧化物歧化酶、谷胱甘肽过氧化物酶活性和增加谷胱甘肽含量，减少丙二醛含量。

③ 调控基因表达：Vijayan等（2014）报道，蛋氨酸可下调破骨细胞前体TLR4/MyD88/NF-κB的信号，从而减轻骨质疏松症的症状。

④ 作为甲基供体：蛋氨酸分子结构中含有甲基，不需要四氢叶酸作为载体，就可参与一碳单位物质代谢，如参与肾上腺素、胆碱、胆酸、DNA和RNA的合成等。

⑤ 保护肝脏：蛋氨酸的一些代谢产物对肝脏有保护作用，如牛磺酸可抵抗肝脏脂质过氧化与肝纤维化作用，能治疗脂肪性酒精肝。如果蛋氨酸营养不足，血中的尿素氮增加，脂肪易沉积于肝中，发生肝硬化。

⑥ 具有解毒功能：蛋氨酸利用自身所带的甲基与毒性物质进行甲基化反应而起到解毒

作用。

(4) 蛋氨酸的生产技术 工业化生产蛋氨酸多采用以下方法：以丙烯醛为原料，在醋酸铜存在下加甲硫醇进行加成反应，生成甲硫基丙醛，然后使甲硫基丙醛与氰化钠、碳酸氢铵、二氧化碳反应，生成甲硫基乙基己内酰脲，再加碱加压水解，生成DL-蛋氨酸钠盐，将其结晶析出、浓缩、分离、干燥，生产DL-蛋氨酸。

3. 苏氨酸

William C. Rose在1935年从纤维蛋白水解产物中分离出苏氨酸（threonine，Thr），因它的化学结构类似于苏糖，故将其命名为苏氨酸。以后又证明苏氨酸是人体的必需氨基酸。苏氨酸在谷实中含量较少，因此，它是大麦、小麦、高粱的第二限制性氨基酸，是玉米的第三限制性氨基酸。

(1) 苏氨酸的理化性质与代谢 苏氨酸分子结构中含有两个不对称的碳原子，分子结构式为$NH_2CH(COOH)CHOHCH_3$，分子量为119.12，学名为α-氨基-β-羟基丁酸，有四种（2种L型和2种D型）同分异构体，其中L-苏氨酸为天然形式，生物学活性最强。L-苏氨酸呈无色结晶或结晶性粉末状，有微甜味，能溶于水，在20℃时溶解度是9g/100mL，熔点是253～257℃。D-苏氨酸呈斜方晶状，为无色或白色结晶粉末，溶于水，但不溶于醇、醚和氯仿等有机溶剂，易被碱破坏，熔点229～230℃，解离常数：$pK_{COOH}=2.15$，$pK_{NH_2}=9.12$，等电点pI（25℃）=5.64。

苏氨酸经醛缩酶催化，转化为甘氨酸和乙醛；经苏氨酸脱氢酶催化，转化为氨基丙酸、甘氨酸、乙酰CoA；经苏氨酸脱水酶催化，转化为丙酸和α-氨基丁酸。乙酰CoA可进入三羧酸循环被彻底氧化，为人体提供能量；也可作为脂肪酸、酮体物质等合成的前体。苏氨酸可作为一碳单位物质的来源，参与碱基嘌呤和嘧啶的合成以及*S*-腺苷甲硫氨酸的合成。

(2) 苏氨酸的营养生理作用

① 促进蛋白质在人体内沉积：苏氨酸是必需氨基酸。在人体内，苏氨酸可转化为丝氨酸、甘氨酸、丁酰CoA、琥珀酰CoA等。在膳食中添加适量的苏氨酸，既可改善膳食氨基酸平衡，又能促进蛋白质的合成和沉积。

② 增强免疫机能：食物中苏氨酸至少有30%转化为甘氨酸，占体内甘氨酸全部合成量的5%～10%。消化道上皮和一些免疫蛋白质中富含苏氨酸，提示苏氨酸与免疫机能有关。苏氨酸在免疫球蛋白中的比例较高，缺乏苏氨酸可抑制免疫球蛋白的合成，因而免疫机能下降。苏氨酸缺乏，可阻碍T、B淋巴细胞的产生，进而抑制免疫功能。

③ 增进肠组织健康：黏液蛋白质是黏液层的主要成分，在保护肠黏膜免受食糜中刺激性因子、消化酶和病原菌、虫的侵害作用中起着重要作用。黏液蛋白富含苏氨酸，由此可见苏氨酸可保护肠黏膜的结构完整和健康。

4. 色氨酸

色氨酸又名2-氨基-3-吲哚基丙酸，分子式为$C_{11}H_{12}N_2O_2$，是一种芳香族、杂环、非极性的α-氨基酸，有DL型、D型和L型三种异构体，天然存在的只有L-色氨酸白色至黄白色晶体或结晶性粉末，无臭或微臭，长时间光照则着色，与酸在暗处加热较稳定。

在人体内，色氨酸一部分被用于合成组织蛋白质，另一部分分解代谢。色氨酸在代谢过程中生成一些重要物质，如5-羟色胺和烟酸（尼克酸）等。5-羟色胺可使血管和平滑肌收缩，作为一种抑制性神经递质，具有中和肾上腺素和去甲肾上腺素的作用，参与对疼痛、焦虑、抑郁、睡眠、体温、性活动、免疫和摄食等过程的调节。褪黑激素是由松果体细胞以色氨酸为原料而合成的一种重要激素。褪黑激素对下丘脑、垂体和性腺都有作用，还能调节睡眠、免疫与生物节律。

色氨酸的主要食物来源为鱼类、肉类、牛奶、香蕉、糙米等。

5. 苯丙氨酸和酪氨酸

苯丙氨酸（phenylalanine，Phe）又名2-氨基苯丙酸，具有生物活性的光学异构体为L-苯丙氨酸，常温下为白色结晶或结晶性粉末固体，减压升华，溶于水，难溶于甲醇、乙醇、乙醚。在体内大部分经苯丙氨酸羟化酶的催化作用氧化成酪氨酸，并与酪氨酸一起合成重要的激素如肾上腺素、去甲肾上腺素、甲状腺素等，参与体内糖代谢和脂肪代谢。

苯丙氨酸和酪氨酸的主要食物来源为豆类制品、脱脂白干酪、脱脂牛奶、花生、芝麻、瓜子和面包等。

6. 精氨酸

精氨酸（arginine，Arg）是一种碱性氨基酸（pH10.5～12.0），分子式为$C_6H_{14}N_4O_2$，分子量174.20，熔点223～224℃，白色菱形结晶（从水中析出，含2分子结晶水）或单斜片状结晶（无结晶水），无臭，味苦，易溶于水（0℃水中溶解度为83g/L，50℃水中溶解度为400g/L），极微溶于乙醇，不溶于乙醚。在自然界中有两种异构体存在：D-Arg和L-Arg。L-Arg在人体内有重要的作用。L-Arg在蛋白质、多胺和一氧化氮（NO）等的合成中都起着重要作用。L-Arg在促进氮储留、增强生殖机能、免疫力、细胞分裂、伤口复原和激素分泌等一系列生物学过程中都有重要的作用。因此，L-Arg被誉为“神奇分子”。

7. 谷氨酰胺

谷氨酰胺（glutamine，Gln）是血液中含量最多的一种游离氨基酸（约700μmol/L或约占全血氨基酸的20%），在许多细胞中谷氨酰胺的浓度也相对较高，肌肉中谷氨酰胺的浓度较高，占细胞内游离氨基酸的一半以上，是细胞内氨的清除剂和生物合成许多重要物质如核酸、氨基糖等的供体。许多研究表明，人体处于应激或病理状态下，内源合成的谷氨酰胺不能满足需要，甚至会发生体内谷氨酰胺的耗竭，此时必须由外源补充。

在某些特定条件下，谷氨酰胺是一种必需氨基酸，是多种快速分裂细胞的主要能源物质，在促进受损肠壁的修复以及维持正常的局部免疫功能中发挥着重要作用。肠是人体中最大的免疫器官，也是人体的第三种屏障。前两种屏障是血脑屏障和胎盘屏障。如果肠内没有养分供应，肠组织就会营养不良，使肠组织的免疫功能减弱与发生细菌相互移位。在静脉输液中提供2%的谷氨酰胺（约占氨基酸总量的25%）对恢复肠绒毛萎缩与免疫功能有显著作用。谷氨酰胺在维持肠黏膜功能以及免疫机能方面有积极作用。对人尤其是老年人，谷氨酰胺是不可缺少的。

8. 牛磺酸

（1）化学组成与性质　牛磺酸（taurine）是一种β-含硫氨基酸，化学名称为β-氨基乙磺酸，但不是蛋白质的构成单位。它广泛分布于各组织、器官中，主要以游离态存在于组织间液和细胞内液中，因最先（1827年）从牛胆汁中分离出来而得名。牛磺酸的化学结构式为$H_2N—CH_2—CH_2—SO_3H$，分子量125.15，是白色粉状或针状结晶，无毒、无臭、味微酸、对热稳定，易溶于热水，不溶于无水乙醇、乙醚和丙酮，熔点为310℃，是人体的内源性物质，无抗原性，各种给剂途径均易被吸收。溶解后的牛磺酸具有较强的酸性，在稀溶液中呈中性，以两性离子形式存在。

（2）代谢　人体内的牛磺酸一方面源于食物，另一方面源于人体自身合成。人体可通过五个途径在肝中合成牛磺酸，其中最主要的途径是蛋氨酸和半胱氨酸代谢的中间产物半胱亚磺酸经半胱亚磺酸脱羧酶脱羧成为亚牛磺酸，再经氧化成为牛磺酸。牛磺酸在体内分解后可参与形成牛磺胆酸与羟乙基磺酸。

牛磺酸以游离的形式广泛分布于脑、心脏、肝、肾、卵巢、子宫、骨骼肌、血液、唾液和乳汁中，以在松果体、视网膜、垂体、肾上腺等组织中的浓度为较高。

牛磺酸在鱼、虾类中的含量较高，为9.1～41.4μmol/g湿重；在畜、禽肉类中的含量为1.4～6.6μmol/g湿重；在鸡蛋、奶酪、蜂蜜、水果、蔬菜、谷类中未检出牛磺酸。

牛磺酸以游离形式由尿液或以胆酸盐形式通过胆汁排出体外。肾脏是排泄牛磺酸的主要器官，也是调节体内牛磺酸含量的重要器官。当牛磺酸过量时，多余部分随尿排出；当牛磺酸不足时，肾脏通过重吸收，减少牛磺酸的排泄。

（3）生理功能　牛磺酸具有广泛的生理功能，可影响视觉和神经发育、调控渗透压、稳定细胞膜、保护心肌和降低血压等，主要体现在以下几个方面：①对视神经有营养作用；②促进中枢神经系统发育；③保护组织细胞；④保护心血管系统；⑤增强免疫功能；⑥增强抗氧化能力，延缓衰老。

9. γ-氨基丁酸

γ-氨基丁酸（γ-aminobutyric acid，GABA）又名4-氨基丁酸、γ-氨酪酸，是一种重要的功能性非蛋白质氨基酸，1950年在动物脑提取液中首次被发现，广泛分布于动物、植物和微生物中。GABA是中枢神经系统内最主要的抑制性神经递质，其生理作用较多，具有镇静，抗惊厥，调节食欲，改善肝、肾功能，调节激素分泌，降血压，抗衰老等多种生理作用。GABA已被较广泛地应用于医药、保健食品中。

（1）GABA的理化性质　GABA的分子式为$C_4H_9NO_2$，分子量103.2，是一种白色或近白色的结晶性粉末，味微苦，无旋光性，极易溶于水，25℃时溶解度为130g/100mL，易潮解，微溶于乙醇，不溶于其他常见的有机溶剂，熔点202～204℃，但在195℃时即分解为吡咯烷酮和水。GABA作为氨基酸的一种，由于同时含有羧基和氨基，在水溶液中发生两性解离，解离情况取决于溶液的pH值，等电点pI为7.19。

（2）GABA在体内的代谢　GABA在体内的主要合成途径是由L-谷氨酸（L-Glu）经谷氨酸脱羧酶（GAD）催化脱羧而来，此反应需要辅酶磷酸吡哆醛。在一些情况下，GABA也可由鸟氨酸和丁二胺转化而来，但这些物质都是由L-Glu生成的，因此，L-Glu是体内GABA的唯一来源。在神经细胞内，合成的GABA在GABA转氨酶（GABAT）的催化下形成琥珀酸半醛（SSA），SSA在琥珀酸半醛脱氢酶（SSADH）的催化下形成琥珀酸进入三羧酸循环，这些反应和GAD催化L-Glu脱羧反应一起，构成了α-酮戊二酸氧化成琥珀酸的另一条支路，称为GABA支路。

（3）GABA的生物学作用　GABA的生物学作用主要有：①镇静、抗惊厥、治疗癫痫病；②调节食欲；③改善肝、肾功能；④调节激素的分泌；⑤延缓神经细胞衰老；⑥修复皮肤机能；⑦促进睡眠。

四、氨基酸代谢病

人血液中部分氨基酸及其代谢产物的正常含量如表4-12所示。氨基酸代谢过程中缺乏某一种酶，就可能引起疾病，这种疾病被称为氨基酸代谢病（表4-13）。由于某种酶的缺乏，致使该酶的底物在血中或尿中大量出现。这种代谢病为分子病，其病因与DNA分子突变有关，多是先天性的，故又被称为先天性遗传病。这类先天性代谢病多发生在婴儿期，常在幼年就死亡，其症状主要有智力低下、生长发育不良、周期性呕吐、沉睡、搐溺、共济失调、昏迷等。

表 4-12　人血液氨基酸类等指标的正常含量

指标	正常值	指标	正常值
血浆氨基酸氮/(mg/L)	40～60	血液尿素氮/(mg/L)	80～200(全血) 50～190(血清)
血液还原型谷胱甘肽/(mg/L)	280～380		
血清苯丙氨酸/(mg/L)	8～18(成人) 12～34(新生儿)	血清肌酸/(mg/L)	1.7～5.0(男性) 3.5～9.3(女性)
血清酪氨酸/(mg/L)	9～29		
血液非蛋白氮/(mg/L)	200～350(全血) 200～300(血浆)	血清肌酐/(mg/L)	9～15(男性) 8～12(女性)

表 4-13　常见的氨基酸代谢病

氨基酸代谢病	病　因	症　状
白化病	缺乏酪氨酸酶	皮肤白化，头发白色，皮肤呈粉色，惧光，眼睛缺少色素
尿黑酸症	缺乏尿黑酸氧化酶	尿中有尿黑酸，在碱性条件下，在空气中变黑，成人皮肤和软骨变黑发展成关节炎
苯丙酮尿症和高苯丙氨酸尿症	缺乏苯丙氨酸羟化酶	新生儿呕吐，智力低下以及其他神经疾患
槭糖尿症	缺乏分支链酮酸脱氢酶复合体	新生儿呕吐、惊厥、死亡、智力低下
精氨酸血症和高血氨症	缺乏精氨酸酶	智力低下，高血氨
鸟氨酸血症和高血氨症	缺乏鸟氨酸脱羧酶	新生儿死亡、昏睡、惊厥、智力低下
高甘氨酸血症	甘氨酸代谢系统疾患	智力低下
高组氨酸血症	缺乏组氨酸酶	语言缺陷，有时智力低下
甲基丙二酸血症	缺乏甲基丙二酰-CoA 变位酶	血中甲基丙二酸含量高，呕吐、惊厥、死亡、智力低下
异戊酸血症	缺乏异戊酰-CoA 脱氢酶	新生儿呕吐、酸中毒、昏睡与昏迷，智力低下
高赖氨酸血症	缺乏赖氨酸-酮戊二酸还原酶	智力低下，非中枢神经系统不正常
高胱氨酸尿症	缺乏胱硫醚-β-合成酶	智力低下，眼患疾，血栓栓塞，骨质疏松，骨结构不正常

五、人体对一些氨基酸的需要量

表 4-14 总结了成年人和儿童对 8 种必需氨基酸的需要量和婴儿对 9 种必需氨基酸的需要量。表 4-14 中的胱氨酸和酪氨酸可被称作半必需氨基酸。

表 4-14　人体对必需氨基酸需要量的估测值　单位：mg/(kg 体重・d)

氨基酸	赖氨酸	蛋氨酸＋胱氨酸	色氨酸	亮氨酸	异亮氨酸	苏氨酸	缬氨酸	苯丙氨酸＋酪氨酸	组氨酸
婴儿	103	58	17.0	161	70	87	93	125	28
儿童	60	27	4.0	45	30	35	33	27	0
成人	12	13	3.5	14	10	7	10	14	0

六、理想蛋白质

（1）氨基酸的平衡性　氨基酸的平衡性是指食物或膳食中氨基酸的种类、含量及其间比例符合人体营养需要的程度。完全符合，就称为氨基酸平衡；不符合，则称为氨基酸不平衡。

实际生活中，利用氨基酸互补原理或使用氨基酸添加剂，可使得膳食氨基酸趋于平衡，从而提高食物蛋白质的营养价值。

（2）理想蛋白质　是指该蛋白质的氨基酸组成和比例完全符合人体所需的氨基酸组成和比例。它包括：氨基酸的组成，必需氨基酸之间的比例，必需氨基酸和非必需氨基酸之间的比例，非必需氨基酸之间的比例。

提出理想蛋白质的概念，实质上是将人体所需蛋白质的氨基酸组成和比例，作为评定食物蛋白质营养价值的标准，并将其用于评定人体对蛋白质和氨基酸的需要。按照理想蛋白质的定义，也只有可消化或可利用氨基酸才能真正与之相匹配。衡量理想蛋白质最重要的指标是必需氨基酸之间的比例。

七、寡肽

（1）寡肽的含义　研究表明，蛋白质在肠道内被消化的产物除游离氨基酸外，还有小肽，或称为寡肽。寡肽一般是指由 2～10 个氨基酸通过肽键形成的直链肽，多是由 2～6 个氨基酸残基组成的小肽，更多的是二肽和三肽。

（2）寡肽的吸收及其特点　普遍认为，胃、肠黏膜能吸收小肽，且这是一种重要的生理现象。小肽的吸收是逆浓度梯度进行的，其转运系统可能有以下 3 种：第一种是依赖氢离子或钙离子浓度的主动转运过程，要消耗 ATP。这种转运方式在缺氧或有代谢抑制剂的情况下被抑制。第二种是 pH 依赖性的非耗能性钠离子/氢离子交换转运系统。第三种是谷胱甘肽（GSH）转运系统。由于 GSH 在生物膜内具有抗氧化的作用，因而 GSH 转运系统可能具有特殊的生理意义，但目前对其机制尚不十分清楚。

（3）小肽的生理作用　以小肽作为氮源，其整体蛋白质沉积量多于游离氨基酸或完整蛋白质作为氮源的。一些肽类的营养效果优于氨基酸，主要是因为：小肽与游离氨基酸相比更易于吸收转运；在很多情况下，小肽的抗原性要比多肽或蛋白质的抗原性弱。谷胱甘肽为三肽，在小肠内能被完全吸收，它能维持红细胞膜的完整性，对于需要巯基的酶有保护和恢复活性的功能，是多种酶的辅酶或辅基，参与氨基酸的吸收与转运，参与高铁血红蛋白的还原作用与促进铁的吸收，并具有清除自由基、解毒、维持 DNA 的合成、细胞的正常生长以及细胞免疫等多种生理功能。酪蛋白磷酸肽具有很强的促钙、促铁吸收活性。

另外，还有许许多多的生物活性肽如抗菌肽类（如杆菌肽、枯草菌素、乳酸链球菌肽等）、神经活性肽（如内啡肽、脑啡肽等）和免疫活性肽（如甲硫脑啡肽、胸腺肽）等。它们具有各种各样的生物学作用。

第四节　人体内蛋白质的合成及其调节

一、人体内蛋白质的合成

人体内蛋白质的合成是十分复杂的一系列生物学过程，几乎涉及细胞内所有种类的 RNA 和几十种蛋白质因子。蛋白质的合成场所是在核糖体内，合成的基本原料为氨基酸，合成反应所需的能量由腺苷三磷酸（adenosine triphosphate，ATP）和鸟苷三磷酸（guanosine triphosphate，GTP）提供。

蛋白质生物学合成的基本过程为：以携带细胞核内DNA遗传信息的mRNA为模板，以tRNA为运载工具，在核糖体内，按mRNA特定的核苷酸序列（遗传密码）将各种氨基酸以肽键连接而成多肽链。肽链的形成包括活化、起始、延长和终止四个阶段。新合成的多肽链多数没有生物学活性，需经过一定的加工修饰才能成为具有各种各样生物学活性的蛋白质分子。体内蛋白质的合成受多种因素调控，各组织蛋白质的氨基酸序列不同，这既是调控的结果，也是生物进化过程中各组织、器官分工合作的体现。

二、人体内蛋白质代谢规律及其调节

1. 人体内蛋白质代谢的动态平衡

① 人体内蛋白质合成和分解是同时进行的。生长组织器官中，蛋白质合成量多于分解量。

② 不同的组织器官，其蛋白质合成速率有异。肝、胰合成蛋白质的速率最大，小肠次之，大肠、肾较慢，肌肉、心脏最慢。

③ 蛋白质在体内的储量是有限的，主要储于肝内，在短时间内储量可为50%的食入蛋白质，但最多只能占体蛋白质的5%。

④ 蛋白质的周转代谢：老组织更新，其中蛋白质被降解成氨基酸，然后又重新合成组织蛋白质，这个过程称为蛋白质的周转代谢。

2. 人体内蛋白质周转率

（1）概念　蛋白质合成或降解的速率一般被定义为蛋白质周转率。蛋白质的合成速率一般以合成率和合成量表示。前者定义为给定蛋白质每天被更新或者被替换的百分率，等于每天蛋白质合成量除以相应（给定）的蛋白质数量，衡量单位为百分率。合成率乘以蛋白质数量即得蛋白质合成量。同样地，蛋白质的降解速率可用降解率和降解量表示。

组织中蛋白质的沉积是蛋白质合成和降解的动态平衡的结果，即蛋白质沉积量＝蛋白质合成量－蛋白质降解量。

（2）蛋白质周转率的影响因素　生长阶段不同，蛋白质周转率不同。体重大的人，单位体重的整体蛋白质周转率低；反之则高。但以单位代谢体重为基础时，整体蛋白质周转率差异不大。不过，人的整体蛋白质周转率显著低于动物。

（3）体内蛋白质沉积规律

① 体内蛋白质储存量是两个过程（合成与分解）相平衡的结果。自始至终，体内都存在着蛋白质的合成与分解。甚至在绝食时，小肠中氨基酸吸收量为零，体内蛋白质的合成与分解率亦很高。当进食后，小肠能吸收氨基酸，这可促使蛋白质合成与分解。若合成率大于分解率，则蛋白质在体内沉积。

② 组织蛋白质沉积率随着生长阶段变化。例如，大鼠18天胚胎肝细胞蛋白质单位质量合成率和生长率（即每100g组织蛋白质合成的蛋白质克数或增长的蛋白质克数）分别为130%和4.7%；出生后第3周时两值分别为52%和8.5%；出生后44周时两值则为10%和1.3%。由此可见，其合成率和生长率随月龄的增长而下降。由于上述规律，动物体的化学组成也随月龄变化。不同生理阶段人每天体内蛋白质合成量见表4-15。

表 4-15　不同生理阶段人每天体内蛋白质合成量　　单位：g/d

生理阶段	每千克体重蛋白质合成量	生理阶段	每千克体重蛋白质合成量
1～46 日龄	18.0	女 18～23 岁	2.6
10～20 月龄	6.9	男 68～72 岁	2.9
男 20～25 岁	3.3	女 69～91 岁	2.3

注：摘自陈学存. 应用营养学. 北京：人民卫生出版社，1984。

(4) 营养状况与体蛋白质沉积、动用　在营养不足时，骨骼肌很可能是供应氨基氮的主要器官。在营养不足早期，胃肠蛋白质也可能被动用，但认为胃肠蛋白质只是较小的蛋白库。Swick 等（1970）认为，肌肉中的蛋白质储量是很有弹性的，它可从严重耗竭中恢复过来，但肌肉蛋白库的扩大是有限的。

(5) 体内蛋白质代谢的调控　生长激素可促进蛋白质合成，促进方式为：①氮存留；②氨基酸吸收；③氨基酸掺入蛋白质；④ RNA 聚合酶；⑤ mRNA 合成。有人认为，生长激素不仅可加强蛋白质合成，还可使蛋白质分解减慢。使用生长激素释放因子，也可使体内氮存留率提高 16%，降低胴体脂肪 18%。

第五节　食物蛋白质的营养价值评定

蛋白质被消化、吸收和利用，满足人体需要的程度，就称为蛋白质的营养价值(protein nutritive value)。营养价值高的蛋白质被称为完全蛋白质；营养价值低的蛋白质被称为不完全蛋白质。

衡量食物蛋白质营养价值的指标通常包括蛋白质中氨基酸组成、蛋白质消化率、利用率、生物学效价、必需氨基酸指数、化学积分和食物蛋白质中氨基酸消化率与有效率等。

一、蛋白质中氨基酸组成

食物蛋白质中氨基酸组成（amino acid composition in protein）与人体营养需要吻合的程度越大，就表明该食物蛋白质的营养价值可能越高；反之，其营养价值就越低。若两者相吻合，就说明该食物蛋白质中氨基酸组成是平衡的。体现其平衡程度的主要参数是：①必需氨基酸和非必需氨基酸之间的比例；②必需氨基酸的含量；③赖氨酸与蛋氨酸之间的比例；④赖氨酸与精氨酸之间的比例；⑤其他。根据这些参数，可大致判断食物蛋白质营养价值的高低。一些食物蛋白质主要氨基酸含量及其比值见表 4-16。

表 4-16　一些食物蛋白质主要氨基酸含量及其比值

类别	粗蛋白/%	赖氨酸/%	蛋氨酸/%	精氨酸/%	赖氨酸：蛋氨酸	赖氨酸：精氨酸
大米	8.8	0.34	0.18	0.67	100：52	100：197
玉米	8.6	0.27	0.13	0.44	100：48	100：163
大麦	10.8	0.37	0.13	0.51	100：35	100：137
高粱	8.7	0.22	0.08	0.32	100：36	100：145
鱼干	62.0	4.35	1.65	4.08	100：40	100：93
肉粉	53.4	2.60	0.67	3.34	100：26	100：128

通常把食物蛋白质在体内储留的百分率称为该食物蛋白质的利用率（protein utilization coefficient）。不同食物蛋白质，其利用率不同。利用率高，就说明该食物蛋白质的营养价值高；反之，则低，表 4-17 列举了一些食物蛋白质的利用率。

表 4-17　一些食物蛋白质的利用率　　单位：%

类别	利用率	类别	利用率	类别	利用率
鸡蛋	94	大米	59	小米	44
牛奶	82	小麦	48	花生	47
大豆	65	玉米	52	芝麻	54

二、食物蛋白质的生物学价值

食物蛋白质的生物学价值（protein biological value，PBV）由 Thomas（1909）提出，为评定食物蛋白质营养价值的经典指标。食物蛋白质在体内的储留量与吸收量的比值，称为食物蛋白质的生物学价值，即：

$$PBV(\%)=\frac{食入氮-(粪氮+尿氮)}{食入氮-粪氮}\times 100\%(蛋白质的表观生物价)$$

但粪中氮除来自食物中氮外，尚含消化道脱落黏膜氮、残余消化液氮和消化道微生物氮，这三部分氮一般合称为代谢氮（metabolic nitrogen）。尿中氮除来自食物中氮外，尚含体组织降解的少量氮，一般称之为内源氮（endocrine nitrogen）。因此，Mitchel（1924）对上式作了修正，即：

$$PBV(\%)=\frac{食入氮-[(粪氮-代谢氮)+(尿氮-内源氮)]}{食入氮-(粪氮-代谢氮)}\times 100\%$$

蛋白质的营养实质上是氨基酸的营养。将不同氨基酸组成的多种蛋白质按照一定的比例配合，通过氨基酸的互补作用，可使蛋白质的生物学价值提高；或在食物中添加限制性氨基酸，改善氨基酸的平衡性，也可提高蛋白质的生物学价值。表 4-18 列举了一些食物蛋白质的生物价。

表 4-18　一些食物蛋白质的生物价　　单位：%

类别	生物价	类别	生物价	类别	生物价
大米	77	蚕豆	53～58	鸡蛋	94
小麦	39～67	花生	59	鸡蛋蛋白	83
面粉	52	马铃薯(熟)	67	鸡蛋蛋黄	96
大麦	46～52	红薯	72	牛奶	85
玉米	42～60	白菜	76	猪肉	74
小米	57	生大豆	57	牛肉	76
燕麦	59	熟大豆	64	鱼干	75～83
高粱	34	扁豆	72		

三、食物蛋白质的必需氨基酸指数

假定鸡蛋蛋白质为全价蛋白质，其中氨基酸含量及其比例均是理想的。在评定某食物蛋白质的营养价值时，先测定其中各必需氨基酸的含量，然后按下式即可求得该食物蛋白质的必需氨基酸指数（essential amino acid index in protein，EAAI）。

$$EAAI=\sqrt[10]{\frac{100a}{A}\times\frac{100b}{B}\times\frac{100c}{C}\times\cdots\frac{100j}{J}}$$

式中，a、b、$c\cdots j$ 为食物蛋白质中 10 种必需氨基酸的含量；A、B、$C\cdots J$ 为鸡蛋蛋白质中相应必需氨基酸的含量。

食物蛋白质的必需氨基酸指数大，其营养价值就高；反之，则低。表 4-19 列举了一些食物蛋白质的必需氨基酸指数。

表 4-19 一些食物蛋白质的必需氨基酸指数

类别	指数	类别	指数
鸡蛋	100	豌豆	69
脱脂乳	76	大麦	73

四、食物蛋白质的化学积分

该法以第一限制性氨基酸为依据，评定食物蛋白质的营养价值。在评定食物蛋白质营养价值时，先测定其中第一限制性氨基酸含量，后将该含量与鸡蛋蛋白质中相应氨基酸含量比较，两者的比值即为该食物蛋白质的化学积分（protein chemical score）。化学积分高的食物蛋白质营养价值就高；反之，则低。食物蛋白质的化学积分见表 4-20。

$$\text{蛋白质化学积分}=\frac{\text{食物蛋白质中第一限制性氨基酸含量}}{\text{鸡蛋蛋白质中相应氨基酸含量}}\times 100$$

表 4-20 食物蛋白质的化学积分

类别	积分	类别	积分	类别	积分
鸡蛋	100	大米	67	小麦	53
牛乳	95	小米	63	芝麻	50
花生	65	玉米	49		

第六节 蛋白质的保健作用

蛋白质在人体内具有重要的保健作用。当人体摄入的蛋白质不足时，总的表现是生长发育迟缓，抗传染病的能力降低，严重时可致营养性水肿。人体缺乏蛋白质的原因主要有以下几个方面：①膳食中蛋白质含量不足。②食物的调制（如烹调等）方法影响蛋白质的利用率。例如，大豆熟化不足，不仅其消化率下降，而且还可能引起腹泻；将大豆制成豆腐，其消化率可达到 90%；肉食品焦化，不仅其消化率下降，而且还可能有毒。③膳食中淀粉、脂肪等不足，蛋白质被用作能源的比例提高，因而造成蛋白质不足。④膳食中粗纤维负面影响蛋白质的消化率。⑤人在某些生理阶段（如儿童、妊娠、哺乳等）和应激（如疾病等）状态下对蛋白质的需要量增多。

普通成年人对蛋白质的日需要量多为 65～110g，相当于每千克体重每日需要 1g 蛋白质。儿童对蛋白质的日需要量为 4～70g。蛋白质含量较多的食物主要包括豆类及豆制品、肉类、禽（鸟）蛋类和奶类等。本书第十一章第二节详细介绍了这些食物中蛋白质的含量。一些日常食物的蛋白质含量约为：大米 8%、面粉 10%、鸡蛋 12%、猪肉（瘦）20%、豆腐干 16%。1 个普通成年人每天吃 500g 主粮（大米或面粉），1 个鸡蛋，50g 瘦猪肉，100g 豆腐干，蛋白质就已足够。如果再吃一些蔬菜，蛋白质就已很充裕了。

虽然蛋白质是人体的非常重要的营养物质，但摄入过量，不仅造成浪费，而且加重肝、肾负担。长期进食过多的蛋白质，可能引起肝、肾疾病，还可能诱发痛风。

虽然在膳食中未要求非必需氨基酸的供量，但是如果膳食中非必需氨基酸含量少，在人体内就需要用必需氨基酸等物质转化为非必需氨基酸。因此，膳食中食物的种类应尽可能多样化，以实现氨基酸的互补作用。

（王翀，汪海峰）

第五章

糖的营养

糖类化合物在自然界中分布极广，种类繁多，化学组成复杂。绿色植物通过光合作用可合成糖类化合物，它们一般是在植物体内含量最多的组分。糖类化合物在人体内最主要的作用是氧化供能。

第一节　糖类化合物的化学与营养生理作用

一、糖类化合物的概念

糖类化合物（saccharide）可被简称为糖，主要是由碳、氢和氧三种元素组成，其分子式通常用 $C_m(H_2O)_n$ 表示。因部分糖分子中氢和氧的比例是 2∶1，与水分子中氢、氧的比例相同，过去误认为这类物质是碳与水的化合物，故有“碳水化合物（carbohydrate)”之称。实际上，有些糖如鼠李糖（$C_5H_{12}O_5$）和脱氧核糖（$C_5H_{10}O_4$）等分子中氢、氧的比例不是 2∶1，而一些非糖物质如甲醛（CH_2O）、乙酸（$C_2H_4O_2$）等分子中氢、氧的比例却是 2∶1。因此，称糖类化合物为“碳水化合物”不科学。但现今仍有不少学者习惯上称糖类化合物为“碳水化合物”。

从化学结构上看，糖类化合物是含有多羟基醛或多羟基酮的一类化合物。糖类化合物的分类及其化学组成已在本书第一章作了介绍，这里从略。

二、糖类化合物的性质

（1）水溶性和溶解度　一般来说，单糖和寡糖易溶于水，而多糖不溶或难溶于水，且不能形成真溶液。糖类化合物水溶性的差异，主要与其分子量大小有关。一般而言，分子量越大，其水溶性越弱，溶解度越小（表 5-1）。糖脂的一端亲水，脂质部分的一端疏水。糖蛋白和蛋白多糖都亲水。一般来说，糖类的溶解性与温度、pH 值等有关。

表 5-1　部分糖在水中的溶解性

糖类	溶解性	糖类	溶解性
果糖	极易溶解	乳糖	难溶
葡萄糖	极易溶解	淀粉	微溶
蔗糖	极易溶解	纤维素	不溶
麦芽糖	易溶解		

大多数不溶于水的糖类化合物都具有与水结合的能力，如非淀粉多糖、部分寡糖和淀粉。黏多糖、果胶等都能结合大量的水。

(2) 甜度　许多糖类化合物都具有甜味，特别是单糖和二糖较甜。若将蔗糖的甜度定为100，则其他糖类化合物的相对甜度如表5-2所示。甜度与糖类化合物的分子量有关：分子量越大，甜度就越小。

表5-2　几种糖的相对甜度

糖类	相对甜度	糖类	相对甜度
蔗糖	100	乳糖	40
果糖	120	山梨醇	60
葡萄糖	70	淀粉	0
麦芽糖	32	纤维素	0

(3) 美拉德反应　糖和含氨基化合物（氨基酸、肽和蛋白质中的氨基）的反应被称为美拉德反应（Maillard reaction），即褐变反应。这是因为还原糖含有羰基，它是参与褐变反应的活性成分。褐变反应是食品储存和加工中最常见的一类反应，对食物的色泽、风味、品质均有重要的影响。例如，美拉德反应可使食物中赖氨酸的营养价值降低，从而造成食物整体营养价值下降；果糖-赖氨酸不易被吸收。美拉德反应所产生的褐色物质能与蛋白质结合，褐变对养分消化性的影响值得进一步探讨。

三、重要的糖类化合物

1. 葡萄糖

葡萄糖（glucose）主要由淀粉水解得到，是最重要的单糖。葡萄糖经碱催化，可生成甘露糖。利用单糖增加一个碳原子（升级）或减少一个碳原子（降级），可制备新的糖。例如，可用D-葡萄糖降解制备D-阿拉伯糖。

由水中结晶出来的葡萄糖含一分子结晶水，分子式为$C_6H_{12}O_6 \cdot H_2O$；由无水甲醇中结晶出来的葡萄糖不含结晶水，分子式为$C_6H_{12}O_6$。无水葡萄糖的熔点为147℃（分解）。1g无水葡萄糖可溶解于1.1mL 25℃的水中或0.178mL 40℃的水中，溶于120mL 20℃的甲醇中。葡萄糖易溶于热的吡啶和乙酸，不溶于醚，难溶于无水乙醇。

糖的溶液浓缩时，易得到黏稠的糖浆，不易结晶，说明糖溶液过饱和的倾向很大，难析出结晶。为了促进糖的结晶，可采用物理或化学方法。物理方法是改变溶媒或冷冻、摩擦刺激、引入晶种等，往往要放置几天甚至更长时间等候结晶长大。化学方法是把糖做成衍生物，如将羟基酰化，将醛基或酮基做成缩醛或缩酮等衍生物，改变分子的结构，有利于结晶析出。

一些重要的葡萄糖衍生物有杨梅苷（葡萄糖与对苯二酚的缩合物）、水杨苷（葡萄糖与水杨醇的缩合物）、苦杏仁苷（葡萄糖与羟基苯乙腈的缩合物）、芦丁（葡萄糖、鼠李糖与羟基黄酮的缩合物）、黑芥子苷（葡萄糖、异硫氰酸丙烯酯与硫酸的缩合物）等。

2. 蔗糖

蔗糖（sucrose）就是日常食用的白糖、砂糖或红糖（蔗糖和糖蜜的混合物就是红糖），由1分子葡萄糖和1分子果糖脱水缩合而成，为重要的二糖。它是一种右旋糖，比旋度为+66.5°，熔点186℃。蔗糖主要是从甘蔗（蔗糖含量为10%～15%）和甜菜（蔗糖含量为15%～20%）中提取的。

蔗糖是右旋性，但它的水解混合物表现左旋性，因此，其水解混合物又被称为转化糖。蔗糖在蜂蜜中大部分是转化糖。由于有果糖存在，所以蜂蜜中的糖比单独的葡萄糖或蔗糖更甜。

蔗糖没有还原性，被称为非还原糖。弱酸、蔗糖酶与细菌均可使蔗糖水解为两分子单糖（葡萄糖和果糖）。

3. 甘露寡糖

甘露寡糖又称甘露低聚糖或葡-甘露寡聚糖，是由几个甘露糖分子或甘露糖与葡萄糖通过 α-1,6-糖苷键、α-1,2-糖苷键或 α-1,3-糖苷键连接而成的低聚糖。甘露寡糖广泛存在于魔芋粉、瓜儿豆胶、田菁胶与多种微生物的细胞壁内（葡-甘寡聚糖）。目前，用作食品添加剂的甘露寡糖主要是从酵母细胞壁提取的，其中含有磷酸化的甘露糖、少量的葡萄糖和一些蛋白质，多为二糖、三糖、四糖等分子的混合物。甘露寡糖不能被人的消化酶分解。

4. 低聚果糖

低聚果糖（fructooligosaccharide）又称寡果糖或蔗果三糖族低聚糖，是由蔗糖分子中果糖残基上结合 1～3 个果糖组成的。天然的和微生物酶法得到的低聚果糖大多是直链状，在蔗糖分子上以 β-1,2-糖苷键与 1～3 个果糖分子结合而成蔗果三糖、蔗果四糖、蔗果五糖。低聚果糖的甜度为蔗糖的 30%～60%，难以被消化，被认为是一种水溶性纤维，但易被大肠中的双歧杆菌利用，是双歧杆菌的增殖因子。

5. 大豆低聚糖

大豆低聚糖（soybean oligosaccharide）主要成分是棉籽糖、水苏糖和蔗糖，甜度为蔗糖的 70%。人不能分泌消化棉籽糖和水苏糖等的酶，故无法对其进行利用。消化道微生物虽可对其酵解，但生成引起胃肠胀气的气体如 CO_2 和 H_2。因此，食入过多的豆类或豆类产品时，易发生肠、胃胀气。另外，大豆低聚糖也是消化道双歧杆菌等益生菌的增殖因子。

6. 淀粉

淀粉（starch）广泛存在于植物的块根（如甘薯等）、块茎（如马铃薯等）、种子（如大米、面粉、玉米）中，我国工业用的淀粉主要是从玉米中提取的，将玉米充分粉碎，用水冲洗，淀粉在水中下沉，过滤后干燥即得淀粉。

用热水处理淀粉后，得到的可溶部分被称为直链淀粉（amylose）或可溶性淀粉或糖淀粉；不溶而膨胀的部分被称为支链淀粉（amylopectin）或胶淀粉。一般淀粉中含直链淀粉 10%～20%，支链淀粉 80%～90%。直链淀粉并不是以拉伸构象存在，而是以蛇形盘绕的构象存在，每一圆圈约含 6 个葡萄糖单位。此外，在主链还有少数分支。直链淀粉遇碘呈蓝色，其原理是蛇形结构形成的通道正好适合碘的分子，并且受范德华（Van der Waals）力吸引。

支链淀粉的主链也是 α-D-葡萄糖通过 α-1,4-糖苷键连接而成的，但它还有 α-1,6-糖苷键连接和其他连接方式的歧链。支链淀粉的每一个链虽较短（20～30 个葡萄糖单位），但纵横交联，平均分子量要比直链淀粉大得多。黏性较强的糯米中含有较多的支链淀粉。支链淀粉遇碘呈紫色。

淀粉的初步水解物是糊精。在淀粉中加入 10%～20%的水，加热到 200～250℃一段时间，水解成为较小的分子，被称为糊精。糊精是白色或黄色粉末，可溶于冷水，有黏性，可用作黏合剂。

某些种类的淀粉细粒具有一定的抗裂解性，如块根、块茎食物尤其是马铃薯中的淀粉细粒抗裂解性很强，这种特性影响淀粉酶对淀粉的降解作用。

英国学者 Englyst 提出了抗消化淀粉（resist starch，RS）的概念，最初将 α-淀粉酶催化作用于淀粉后未被水解的部分称为 RS，以后扩展到包括不被肠道酶消化的部分。1991 年，欧洲营养学家将 RS 定义为在健康动物小肠内不被消化吸收的淀粉及其水解物的总称，这一概念在 1998 年得到 FAO/WHO 糖类专家组的认可。淀粉来源和加工方法不同，其抗消化性也有很大的差异，一般将其分为三种（表 5-3）。淀粉消化性的差异主要是由直链淀粉和支链淀粉的比例不同造成的。

表 5-3 淀粉的类型与消化吸收性

类型	小肠中消化
快消化淀粉(RDS)	迅速完全吸收
慢消化淀粉(SDS)	缓慢但完全吸收
抗性淀粉(RS)	部分消化

7. 纤维素

纤维素（cellulose）是由许多 β-葡萄糖分子以 β-1,4-糖苷键连成的直链多糖，分子量为 20000～200000。在大的聚合物中，各链可相互平行排列。因其分子中含许多羟基，故平行排列的多个纤维素分子可借氢键形成网络结构。因此，纤维素的化学性质较稳定，不溶于水，亦不溶于稀酸、稀碱。纤维素能吸水膨胀，也能吸附其他小分子物质。

纤维素是自然界中分布最广的多糖化合物。植物的细胞壁中大约含 50%的纤维素，棉花几乎是纯的纤维素，一般木材中含 40%～50%的纤维素。

纯粹的纤维素是白色物质，不溶于水，无还原性。纤维素在高温、高压下与无机酸共煮，才能水解成葡萄糖。

造纸的过程即把纤维类材料用碱处理，溶解掉木质素，剩下纯的木纤维素，可做成滤纸；在木纤维素中加入填充剂，可做成供写字用的纸张。

纤维素分子是由排列规则的微小结晶区域（约占分子组成的 85%）和排列不规则的无定形区域（约占分子组成的 15%）组成的，用强酸水解除去杂乱的无定形区，保留规则的微小结晶区，就是微晶纤维素。微晶纤维素是一种白色粉末，黏合力强，可作片剂的赋形剂。

纤维素分子中所含的多羟基可被酯化。例如，用醋酐和硫酸处理，得到醋酸纤维，可制造电影胶片，也可制作某种塑料或人造丝。用浓硝酸和浓硫酸处理，得到硝化纤维，硝化程度高的用作火棉，制造无烟火药，硝化程度低的溶在乙醇和乙醚的混合物中，可作为一种漆的代用品。

纤维素分子中的羟基也可被醚化。例如，用碱处理纤维素后，再与氯乙酸钠反应，生成羧甲基纤维素钠，可作为乳化剂和延效剂等。

8. 半纤维素

半纤维素（hemicellulose）是由 2～4 种不同的单糖或衍生单糖构成的杂多糖。其分子中各种多聚糖为半纤维素的主体，都是由单糖通过 β-1,4-糖苷键相连而成的线形长链，其他的单糖或衍生单糖则是通过 α 或 β-1,2-糖苷键、1,3-糖苷键、1,6-糖苷键相连而成的分支结构。半纤维素的分子量相对较小，一般由 50～200 个单糖或衍生单糖分子聚合而成。半纤维素总是与纤维素共同存在于植物细胞壁中，但却属于两种完全不同的高聚糖。

9. 果胶类

果胶类（pectin）也被称为果胶物质（pectic substance），一般是指以 D-半乳糖醛酸为主要成分的复合多糖的总称，其分子中的 D-半乳糖醛酸残基一般通过 α-1,4-糖苷键相连形成一条长链，个别残基也有以 α-1,2-糖苷键相连接的。果胶物质主要有 D-半乳糖醛酸聚糖（D-galacturonan）、D-半乳聚糖（D-galactan）与 L-阿拉伯聚糖（L-arabinan）。

果胶类物质是细胞壁的成分之一，广泛存在于各种高等植物细胞壁和相邻细胞之间的中胶层中，具有黏着细胞和运送水分的功能。

据测定，植物组织中含果胶物质较多，如柑皮干物质中含 30%～50%，胡萝卜约含 10%，番茄、马铃薯分别含 3%和 2.5%。大多数植物，特别是未成熟的水果中果胶呈不溶状，成熟的水果中果胶变成水溶状。水溶状果胶易被消化道微生物分解。与木质素结合的果胶利用率极低。

果胶类可溶于水，而在酒精与某些盐（硫酸镁、硫酸铵和硫酸铝等）溶液中凝结沉淀。通常利用这一性质提取果胶。果胶为白色或淡黄褐色的粉末，微有特异性臭，味微甜带酸，无固定熔点和溶解度，相对密度约为 0.7，溶于 20 倍的水可形成乳白色黏稠状液体，呈弱酸性。

据报道，用含 10%果胶的食物喂大鼠，可使大鼠结肠癌的发病率减少 50%，血中胆固醇水平下降 20%～30%。产生这一结果的原因可能是：果胶干扰了影响结肠细胞中遗传物质的致癌原；果胶与胆汁结合，抑制了胆汁在脂肪消化过程中的作用，从而使血脂下降。因此，可以果胶为原料，生产保健剂。

10. 其他多糖

糖原（glycogen）由许多 α-葡萄糖分子缩合而成的，其结构类似于支链淀粉，但有区别：糖原的支链较淀粉的支链多而短。糖原存在于肝脏（肝糖原）和肌肉（肌糖原）中，是营养储备。糖原可占肝湿重的 5%，占肌肉鲜重的 1%。

右旋糖酐是一种合成的葡萄糖多聚物，可作为血浆的代用品。分子量 75000（约含 500 个葡萄糖单位）左右的右旋糖酐可溶于水，形成具有一定黏度的胶体溶液。临床上多用其 6%的生理盐水，因为和血浆等渗，黏度也和血浆相同。右旋糖酐对细胞的结构和功能无不良影响，并且在体内水解可产生葡萄糖而具有营养作用。右旋糖酐被用于大出血或外伤休克时补充血容量。

葡萄糖凝胶（dextran gel）是将右旋糖酐借助甘油醚键互相交联成的网状大分子化合物，用右旋糖酐和环氧氯丙烷制得，可作为一种分子筛。葡萄糖凝胶已被广泛用于高分子化合物如蛋白质、核酸的分离。

琼脂糖凝胶是由琼脂糖制成的胶状颗粒。由不同浓度的琼脂糖构成的凝胶，十分亲水，理化性质较稳定，又具有网状结构，可“过滤”大分子，也被用于高分子化合物的分离。

硫酸软骨素（chondroitin sulfate）是葡糖醛酸、*N*-乙酰氨基半乳糖硫酸酯的聚合物。硫酸软骨素在软骨中起结构支持作用。

菊糖（inulin）又称菊粉，分子式为（$C_6H_{10}O_5$）$_n$，因存在于菊科植物的球根中而得名，是果糖的聚合物，遇酶水解后产生果糖。

四、糖类化合物的营养生理作用

（1）氧化供能　这是糖类化合物对人体的主要营养作用。每克糖类化合物在体内可平均生产 17kJ 能量。糖类化合物产能量虽低于同量脂产生的能量（约 38kJ/g），但前者在食物中含量多，故糖类化合物是人体的主要能源物质。一般认为，淀粉等无氮浸出物在人体内提供60%～70%的能量较为适宜，但不适于高血糖症的人群，更不适于糖尿病患者。

（2）作为结构物质 细胞中糖类化合物的含量为2%～10%，主要以糖脂、糖蛋白与蛋白多糖的形式存在。例如，核糖和脱氧核糖为核酸的组分；黏多糖是皮肤、血管、眼角膜与结缔组织的组分；糖蛋白为细胞的组分；糖脂为神经细胞的组分；胸腺、红细胞、白细胞等都含糖脂；γ-球蛋白、运铁蛋白、甲状腺素、核酸酶等都是糖蛋白。

（3）作为营养储备 糖在人体内富余时，可转化为糖原（肝糖原和肌糖原），其量可达体重的2%，以备不时之需。若还多余时，则转化成体脂，以体脂形式储存。

（4）糖在人体内还可作为合成非必需氨基酸如丙氨酸、天冬氨酸、谷氨酸等的原料。

（5）寡聚糖有助于消化道维持健康。寡聚糖包括寡木糖、α-寡葡糖、β-寡葡糖、寡果糖、寡半乳糖、寡甘露糖等。寡聚糖能很好地作为消化道内乳酸杆菌等有益微生物的营养源，而有害菌对寡聚糖的利用能力弱。因此，寡聚糖在消化道内起着“扶正抑邪”的作用。

（6）近些年来的研究资料显示：糖在生命活动的调控过程中可能起着重要作用。例如，糖蛋白分子中的许多糖基（糖链）起着信号“识别”作用（图5-1）。

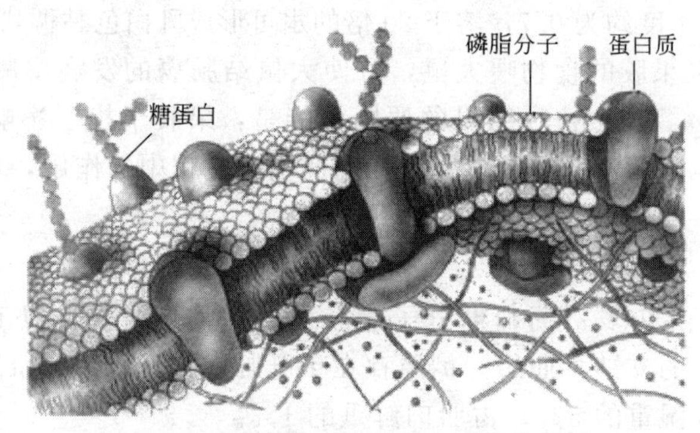

图5-1 细胞膜上糖蛋白分子结构模式

五、膳食纤维的营养评述

膳食纤维对人体有积极作用，在膳食中是不宜缺少的。其主要原因是：①膳食纤维几乎不被消化，但吸水量大，起到填充胃等消化管的作用，给人以饱腹感。②膳食纤维可刺激消化管黏膜，促进胃、肠运动和粪便排空。另外，膳食纤维的吸附性强，可吸附消化道内的有害物质，将有害物质排出。③膳食纤维可刺激消化腺分泌消化液。④膳食纤维在一定程度上能促进儿童消化器官的生长发育。

然而，膳食纤维对人体又有负面影响。这是因为：①膳食纤维的存在，使得食物较粗糙，口感差，可能影响进食量。②膳食纤维作为主要成分构成坚硬的植物源性食品的细胞壁，从而阻碍植物细胞内容物释出而不能被消化。③膳食纤维妨碍消化酶与养分的接触，从而致使其消化率降低。④膳食纤维呈现网状结构，吸附小分子养分，从而影响其吸收率；⑤膳食纤维可能对婴幼儿的消化管黏膜有一定的损伤作用。

第二节 糖类化合物的代谢

一、人体对糖类化合物的消化与吸收

食物中的淀粉，在口腔中受唾液α-淀粉酶作用，少部分被降解为麦芽糖。淀粉和麦芽糖经胃到达小肠后，受胰α-淀粉酶和麦芽糖酶作用，淀粉被降解为麦芽糖，后者又被降解为葡萄糖。同时，乳糖、蔗糖被乳糖酶、蔗糖酶降解为半乳糖、葡萄糖和果糖。小肠是消化淀粉的主要场所。小肠内未被消化的淀粉与麦芽糖到达盲肠、结肠，受细菌作用，产生挥发性脂肪酸和气体。

小肠（尤以空肠）是吸收单糖的主要场所。吸收的单糖包括葡萄糖、半乳糖、果糖以及五碳糖等。葡萄糖和半乳糖等单糖以主动转运方式被吸收，Na^+参与其吸收过程。肠道内果糖经果糖转运载体5（$GLUT_5$）异化扩散到肠黏膜细胞中，再经细胞膜上的果糖转运载体2（$GLUT_2$）转运出细胞，或在胞内代谢转化为葡萄糖后，转运出细胞，进入血液。若以葡萄糖的吸收速率为100%计，则各糖分的吸收速率（%）如下：葡萄糖，100；半乳糖，110；果糖，43；甘露糖，19；木酮糖，15；阿拉伯糖，9。另外，大肠内微量的挥发性脂肪酸如丙酸、乙酸、丁酸等能以扩散、渗透的方式被吸收。

二、体内糖类化合物的基本代谢

（1）单糖转化　体内循环的单糖主要是葡萄糖。但来自食物中的单糖除葡萄糖外，还有果糖、半乳糖、甘露糖和木糖、核糖等。它们须通过适当转化才能进一步代谢。

果糖主要经1-磷酸果糖进入代谢。进食含果糖多的食物，很容易经此途径合成甘油三酯。胎儿和婴幼儿都能有效地把半乳糖转变成1-磷酸半乳糖。甘露糖在食物中的含量不多，主要参与体内糖蛋白质的合成，若参与分解代谢，很容易经6-磷酸果糖进入代谢。体内核糖和木糖通过磷酸化进入磷酸戊糖循环后可按葡萄糖代谢的通常途径继续代谢。

（2）葡萄糖分解代谢　葡萄糖主要有三条分解代谢途径：无氧分解、有氧氧化和磷酸戊糖循环。

① 无氧分解：在细胞液中进行，若葡萄糖用于供能，75%～90%都要先进行分解。在缺氧条件下，分解产生的丙酮酸还原成乳酸。1mol葡萄糖经无氧分解，可生成6～8mol ATP。

② 有氧氧化：实际上是上述分解过程中产生的丙酮酸在有氧条件下，进入线粒体通过三羧酸循环被彻底氧化。1mol葡萄糖经有氧氧化，可净生成36～38mol ATP。

③ 磷酸戊糖循环：磷酸戊糖循环的主要功能是为长链脂肪酸的合成提供还原型辅酶Ⅱ（$NADPH+H^+$）。1mol葡萄糖通过磷酸戊糖循环，可得到12mol还原型辅酶Ⅱ。此外，代谢过程中产生的5-磷酸核糖或1-磷酸核糖对满足核酸合成中的核糖需要具有重要的意义。

（3）葡萄糖合成代谢

① 糖原合成：从肠道吸收的单糖转变成葡萄糖后可用于合成肝糖原和肌糖原。肝糖原只有在进食后血糖升高的条件下才能合成。肌糖原合成基本上与进食无关。

② 乳糖合成：乳母的乳腺细胞摄取血中的葡萄糖后，先将其磷酸化，后与尿嘧啶核苷二磷酸（UDP）形成UDP-葡萄糖，再转化成UDP-半乳糖，最后与1-磷酸葡萄糖结合，生成乳糖。

③ 合成体脂：在能量富余的条件下，葡萄糖经降解生成丙酮酸，继而生成乙酰CoA，后者由线粒体进入胞液，合成长链脂肪酸，再合成体脂。

三、体内糖类化合物代谢的调节

（1）细胞内能量水平对糖类化合物代谢的调节　细胞内能量水平是指细胞内ATP和ADP的浓度关系。细胞内ATP和ADP的浓度成反比关系。当ATP浓度高、ADP浓度低时，细胞内能量水平较高；反之则较低。由于糖类化合物分解代谢是提供能量的主要途径，故其代谢受细胞能量水平的影响。总的来说，当细胞内能量水平低时，糖类化合物分解代谢就增强，而合成代谢减弱；当细胞内能量水平高时，糖类化合物合成代谢就增强，而分解代谢就减弱。这种调节作用是通过ATP和ADP对糖类化合物各代谢途径中关键酶的激活或抑制来实现的。

(2) 糖类化合物代谢途径之间相互调节

① 运动强度和供氧状况：当人体轻度运动时，氧气供应充足，糖类化合物主要进行有氧氧化，无氧氧化作用受抑；当剧烈运动时，肌肉中氧气供应不足，糖类化合物有氧氧化受到限制，而无氧氧化作用加强。

② 磷酸戊糖途径与无氧氧化-有氧氧化之间的调控：业已阐明，当磷酸戊糖途径增强时，无氧氧化-有氧氧化途径就受抑。其机理是：当磷酸戊糖途径增强时，葡萄糖-6-磷酸的浓度升高，而该产物是磷酸己糖异构酶的抑制剂，因此，抑制了糖类化合物无氧氧化-有氧氧化途径。

(3) 激素对糖类化合物代谢的调节

① 胰岛素对糖类化合物代谢的调节是多方面的。胰岛素能促进葡萄糖通过细胞膜进入细胞，这就加强了细胞对葡萄糖的利用。胰岛素可加快葡萄糖的无氧酵解和有氧氧化，促进肝糖原和肌糖原的合成和储存，并可促进葡萄糖转化为脂肪，控制糖原的分解和糖的异生，因而能使血糖降低。

② 生长激素：长期使用生长激素，能使血浆中葡萄糖浓度显著提高。注射生长激素，能拮抗胰岛素的作用，从而使葡萄糖合成脂肪酸的速率降低，导致葡萄糖在血中蓄积，这也可能成为血糖升高的主要原因之一。同时，生长激素可直接刺激葡萄糖进入肌细胞，并加快蛋白质合成。

③ 肾上腺素和胰高血糖素能促进肝糖原分解和糖异生作用，抑制糖原的合成作用。肾上腺素还能促进肌糖原的分解。糖皮质激素的主要作用是促进糖异生作用。

四、糖代谢病

1. 糖原代谢病

糖原代谢异常主要是糖原储积病，由糖原生成和分解的酶系统先天性缺失所致，使糖原在细胞中过多储积或糖原分解代谢异常。由于缺失的酶不同，所以糖原储积病有多种类型。

(1) 吉尔克病　糖原蓄积在肝和肾中，引起肝肿大、生长发育障碍，低血糖并引发痉挛和意识障碍。

(2) 彭贝病　糖原蓄积于肝、肾、心和肌肉中，引起生长发育障碍、肌力弱、舌肥大、心脏肥大与呼吸困难，患儿都在数月内死亡。有时，也表现进行性肌萎缩样症状。

(3) 弗巴斯病　主要表现为肝肿大、心脏肥大、肌力弱。

(4) 安得逊病　表现为肝肿大、腹水、黄疸，患儿多在1岁左右死亡。该病是由糖原蓄积于肝、脾与淋巴结所致。

(5) 马克得尔病　是由肌肉中糖原蓄积所引起的疾病。肌肉运动时糖原不分解，持续运动时，肌肉变硬而不能再运动，是该病的特征。病因：肌肉中缺少磷酸化酶。

(6) 半乳糖血症　是肝脏不能把半乳糖转化为葡萄糖而引起的一种疾病。出生后两周内婴儿表现症状：呕吐、腹泻、黄疸、肝脾肿大、白内障等，也伴有精神障碍和智力低下。有的乳儿唯一的症状就是厌食。

2. 糖分解代谢病

糖分解代谢先天性异常主要有以下两种。

(1) *丙酮酸激酶(PK)缺乏病* 成熟红细胞中不含线粒体，完全依赖糖酵解供能。在糖酵解过程中，丙酮酸激酶催化磷酸烯醇式丙酮酸生成烯醇式丙酮酸，同时产生 ATP，用于维持红细胞内外的离子梯度，特别是通过 Na^{+}-K^{+}-ATP 酶维持细胞内外 Na^{+}、K^{+} 的浓度梯度，以维持红细胞膜的完整性。丙酮酸激酶缺乏，导致 ATP 生成障碍，红细胞发生肿胀，进而发生溶血。

(2) *丙酮酸氧化脱氢复合酶体缺乏症* 丙酮酸氧化脱氢复合酶体由丙酮酸脱氢酶、二氢硫辛酸转乙酰基酶、二氢硫辛酸脱氢酶三种酶及 NAD^{+}、FAD、CoASH、焦磷酸硫胺素、硫辛酸等五个辅助因子组成，该复合酶体中各种亚基都可能发生先天性缺失，这些缺失都可使丙酮酸不能继续氧化而产生 ATP，使脑组织不能有效地利用葡萄糖来供能，进而影响儿童大脑的发育和功能，严重者可导致死亡。丙酮酸不能氧化，致使患儿血液中乳酸、丙酮酸和丙氨酸的浓度显著升高，出现慢性乳酸中毒。

3. 高血糖

空腹时，人血糖正常值为 3.9～6.1mmol/L。空腹时，血糖在 6.1mmol/L 以上，餐后 2h 血糖在 7.8mmol/L 以上，就称为高血糖。血糖正常值的其他表达方法为：全血 800～1200mg/L（磷钼酸显色法），600～1000mg/L（砷钼酸显色法），650～950mg/L（试纸法）；血浆或血清 700～1000mg/L（砷钼酸显色法、邻甲苯胺法、葡萄糖氧化酶法）。高血糖的主要危害是：人体失水、电解质紊乱、肾功能受损、神经病变、眼底病变、糖尿病等。糖尿病的并发症见图 5-2。

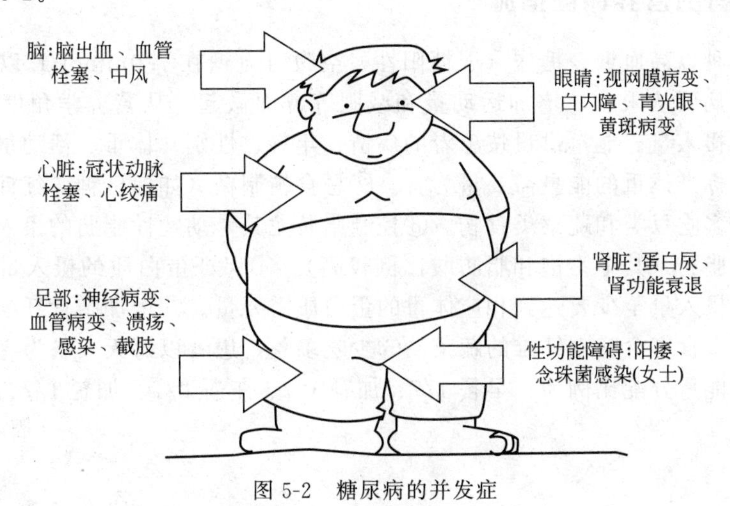

图 5-2 糖尿病的并发症

4. 低血糖

低血糖是指成年人空腹时，血糖浓度低于 2.8mmol/L。低血糖的常见症状是出汗、饥饿、心慌、颤抖、面色苍白。低血糖的主要危害是：精神不集中、思维和语言迟钝、头晕、嗜睡、躁动、易怒、行为怪异等精神症状，严重者出现惊厥、昏迷甚至死亡。

第三节 肥胖、糖尿病患者的营养保健措施

糖类化合物的摄入过多或代谢异常，可引起人体肥胖、高血糖、糖尿病等。

一、肥胖者的营养保健措施

这里主要讨论获得性肥胖者的营养保健措施。获得性肥胖｛一般指体重指数大于30者，BMI指数（即身体质量指数，简称体质指数，又称体重指数，英文为Body Mass Index，简称BMI），是用体重千克数除以身高米数平方得出的数字，是目前国际上常用的衡量人体胖瘦程度以及是否健康的一个标准。主要作为统计用途，当我们需要比较及分析一个人的体重对于不同身高的人所带来的健康影响时，BMI值是一个中立而可靠的指标。体质指数(BMI)＝体重(kg)/[身高(m)]^2｝主要是由营养过丰和（或）身体活动量较少所引起的。这类肥胖者的食量往往较大，或喜吃甜食，或晚餐多食，或睡前进食等。食量过多，使得摄入的能量超过需要量，多余的能量以脂肪形式储存，造成体脂过多而肥胖。

这类肥胖的防治如下：①适当减少能量的摄入量。轻度肥胖者每天的能量摄入量要少于消耗量的523～1046kJ（125～250kcal），相当于每天减食36～72g大米或面粉。这样每月可预期减少体重0.5～1.0kg。但应注意，每天要保证1Mcal（4.18MJ）的能量摄入量，否则影响健康。②保持糖类化合物供能的适当比例。糖类化合物易转化为脂肪，膳食中糖类化合物比例过高，不利于减肥；过低，又诱发酮血症。③适当限制脂肪尤其是动物性脂肪的摄入量，但膳食中脂肪不能过少。建议食用植物性脂肪（其中不饱和脂肪酸比例较高），一般地，植物性脂肪供能的比例以20%为宜。④保证蛋白质的摄入量。一般来说，成年的肥胖者每天的蛋白质摄入量以每千克体重1g为宜。⑤保证维生素和矿物质的摄入量，参见本书第八章、第九章。⑥适当增加运动量。

二、糖尿病患者的营养保健措施

糖尿病是一种以高血糖、糖尿（尿糖阳性，空腹时血糖在7.0mmol/L以上）为特征的疾病。防治糖尿病要从限食、增加运动量和减肥等方面做起。从营养学角度要采取以下措施：①控制能量摄入量。能量供量按患者的病情、年龄、性别、体重、活动量等确定，一般以维持或略低于标准体重的能量需要量为宜。②忌食精制糖（如白砂糖、红糖等糖制品）和甜（味）水果，多吃豆类和蔬菜类食物。③控制脂肪尤其是动物性脂肪的摄入量。建议适当食用一些植物性脂肪（其中不饱和脂肪酸比例较高）。④保证蛋白质的摄入量。一般地，患者每天的蛋白质摄入量至少要达到相应体重的蛋白质需要量。⑤增加膳食纤维的摄入量。患者可选食粗粮，多食富含膳食纤维的蔬菜。⑥少吃多餐。患者以每天5餐为宜，每餐摄入能量宜少。每餐的能量分配比例为：早餐1/7、加餐1/7、午餐2/7、加餐1/7、晚餐2/7。

（周　明，胡忠泽）

第六章

脂类的营养

脂类（lipid）包括脂肪（fat）和类脂（lipoid）。脂肪是由1个甘油分子和3个脂肪酸分子构成的三酰甘油，习称甘油三酯。类脂包括磷脂、糖脂、固醇类、游离脂肪酸、类胡萝卜素以及脂溶性维生素等。脂类共同的特点是溶于乙醚、氯仿、乙醇、苯等有机溶剂，而不溶于水。脂类在人体内具有许多重要的生理作用。

第一节　脂类的化学与营养生理作用

一、脂的分类

根据化学组成，可将脂类分成如图6-1所示的几类。

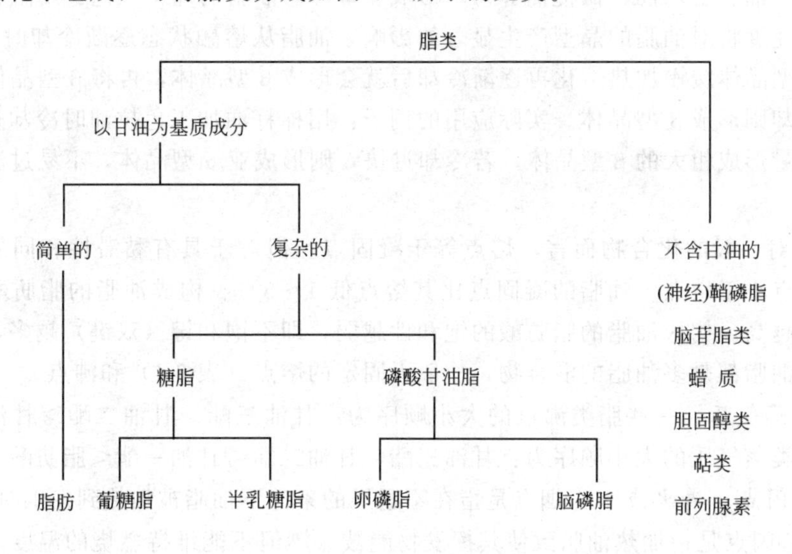

图6-1　脂的分类

也可根据用途将脂分类，具体方法如下。

① 在植物体内，脂有两种类型，即结构脂和储备脂。结构脂包括各种生物膜脂和保护性植物表层脂。膜脂（如细胞膜、线粒体膜、内质网膜等）主要是磷脂和糖脂。植物表层脂主要是蜡质。储备脂含存于果实和种子中，主要是三酰甘油（甘油三酯）。

② 在人和动物体内，脂类是储能的主要形式，多是脂肪。肥胖者的脂肪组织中97%是脂肪。人体组织中的结构脂主要是磷脂，占肌肉和脂肪组织的0.5%～1.0%，但在肝中可达2%～3%。人体组织中最重要的非甘油酯是由胆固醇及其酯组成的，占肌肉和脂肪组织的0.06%～0.09%。

二、油脂的物理性质

脂肪即三酰甘油（甘油三酯），在室温下为液态的习称为油，在室温下为固态的习称为脂。大多数植物的脂肪在常温下为液态，故称为植物油；而人和动物的脂肪在常温下几乎都是固态的。

1. 相对密度

油脂比水轻，相对密度一般为0.90～0.95。

2. 晶体特性

（1）晶型　油脂固态时有同质多晶现象。天然油脂一般都存在3～4种晶型，按熔点提高的顺序依次为：玻璃质固体（亚α型或γ型）、α型、β′型和β型，其中α型、β′型和β型为真正的晶体。α型晶体熔点最低，密度最小，不稳定，为六方型；β′和β型晶体熔点高，密度大，稳定性好。β′型晶体为正交排列，β型晶体为三斜型排列。通过X衍射发现，α型晶体的脂肪酸侧链无序排列；β′型和β型晶体的脂肪酸侧链有序排列，特别是β型晶体油脂的脂肪酸侧链均朝一个方向倾斜。

（2）影响油脂晶型的因素　①油脂分子的结构：一般来说，单纯性酰基甘油酯易形成稳定的β型晶体，而混合性酰基甘油酯由于侧链长度不同，易形成β′型。②油脂的来源：不同来源的油脂形成晶型的倾向不同，椰子油、可可脂、菜籽油、牛脂、改性猪油易于形成β′型；大豆油、花生油、玉米油、橄榄油等易于形成β型。③油脂的加工工艺：熔融状态的油脂冷却的温度和速度将对油脂的晶型产生显著的影响，油脂从熔融状态逐渐冷却时先形成α型晶体，当将α型晶体缓慢加热熔化再逐渐冷却后就会形成β型晶体，再将β型晶体缓慢加热熔化后逐渐冷却则形成β′型晶体。实际应用的例子：用棉籽油加工色拉油时冷却过程要缓慢进行，使其尽量形成粗大的β型晶体，若冷却过快，则形成亚α型晶体，不易过滤。

3. 热性质

（1）熔点　对一般的化合物而言，熔点等于凝固点。但对于具有黏滞性和同质多晶现象的物质，凝固点小于熔点。油脂的凝固点比其熔点低1～5℃。构成油脂的脂肪酸饱和性越强，油脂熔点越高。构成油脂的脂肪酸的饱和性越弱，即不饱和键（双键）越多，油脂熔点越低。天然的油脂都是多油脂的混合物，一般无固定的熔点（表6-1）和沸点。

（2）沸点和蒸气压　一些脂类沸点的大小顺序为：甘油三酯＞甘油二酯＞甘油一酯＞脂肪酸。这些脂类蒸气压的大小顺序为：甘油三酯＜甘油二酯＜甘油一酯＜脂肪酸。

（3）烟点、闪点、着火点　①烟点是指在不通风的条件下油脂被加热到发烟时的温度，一般为240℃。②闪点是指加热油脂致使其挥发物能被点燃但不能维持燃烧的温度，一般为340℃。③着火点是指加热油脂致使其挥发物能被点燃且持续燃烧时间不少于5s时的温度，一般为370℃。

4. 油性和黏性

油性是指液态油脂能形成润滑薄膜的能力。人的口腔及舌对食物颗粒、形状有一定的感受阈值。当颗粒直径大于5μm时，人对其感觉粗糙，但颗粒形状和软硬程度对口感也有一定的影响。在食品加工中油脂可均匀地分布在食品的表面形成一层薄膜，使人口感愉悦。

液态油有一定的黏性，这是由酰基甘油分子侧链之间的引力引起的。蓖麻油之所以黏性较其他油强，是因为含有蓖麻酸醇。

5. 塑性

在室温下固态的油脂并非严格的固体，而是固-液混合体。可用仪器测量油脂中固、液两相的比例，用固体油脂指数来表示。测定若干温度下 25g 油脂中固态和液态体积的差异，除以 25 即为固体油脂指数。美国油脂化学协会规定的测定温度为 10℃、21.1℃、26.7℃和 33.3℃；国际理论与应用化学联合会规定为 10℃、15℃、20℃和 25℃。油脂的塑性是指在一定压力下固体油脂具有的抗应变能力。

三、油脂的化学性质

(1) 水解作用　脂类可在稀酸或强碱溶液或脂肪酶的作用下，水解成甘油和脂肪酸。生成的游离脂肪酸大多无臭无味，但短链脂肪酸特别是 4～6 个碳原子的脂肪酸有特殊的异味或酸败味，会影响食物的口感。

人们通常将油脂在碱性溶液中水解生成甘油和（高级）脂肪酸盐的反应称为“皂化反应”。

皂化 1g 油脂所消耗的氢氧化钾毫克（mg）数就称为该油脂的皂化价。各种油脂的化学组成不同，皂化时所需的碱量也不同。油脂的平均分子量越大，单位重量油脂中含甘油酯的分子数就越少，皂化时所需的碱量也越小，即皂化值越小。反之，皂化值越大，表明油脂中脂肪酸的平均分子量越小。换言之，皂化值越高，说明组成油脂的脂肪酸碳链较短；反之，油脂的皂化值低，表明油脂的脂肪酸碳链较长。因此，可根据皂化值计算油脂中甘油三酯的平均分子量，计算公式如下：油脂的平均分子量＝3×56×1000/皂化值。常见油脂的皂化值参见表 6-1。

表 6-1　常见油脂的理化常数

脂肪种类	熔点/℃	皂化值	碘价
牛油	40	196～200	35～40
黄油	37～38	130～210	26～38
椰子油	24～27	253～262	6～10
玉米油	−14	187～193	111～128
棉籽油	5～11	194～196	103～111
猪油	46～49	195～203	47～67
亚麻油	−17	188～195	175～202
花生油	−8～12	186～194	88～98
大豆油	−14	189～194	122～134
葵花油	−17	188～193	129～136

(2) 氢化作用　油脂中的不饱和脂肪酸在催化剂或酶的作用下，与氢发生加成反应使其中不饱和的双键还原为饱和的单键，转化为饱和脂肪酸的过程就称为氢化作用。氢化作用可使油脂的熔点提高，硬度增加，不易氧化酸败，利于储存。脂肪酸的不饱和程度可用碘价大小来表示。通常将 100g 油脂或脂肪酸所能吸收碘的克数，称为碘价（表 6-1）。油脂或脂肪酸的不饱和程度越高，其碘价就越高。

(3) 酸败　油脂的酸败分水解性酸败和氧化性酸败两种。

① 水解性酸败：通常是指微生物产生的脂肪酶作用于油脂，引起简单的水解反应，使

油脂水解为脂肪酸、甘油二酯、甘油一酯和甘油。这种水解对油脂营养价值的影响不大，但水解产生的某些脂肪酸有特殊的异味或酸败味，影响油脂的风味和口感。脂肪酸的碳链越短，异味越浓。

② 氧化性酸败：油脂在储存过程中，受到氧气的作用而自发地发生氧化，或在微生物产生的脂氧化酶的作用下被氧化，产生过氧化物，并进一步地被氧化为低级的醛、酮、酸等化合物，出现异味，这种反应就称为氧化性酸败（图 6-2）。根据引起油脂氧化性酸败的原因和机制，可分为 2 种类型。

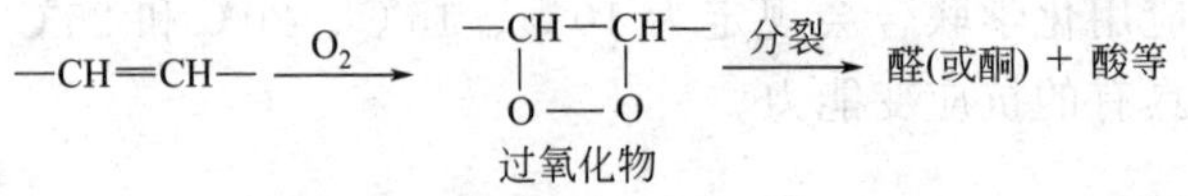

$$—CH═CH— \xrightarrow{O_2} \underset{\text{过氧化物}}{\begin{matrix} —CH—CH— \\ | \quad\quad | \\ O — O \end{matrix}} \xrightarrow{\text{分裂}} \text{醛(或酮)} + \text{酸等}$$

图 6-2　油脂的氧化性酸败

a. 酮型酸败：又称 β-型氧化酸败，是指含脂量多的食品霉变时，油脂水解产生的游离饱和脂肪酸在一系列酶的作用下被氧化，生成有异味的酮酸和甲基酮，从而使油脂变质。这种氧化主要发生在与 β-碳原子之间的键上，故又称其为 β-型氧化酸败。

b. 氧化型酸败：又称油脂的自发氧化，主要发生在多不饱和脂肪酸含量多的食品，酸败的结果是出现刺激性异味。例如，油脂含量高的食品在储存时，即使未出现霉变，也会发生油脂的氧化酸败，结果是一方面降低了食物的口感，另一方面氧化生成的过氧化物对维生素等养分有破坏作用，降低了食物的营养价值。氧化型酸败的过程如下。

Ⅰ. 引发期：油脂在光照、热量、金属离子等作用下，不饱和脂肪酸中与双键相邻的亚甲基碳原子上的碳氢键发生断裂，生成游离基和氢原子。

$$RH \longrightarrow R\cdot + H\cdot$$

Ⅱ. 增殖期：游离基形成后，迅速吸收空气中的氧，生成过氧化游离基。

$$R\cdot + O_2 \longrightarrow ROO\cdot$$

过氧化游离基极不稳定，迅速与另一个不饱和脂肪酸分子中亚甲基上的一个氢原子作用，生成氢过氧化物，而且被夺走氢原子后的不饱和脂肪酸，又形成新的游离基（R·）。

$$RH + ROO \longrightarrow ROOH + R\cdot$$

新生成的游离基 R· 又不断与 O_2 结合，形成新的过氧化游离基（ROO），而此 ROO 又和 1 个脂肪酸发生反应生成氢过氧化物（ROOH）。这种反应不断进行下去，结果导致 ROOH 不断增加，新的 R· 不断产生。

Ⅲ. 终止期：各种游离基相互撞击结合成二聚体、多聚体，使反应终止。

$$R\cdot + R\cdot \longrightarrow RR$$

$$R\cdot + ROO \longrightarrow ROOR$$

$$ROO + ROO \longrightarrow ROOR + O_2$$

氢过氧化物也极不稳定。当增至一定量时就开始裂解，生成 1 个烷氧游离基和 1 个羟基游离基。烷氧游离基（RO·）则进一步反应生成醛类、酮类、酸类、醇类、环氧化物、碳氢化物、内酯等。

$$ROOH \longrightarrow RO\cdot + \cdot OH$$

可用酸价反映油脂氧化酸败的程度。酸价是指中和 1g 油脂中游离脂肪酸所需氢氧化钾的毫克（mg）数。酸价是反映油脂新鲜程度和衡量油脂品质优劣的重要指标。一般来说，酸价大于 6 的油脂，不能食用。油脂含量高的食品在储存时应添加抗氧化剂。

(4) 过氧化值　是指 1kg 含油脂和脂肪酸等的样品中的活性氧含量，以过氧化物的物质的量（mmol）表示。油脂氧化后生成过氧化物、醛、酮等。氧化能力较强，能将碘化钾氧化成游离碘。可用硫代硫酸钠滴定。

过氧化值是衡量油脂酸败程度的一个指标。一般来说，过氧化值越高，油脂酸败就越严重。

(5) 干化　一些油脂在空气中放置一段时间，可生成一层具有弹性而坚硬的固体薄膜，这种现象被称为油脂的干化。桐油中的桐油酸［$CH_3(CH_2)_3CH{=}CH{-}CH{=}CH{-}CH{=}(CH_2)_7COOH$］和空气接触时，就逐渐变为一层干硬而有韧性的膜。对这种干化过程目前还不十分清楚，可能是一系列氧化聚合过程的结果。油脂的干化反应如图 6-3 所示。

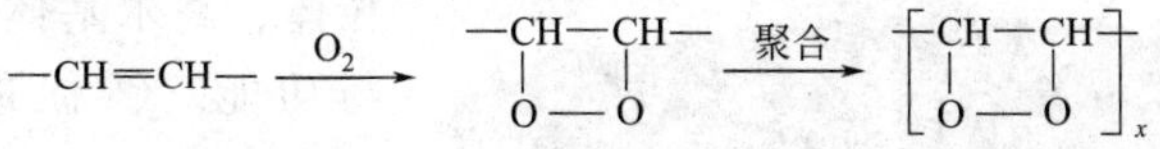

$$-CH{=}CH- \xrightarrow{O_2} \begin{matrix} -CH-CH- \\ | \quad\quad | \\ O - O \end{matrix} \xrightarrow{\text{聚合}} \left[\begin{matrix} -CH-CH- \\ | \quad\quad | \\ O - O \end{matrix} \right]_x$$

图 6-3　油脂的干化反应

根据各种油脂干化程度的不同，可将油脂分为干性油脂（桐油、亚麻油）、半干性油脂（向日葵油、棉籽油）与不干性油脂（花生油、蓖麻油）三类。对油脂碘价的测定可知：干性油脂碘价大于 130；半干性油脂碘价为 100～130；不干性油脂碘价小于 100。

四、脂类的营养生理作用

脂类在人体内的作用很多，下面分脂肪和类脂两个方面介绍。

1. 脂肪的营养生理作用

(1) 供给与储存能量　脂肪中碳、氢的含量远高于蛋白质和糖类化合物，每克脂肪在人体内可产生 37.7kJ 的能量，是相同质量蛋白质和糖类化合物的 2.25 倍。源于膳食的脂肪或体脂分解后释放出的能量是人生命活动的重要能量来源。脂肪作为能源，具有代谢损失少、热增耗低的特点，因而可提供较多的净能。但是，脂肪不能作为神经细胞和血细胞的能源。一般认为，脂肪在人体内提供 15%（非体力劳动）～25%（体力劳动）的能量较为合适。人体摄入的能量多于营养需要时就以脂肪的形式储存于皮下、腹腔、肾周围与肌肉间隙等部位。

(2) 促进脂溶性维生素的吸收和转运　维生素 A、维生素 D、维生素 E、维生素 K 作为脂溶性维生素，须溶解在脂肪中才会被消化、吸收、转运和利用。当膳食中缺乏脂肪时，维生素 A、维生素 D、维生素 E、维生素 K 就不能被溶解，产生脂溶性维生素代谢障碍，从而造成脂溶性维生素缺乏。

(3) 供给必需脂肪酸　人体虽能合成脂肪酸，但一般认为有 3 种（或 2～3 种）脂肪酸（亚油酸、亚麻酸和花生四烯酸）是不能合成的，必须由食物提供，其中亚油酸是最重要的必需脂肪酸。必需脂肪酸有许多重要的作用，将另节介绍。

(4) 维持体温与保护脏器　脂肪在皮下具有绝缘性，能够防止散热，起到维持体温恒定与抵御寒冷的作用。当然，在夏天，脂肪绝缘层不利于身体散热。在体内，脂肪填充在器官周围，对器官有支撑与衬垫作用，能缓冲外力对脏器的冲击。

(5) 内分泌作用　脂肪组织是较为重要的内分泌组织，能分泌瘦素（leptin）、肿瘤坏死因子（tumor necrosis factor-α，TNF-α）、白细胞介素-6（interleukin-6）、白细胞介素-8（interleukin-8）、胰岛素样生长因子（insulin-like growth factor，IGF）、IGF 结合蛋白 3（IGF binding protein 3）、雌激素（estrogen）、脂联素（adiponectin）等细胞因子或激素，

对人体的代谢、免疫和生长发育起着调控作用。

(6) 促进甾醇类激素如雌激素、孕激素、睾酮等的合成，提高生殖性能。

(7) 可延长食物在消化道内的停留时间，从而能提高食物养分的消化率和吸收率。

(8) 增强食物的风味和口感。

2. 类脂的营养生理作用

类脂有多种，下面介绍磷脂和糖脂的营养生理作用。

(1) 磷脂的营养生理作用 ①参与生物膜的构成：磷脂与蛋白质结合成脂蛋白，作为生物膜的组分，如磷脂构成细胞膜的脂质双层（图 6-4），以保持细胞及线粒体、高尔基体等细胞器的正常结构与功能。②促进细胞发育：研究表明，磷脂可促进细胞的发育，表现为细胞层次增多，胞核和核仁增大，核质和颗粒增多。人服用磷脂后，白细胞内线粒体增多、增大，血红蛋白合成和红细胞生成加快。③维持神经细胞的正常兴奋性：神经细胞含有大量的磷脂，如卵磷脂、脑磷脂等，它们与神经的兴奋性密切相关。当神经膜在静息状态时，膜上会形成三磷酸磷脂酰肌醇-蛋白质-Ca^{2+}复合物，膜电阻增大，离子不能通过。但使用乙酰胆碱或电刺激后，磷脂酰肌醇磷酸二酯酶活性增强，将三磷酸磷脂酰肌醇降解为二磷酸磷脂酰肌醇，Ca^{2+}被乙酰胆碱或K^+替代，膜的分子构型发生变化致使其通透性改变，并发生去极化。然后，二磷酸磷脂酰肌醇在酶的作用下又转变为三磷酸磷脂酰肌醇，重新与Ca^{2+}结合，使神经膜恢复到静息状态。二磷酸磷脂酰肌醇与三磷酸磷脂酰肌醇之间如此反复变化，完成离子的输送，从而维持神经细胞的正常兴奋性。④维持细胞膜上多种酶的活性：细胞膜上的脂类依赖酶如β-丁酸脱氢酶、NADH-细胞色素还原酶、Na^+-K^+-ATP 酶等，其活性与磷脂密切相关。当细胞膜上的磷脂被破坏，这些酶的活性就会降低或丧失，从而致使人体代谢障碍。

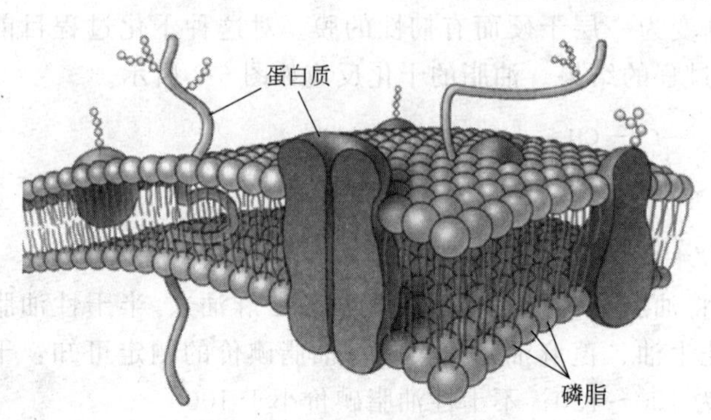

图 6-4 细胞膜的脂质双层

(2) 糖脂的营养生理作用 ①鞘糖脂是细胞膜的组分，主要位于细胞膜的外层，以加强细胞膜外层的稳定性。②鞘糖脂所含的寡糖链突出于细胞膜的外面，起着接收和传递信息的作用。③鞘糖脂也是髓鞘的重要组分，具有保护和隔离神经纤维的作用。④脑苷脂主要存在于脑和神经纤维中，可能参与神经传导。⑤脑苷脂还是脑垂体前叶分泌的糖蛋白激素和神经递质的受体。

此外，在食品加工过程中，加有油脂，可使产生的粉尘少，使得食品养分损失少，加工车间空气的污染程度也低，加工机械的磨损程度降低，可延长机器的寿命。

还有，胆固醇是人组织细胞不可缺少的物质，不仅参与形成细胞膜，而且是合成胆汁酸、维生素 D 与固醇类激素的原料。因此，胆固醇并非是对人体有害的物质。

鉴于上述，脂类是膳食中不可缺少的营养物质。既然如此，人应食用适量的油脂（表 6-2和表 6-3）。一般建议，选择食用油的基本原则是：选用植物油，少用或不用动物油；在常用植物油中，优先选用大豆油或菜籽油，次选玉米油，慎用花生油；少吃或不吃油炸类食品。

表 6-2　婴儿与少儿每日对脂肪的适宜摄入量

年(月)龄	脂肪摄入量/(g/d)		年(月)龄	脂肪摄入量/(g/d)	
	男	女		男	女
1月龄以下	19		5岁	44～53	41～50
1月龄	25		6岁	47～57	43～53
2月龄	31		7岁	50～60	47～57
3月龄	36		8岁	53～63	50～60
4～6月龄	40		9岁	55～67	51～63
7月龄	31～41	29～38	10岁	58～70	55～67
8月龄	32～43	30～40	11岁	61～73	58～70
9月龄	34～45	32～42	12岁	64～76	61～73
10月龄	35～46	33～44	13岁	67～80	63～76
11月龄	36～48	34～45	14岁	69～83	62～76
1岁	30～36	29～35	15岁	72～87	63～78
2岁	33～40	31～38	16岁	75～90	65～80
3岁	37～45	35～43	17岁	78～93	65～80
4岁	40～48	39～47			

表 6-3　成年人每日对脂肪的适宜摄入量

年龄	脂肪摄入量/(g/d)		年龄	脂肪摄入量/(g/d)	
	男	女		男	女
18～44岁			60～69岁		
极轻度劳动	53～66	47～58	极轻度劳动	44～56	38～47
轻度劳动	58～72	51～64	轻度劳动	49～61	42～58
中度劳动	67～83	60～75	中度劳动	55～69	47～58
重度劳动	76～94	67～83	70～79岁		
极重度劳动	89～111	—	极轻度劳动	40～50	36～44
孕妇(4～6个月)	增加4～6		轻度劳动	44～56	40～50
孕妇(7～9个月)	增加4～6		80岁以上	36～44	31～39
乳母	增加18～22				
45～59岁					
极轻度劳动	49～61	42～53			
轻度劳动	53～66	47～58			
中度劳动	60～75	53～66			
重度劳动	67～83	—			

前些年，有少数不法分子生产和销售地沟油。地沟油是对各类劣质油的统称，一般包括泔水油、煎炸废油、食品等相关企业产生的废弃油脂等。食用地沟油主要有三大危害：在炼制地沟油的过程中，动、植物油经污染后发生酸败、氧化和分解等一系列化学变化，产生对人体有严重毒性的物质（醛、酮、过氧化物等）；砷、铅等严重超标；含有黄曲霉毒素、苯并芘等致癌物质，可导致多种癌症。

第二节　人体内脂类的代谢

一、人体对脂类的消化与吸收

（1）脂类的消化　口腔和胃对脂类的消化作用很小，消化脂类的主要场所是小肠。在小肠内，胰腺分泌的胰脂酶、磷脂酶 A_2、胆固醇酯酶、辅酯酶在胆汁酸盐（肝脏分泌）的协助下，将甘油三酯、磷脂、胆固醇酯水解为脂肪酸、甘油、甘油一酯、磷酸和胆固醇等。未被消化的脂类进入盲肠和结肠后，在微生物产生的酶的作用下，不饱和脂肪酸被氢化为饱和脂肪酸，甘油被降解为短链脂肪酸，胆固醇转化成胆酸。

（2）*脂类消化产物的吸收* 脂类消化产物被吸收的部位是十二指肠后段和空肠前段。甘油和短、中碳链脂肪酸被肠黏膜直接吸收进入门静脉。长碳链脂肪酸、2-甘油一酯与其他脂类消化产物以混合微粒被吸收进入小肠黏膜细胞。长碳链脂肪酸在脂酰 CoA 合成酶（fatty acyl CoA synthetase）的作用下转化为脂酰 CoA，并消耗 ATP。脂酰 CoA 在转酰基酶（acyltransferase）的催化下，将甘油一酯、磷酸和胆固醇酯化为相应的甘油三酯、磷脂与胆固醇酯，它们再与黏膜细胞内粗面内质网中合成的载脂蛋白（apolipoprotein，apo）一起形成溶于水的乳糜微粒（chylomicron，CM），经过淋巴系统进入血液，然后在血管内皮细胞的脂蛋白酶的作用下，降解为甘油与游离脂肪酸，被其他细胞利用。人体主要以主动方式在回肠吸收胆盐，吸收的胆盐经门静脉进入肝脏后，再储存于胆囊，然后重新分泌进入十二指肠，构成了人体内胆盐的肠-肝循环。

（3）*影响脂肪消化吸收的因素*

① 脂肪酸在甘油三酯分子中的位置：胰脂酶先水解甘油三酯 1、3 位上的脂肪酸。

② 脂肪酸链长：长碳链脂肪酸组成的脂肪的消化率较低；而短碳链脂肪酸组成的脂肪的消化率较高。

③ 饱和性：一般来说，不饱和脂肪酸构成的脂肪的消化率高于饱和脂肪酸构成的脂肪。Stahlg（1984）认为，任何脂肪的消化率取决于食物中不饱和性脂肪酸与饱和性脂肪酸的比例。若比例高于 1.5，则脂肪的消化率高达 85%～92%；若低于 1.5，则其消化率直线下降。

④ 熔点：一般来说，50℃以上熔点的脂肪较难被消化；而 50℃以下熔点的脂肪较易被消化。表 6-4 总结了脂肪熔点与消化率的关系。

表 6-4 脂肪熔点与消化率的关系

类别	熔点/℃	消化率/%
羊脂	44～55	81
牛脂	42～50	89
猪脂	36～50	94
乳脂	28～36	98
菜油	室温	99
豆油、麻油、棉油	室温	98

二、脂类在人体内转运

血中脂类主要以脂蛋白质的形式转运（图 6-5）。根据其密度、组成和电泳迁移速率，可将脂蛋白质分为四类：乳糜微粒（chylomicron，CM）、极低密度脂蛋白质（very low density lipoprotein，vLDL）、低密度脂蛋白质（low density lipoprotein，LDL）和高密度脂蛋白质（high density lipoprotein，HDL）。CM 在小肠黏膜细胞中合成，vLDL、LDL 和 HDL 既可在小肠黏膜细胞中合成，也可在肝脏中合成。脂蛋白质中的蛋白质基团赋予脂类水溶性，使其能在血液中正常转运。中、短链脂肪酸可直接进入门静脉血液与白蛋白结合被转运。CM 和其他脂蛋白质通过血液循环很快到达肝脏和其他组织。血中脂类转运到脂肪组织、肌肉、乳腺等毛细血管后，游离脂肪酸通过被动扩散进入细胞内，甘油三酯经毛细血管壁的酶分解成游离脂肪酸后再被吸收，未被吸收的脂类经血液循环到达肝脏进行代谢。人血清脂质指标的正常含量见表 6-5。

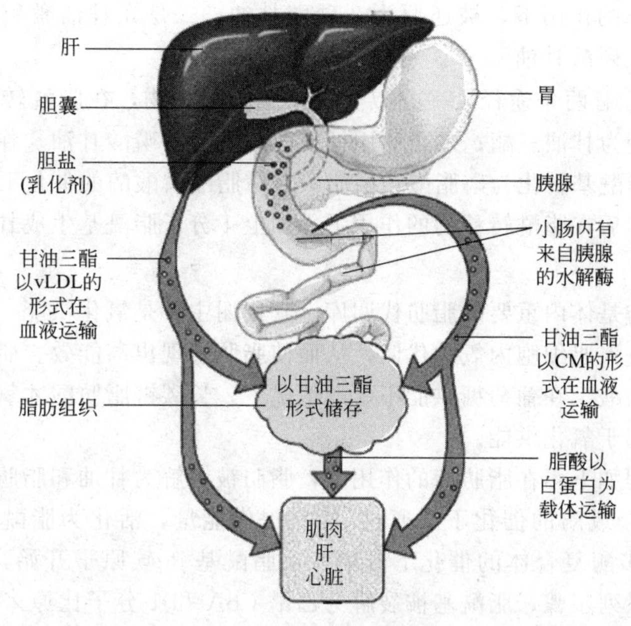

图 6-5　脂类在体内的消化吸收与转运

表 6-5　人血清脂质指标的正常含量

血清脂类	正常值	血清脂类	正常值
总脂/(mg/L)	4000～7500(成人) 3000～6000(儿童)	甘油三酯/(mg/L)	400～1200
游离脂肪酸/(μEq/L)	150～650(一次提取比色法) 100～660(二次提取比色法) 597±124(滴定法)	低密度脂蛋白 (β-脂蛋白)/(mg/L)	＜5000(40 岁以下) ＜6100(40 岁以上)
胆固醇/(mg/L) 胆固醇酯/(mg/L)	1300～2200 900～1300	高密度脂蛋白 (α-脂蛋白)/(mg/L)	517±106(男性) 547±125(女性)
磷脂/(mg/L)	60～110(以磷计) 1500～2750(以脂计)	高密度脂蛋白胆固醇 /(mg/L)	430±180(男性) 470±210(女性)

三、人体内脂类的中间代谢

脂类在人体内的代谢极为复杂，受遗传和营养状况等因素影响。在膳食脂类和能量进食充裕的条件下，脂肪组织和肌肉组织都以脂肪合成代谢为主；饥饿的情况下，则以脂类氧化分解代谢为主。

1. 脂肪的合成

脂肪是人体储存能量的主要形式。人体主要在肝中合成脂肪，可将从消化道吸收的脂肪酸作为合成脂肪的原料，另一重要原料是葡萄糖。

人进食后，糖类化合物进入肝脏，通过一系列过程合成糖原，但体内不能储存大量的糖原。因此，多余的糖类化合物经过代谢后转化为脂肪酸乃至脂肪。

(1) 脂肪酸合成　饱和脂肪酸是以乙酰 CoA 为原料，在胞液中脂肪酸合成酶的作用下合成；在肝与脂肪细胞内的混合功能氧化酶（mixed function oxygenase）的作用下，饱和脂肪酸通过脱饱和作用可转化为不饱和性脂肪酸。

（2）3-磷酸甘油合成　一是通过糖代谢途径生成：糖分解代谢产生的磷酸二羟丙酮，在 3-磷酸甘油脱氢酶的作用下，被还原为 3-磷酸甘油；二是在甘油激酶的催化下，将胞内已有的甘油活化为 3-磷酸甘油。

（3）脂肪合成　有两条途径，一是以甘油一酯为起始物，在脂酰转移酶的作用下，加上 2 分子脂酰基转变为甘油三酯；二是利用糖代谢产生的 3-磷酸甘油，在脂酰转移酶的作用下，加上 2 分子的脂酰基转化为磷脂酸，磷脂酸在磷脂酸磷酸酶的催化下，降解为 1,2-甘油二酯并脱掉磷酸，然后在脂酰转移酶的作用下，加上 1 分子脂酰基生成甘油三酯。

2. 脂肪的氧化

肌细胞中的脂肪是体内重要的脂肪代谢库，其代谢主要是氧化供能。肌组织中沉积的脂肪可通过局部循环进入肌细胞内氧化代谢，从而使脂肪表现出高能效。肌细胞能氧化利用食物源性和内源性脂肪酸。在葡萄糖供能不足的情况下，长碳链脂肪酸才氧化供能。进入肾脏的脂肪酸也主要被用于氧化供能。

脂肪的氧化过程如下：在脂肪酶的作用下，脂肪被水解为甘油和脂肪酸。在细胞内，脂肪酸在脂酰辅酶 A 合成酶的催化下，通过 ATP 提供能量，活化为脂酰 CoA（acyl-CoA），再在脂肪酸 β-氧化多酶复合体的催化下分解。从脂酰基 β-碳原子开始，通过脱氢、加水、再脱氢和硫解等一系列步骤，脂酰基被裂解为乙酰 CoA 和 1 分子比原来少 2 个碳原子的脂酰 CoA，如此反复进行，直至脂酰 CoA 全部被降解为乙酰 CoA，乙酰 CoA 进入三羧酸循环，完全被氧化为二氧化碳和水，并释放出供生理活动所需的能量。脂肪酸除 β-氧化途径外，还有 α-氧化和 ω-氧化方式。

酮体（acetone body）包括乙酰乙酸（acetoacetic acid）、β-羟基丁酸（β-hydroxybutyric acid）和丙酮（acetone）。在正常情况下，肝脏生成的酮体能及时地被肝外组织氧化利用。但在能量供应不足时，脂肪的动用加强，肝脏产生大量的酮体，超过肝外组织的利用能力，造成血中酮体积累，出现酮血症（ketonemia）。这种情况多见于久病的人。健康的人，其血浆中酮体含量少于 20mg/L。

脂肪分解的另一产物甘油，在甘油磷酸激酶的作用下，转化为 α-磷酸甘油，在脱氢酶的催化下，生成磷酸二羟丙酮，后者既可循糖分解代谢途径氧化供能，又能通过糖异生途径转化为葡萄糖或糖原。

心肌中 β-羟基丁酸氧化供能比脂肪酸氧化供能更有效。

3. 磷脂的代谢

（1）甘油磷脂的代谢　甘油磷脂的合成有两条途径：一是胆碱和乙醇胺被活化为胞苷二磷酸胆碱和胞苷二磷酸乙醇胺，后被转移到甘油二酯分子上；二是磷脂酸在磷脂酰胞苷转移酶的作用下，转化为胞苷二磷酸甘油二酯，后者再分别与肌醇、丝氨酸和磷脂酰甘油反应，在合成酶的作用下，生成相应的磷脂。

甘油磷脂在多种磷脂酶的催化下，被降解为甘油、脂肪酸、磷酸、胆碱与乙醇胺等组分。

（2）鞘磷脂的代谢　人体内含量最多的鞘磷脂是神经鞘磷脂（sphingomyelin），由神经酰胺与磷酸构成。软脂酰 CoA 与丝氨酸在鞘氨醇合成酶系的作用下合成鞘氨醇，鞘氨醇在脂酰基转移酶的催化下转化为神经酰胺，然后与胞苷二磷酸胆碱作用生成神经鞘磷脂。

鞘磷脂在鞘磷脂酶的催化下，被降解为磷酸胆碱和神经酰胺。

(3) *糖脂的代谢* 脑苷脂（神经节苷脂）是由二磷酸尿苷-葡萄糖、二磷酸尿苷-半乳糖和二磷酸尿苷-*N*-乙酰半乳糖胺，在糖基转移酶的催化下，依次连接到神经酰胺分子上逐步合成的。

4. 胆固醇的代谢

胆固醇的合成非常复杂，经很多步骤，并有多种酶类参与，而其中某些过程至今未能完全阐明。其合成途径归纳起来为：乙酰 CoA 转化为 3-羟基-3-甲基戊二酰辅酶 A（3-hydroxy-3-methylglutaryl CoA，HMG-CoA)，HMG-CoA 再转化为鲨烯，鲨烯经环化后转化为胆固醇。

在人体内，胆固醇主要在肝脏中转化为胆汁酸，以胆汁酸盐的形式随胆汁排出，未被吸收的胆固醇以原型或在肠道微生物的作用下被还原为粪胆固醇，随粪排出。

四、人体内脂类代谢的调控

脂肪在人体内是不断合成和分解的。当合成过程大于分解过程时，则脂肪在体内沉积；当分解过程大于合成过程时，则体脂减少。体内脂肪沉积与减少受多种因素影响，其中最重要的因素是供能物质进食量和身体能量消耗间的平衡。当能源物质进食量超过其消耗量时，则体脂沉积；反之则体脂消耗。此外，体内脂类代谢还受以下因素调节。

1. 激素

(1) *胰岛素* 胰岛素在体内总的作用是促进脂肪合成，通过以下几个方面实现：①降低游离脂肪酸在肌肉等组织中的氧化作用；②促进乙酰辅酶 A 合成脂肪酸；③促进脂肪酸与 α-磷酸甘油酯化为甘油三酯；④增强脂蛋白脂酶的合成，从而促进脂肪组织从血浆脂蛋白中摄入脂肪酸。

(2) *生长激素* 生长激素对脂肪代谢具有双重效应，即生长激素的生理效应（抗胰岛素样效应)，表现为生长激素引起脂肪分解，血中游离脂肪酸含量升高；生长激素的药理效应（胰岛素样效应)，表现为促进葡萄糖进入细胞，细胞的脂肪合成作用增强。又有研究证明，生长激素能抑制苹果酸脱氢酶、葡萄糖-6-磷酸脱氢酶和异柠檬酸脱氢酶的活性，这三种酶都是脂肪酸合成过程中所需的还原型辅酶Ⅱ（NADPH）生成反应的关键酶。由于这些酶受到抑制，胞液中 NADPH 的合成量减少，从而使脂肪酸合成降低，体内脂肪沉积量随之减少。总之，生长激素对脂肪代谢的作用是：抑制脂肪合成与细胞肥大；促进脂肪酸的氧化。

(3) *肾上腺素和胰高血糖素* 这两种激素均能促进脂肪分解，使脂肪组织释放至血中的游离脂肪酸量增加，因而血中游离脂肪酸浓度增高，肌肉中游离脂肪酸含量也增多，于是肌肉中游离脂肪酸的氧化作用增强，为肌肉活动提供能量。

(4) *瘦素*（leptin） 过去认为，瘦素主要通过下丘脑中的瘦素受体而发挥生理作用。近些年来的研究表明，瘦素受体还存在于包括脂肪组织在内的外周组织中，因此，瘦素可通过脂肪组织中的瘦素受体而促进脂肪分解。研究表明，来源于瘦素基因突变的 ob/ob 肥胖小鼠的脂肪细胞在体外试验中对外源性瘦素呈现出剂量依赖性的脂解作用；来源于瘦鼠的脂肪细胞对瘦素呈现非剂量依赖性的脂解作用；而对瘦素受体缺陷的 db/db 小鼠的脂肪细胞，瘦素则无此作用。瘦素不仅可作用于脂肪组织促进脂解，并可作用于肌肉组织，使其脂解增强。

2. 一些特殊因子

（1）脂滴包被蛋白　已在脂滴表面发现一种蛋白质，被命名为脂滴包被蛋白（perilipin），它包被在脂肪细胞和甾体生成细胞脂滴表面。基础代谢状态下，脂滴包被蛋白可减少甘油三酯水解，使其储备增加。脂肪分解时，磷酸化的脂滴包被蛋白能促进甘油三酯水解，而且该蛋白对激素敏感脂酶从胞浆向脂滴转位是必需的。据推测，脂滴包被蛋白可能在脂肪分解调控中起到“分子开关”的作用。蛋白激酶A、细胞外信号调节激酶等信号转导通路参与了脂肪分解。

（2）脂肪特异性磷脂酶 A_2　新近报道，脂肪组织中含有较多的脂肪特异性磷脂酶 A_2（AdPLA）。AdPLA能提高前列腺素 E_2（PGE_2）的水平，而 PGE_2 可抑制脂肪的分解。当 PGE_2 水平因缺乏AdPLA而下降时，脂肪分解过程就不受抑制，导致小鼠即使整天进食仍能保持体脂不增加。研究发现，AdPLA缺失的小鼠要比正常小鼠消耗更多的能量，也直接在脂肪细胞内消耗更多的脂肪。据此有人认为，AdPLA有可能成为治疗人体肥胖的一个新靶标。

（3）环一磷酸腺苷（cAMP）　研究表明，cAMP的升高，可活化组织中激素敏感脂酶，使细胞内游离脂肪酸浓度增加，从而加快脂肪的分解和脂肪酸的氧化。活体实验表明，外源性cAMP可降低体脂的沉积。

五、脂类代谢病

脂类代谢异常一般是指先天性或获得性造成的血液与其他组织器官中脂类及其代谢产物的质和量的异常。脂类代谢受遗传因素、神经-体液因素、激素、酶以及肝等组织器官健康状况的调节。上述某个或多个因素异常时，脂类代谢可能发生紊乱，相关组织或器官可能发生病理变化。

血脂升高是脂肪代谢紊乱的表现之一，如果血脂过高，很容易造成“血稠”，在血管壁上沉积，逐渐形成小“斑块”（即人们常说的“动脉粥样硬化”），这些“斑块”增多、增大，逐渐堵塞血管，使血流中断，从而会引起心、脑血管疾病。

心、脑血管病已被世界卫生组织（WHO）认定为危害人类健康的“头号杀手”，全世界每年约有1500万人死于心、脑血管病，我国每年约有400万人死于此病，占死亡人数的3/5以上。

心、脑血管病的发病率高、死亡率高、致残率高、复发率高、并发症多。许多患者生活不能自理，为患者家庭和社会造成沉重负担。

更令人担忧的是，心、脑血管疾病的患者已越来越呈现出年轻化的趋势，死于脑出血疾病的最年轻的记录仅仅18岁。

1. 高脂血症

血浆脂类如甘油三酯（TG）、游离胆固醇（FC）、胆固醇酯（CE）和磷脂等很难溶于水，只有与载脂蛋白（APO）构成大分子复合物（脂蛋白），才能在血中溶解、转运和代谢。高脂血症可分为原发性和继发性两类。原发性高脂血症与先天性和遗传因素有关，是由于单基因缺陷或多基因缺陷，使参与脂蛋白转运和代谢的受体、酶或载脂蛋白异常所致，或由于饮食、药物等因素所造成。继发性高脂血症多发生于代谢性紊乱疾病（如糖尿病、高血压、黏液性水肿、甲状腺功能低下、肥胖、肝肾疾病、肾上腺皮质功能亢进等），或与其他因素（如年龄、性别、季节、饮酒、吸烟、饮食、体力活动、精神紧张、情绪活动等）有关。营养过剩的后果见图6-6。

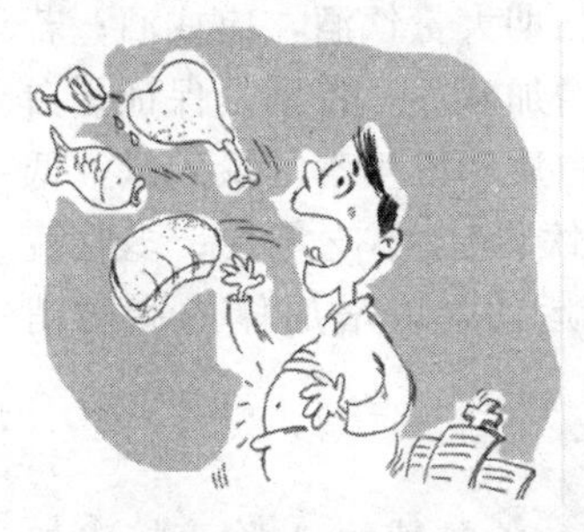

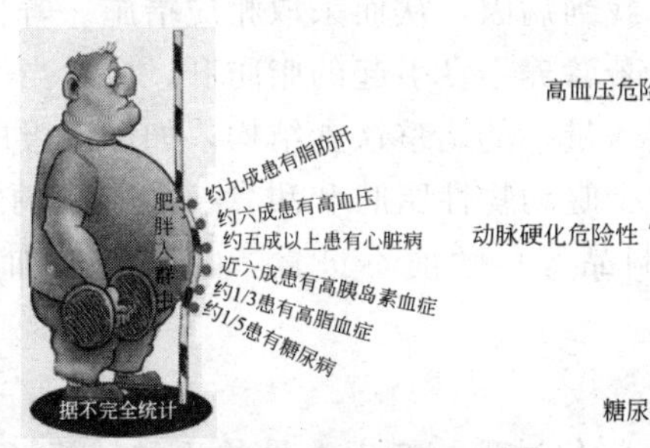

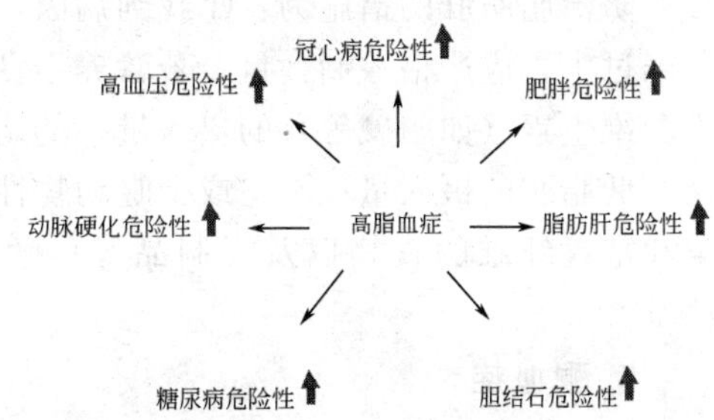

图 6-6　营养过剩的后果

血中胆固醇高的主要危害有：①加快前列腺癌的病程，引发肾病；②中风病发生率提高；③阻塞心脏动脉并使其变窄，易引发心脏病。

2. 脂蛋白减少症

脂蛋白减少症多数是继发于营养不良、严重的肝病或胃肠道疾病，只有少数为原发性。该病的临床表现为：新生儿脂肪吸收不良，出现食欲差、呕吐、腹泻、体重不增。消化道X射线造影表现为造影剂的分块聚积，少数有肝肿大、转氨酶升高。儿童出现伸张反射，腱反射减弱，多数病人出现共济失调、视网膜色素瘤或视网膜变性。血液中出现棘形红细胞、贫血、凝血异常。对患者出现棘形红细胞、视网膜变性、神经肌肉病变（特别是脊髓小脑后索受损）与吸收不良时，均应考虑有无脂蛋白减少症。根据患者自发出现的血浆胆固醇与甘油三酯极度减少，血浆载脂蛋白β或α的减少或缺乏，排除继发原因后，可诊断为原发性脂蛋白减少症。限制患者脂肪摄入与补充脂溶性维生素可缓解症状。

3. 肥胖症

分单纯性肥胖和继发性肥胖两类。单纯性肥胖是指无明显的内分泌代谢病的肥胖。进一步又可分为体质性肥胖与获得性肥胖两种。体质性肥胖有家族遗传史，患者自幼进食量过多，从小肥胖，脂肪细胞增生、肥大，对其治疗较为困难。获得性肥胖大多因营养过丰和（或）身体活动量少所致，如人到中年后膳食的改善、体育锻炼或体力劳动少等易发生获得性肥胖。

继发性肥胖主要由神经-内分泌病所致。神经-内分泌系统对代谢有重要的调节作用：①下丘脑可调节食欲中枢。中枢神经系统炎症、创伤、肿瘤等都可引起下丘脑功能异常，使食欲旺盛而造成肥胖。②胰岛素分泌量增多，如早期非胰岛素依赖型糖尿病患者注射过多的胰岛素，造成高胰岛素血症。胰岛β细胞分泌过多的胰岛素，促进脂肪合成，引起肥胖。③垂体功能下降，尤其是促性腺激素与促甲状腺激素减少，引起性腺与甲状腺机能低下，可造成肥胖。④经产妇或口服女性避孕药者，易发生肥胖。⑤皮质醇分泌量增多，也引发肥胖。⑥甲状腺机能减退，代谢率低下，可造成脂肪堆积。

正常男性成人脂肪组织重量占体重的15%～18%，女性占20%～25%。一般规定，体重指数｛BMI＝体重(kg)/[身高(m)]^2｝大于25者，为超重；大于30者，为肥胖症。

4. 脂肪肝

肝脏在脂类代谢中起着特别重要的作用：合成脂蛋白，利于脂质运输；脂肪酸氧化和酮体生成。正常时，肝中含脂量约为4%，主要是磷脂。肝脏如果不能将脂肪及时运出，脂肪就在肝中堆积，形成脂肪肝。肝中堆积的脂肪可影响肝细胞的功能，破坏肝细胞。在肝内合成的磷脂减少，严重影响神经和血管功能，引起记忆衰退和动脉硬化。脂肪肝会逐渐向肝硬化方向发展。

防治脂肪肝的措施为：①找到病因，从而采取相应措施。若长期大量饮酒，应戒酒；若营养过丰，应严格控制食量；若营养不良引起的脂肪肝，应适当增加营养，特别是保证蛋白质和维生素（如胆碱等）的摄入量。②调整饮食结构，如保证蛋白质和维生素的摄入量，低糖、低脂肪的摄入量；不吃或少吃动物性脂肪和甜食（包括含糖饮料），不吃零食；多吃蔬菜和富含纤维的食物以及豆制品等；睡前不进食。③适当增加运动，以增加体内脂肪消耗量。

5. 酮血症

长碳链脂肪酸在肝中经β-氧化过程，产生大量的乙酰辅酶A，乙酰辅酶A除直接参加三羧酸循环进一步被氧化外，还能在肝中缩合为乙酰乙酰辅酶A。肝细胞中有较强活性的酶，可催化乙酰乙酰辅酶A转化为乙酰乙酸。乙酰乙酸又可被还原为β-羟丁酸以及脱羧生成丙酮。乙酰乙酸、β-羟丁酸和丙酮被统称为酮体。酮体可被运到肝外，在其他组织中被氧化分解供能，血中的酮体能被及时清除。但某些病人，由于胰岛素绝对或相对缺乏，胰高血糖素与血中其他抗胰岛素作用的物质——儿茶酚胺、皮质醇、生长激素等水平升高，脂肪分解剧增，结果肝中生成大量的酮体，肝外组织清除酮体的能力又下降，这样就发生酮血症，乃至酸中毒。饥饿可引起饥饿性酮血症，这是由较多的脂肪分解所造成的。

6. 新生儿硬肿症

由于新生儿缺乏使饱和性脂肪酸变成不饱和性脂肪酸的酶，所以其皮下脂肪组织中饱和性脂肪酸的含量较成年人多。饱和性脂肪酸的熔点较高，在温度低时易凝固。新生儿尤其是早产、窒息并感染的新生儿，在体温过低（31～35℃，尤其是在寒冷季节）时，可出现皮下组织变硬，伴水肿，并见哭声低弱、吸奶差、全身冰冷、脉弱、呼吸困难。

第三节　必需脂肪酸

一、脂肪酸的简写法

对脂肪酸，常用简写法表示。简写法的原则是：先写脂肪酸链碳原子数目，再写双键数目，最后写双键在碳链上的位置。例如：软脂酸简写法是16∶0，表明软脂酸含16个碳原子，无双键；油酸简写法是18∶1（9）或$18:1^{\Delta 9}$，表明油酸含18个碳原子，有1个双键，双键位置是（从羧基碳原子数起）在第9位与第10位碳原子之间；花生四烯酸简写法是20∶4（5、8、11、14）或$20:4^{\Delta 5,8,11,14}$，表明花生四烯酸含20个碳原子，有4个双键，双键位置分别在第5～6位、第8～9位、第11～12位、第14～15位碳原子之间。

另外，还有其他简写法。如亚油酸简写法是18∶2n-6或18∶2（ω-6）或18∶2ω6，表明亚油酸含18个碳原子，有2个双键，距甲基最近的双键在第6位与第7位碳原子之间（从甲基端碳原子数起）；又如亚麻酸18∶3n-3或18∶3（ω-3）或18∶3ω3，表明亚麻酸含18个碳原子，有3个双键，距甲基最近的双键在第3位与第4位碳原子之间（从甲基端碳原子数起）。当然，还有其他表示法（表6-6）。

表6-6　食品中常见脂肪酸

名称	分子式	简写方法一	简写方法二	熔点/℃
丁酸(酪酸)	C_3H_7COOH	C4∶0		−7.9
己酸(羊油酸)	$C_5H_{11}COOH$	C6∶0		−3.2

续表

名称	分子式	简写方法一	简写方法二	熔点/℃
辛酸(羊脂酸)	$C_7H_{15}COOH$	C8：0		16.3
癸酸(羊醋酸)	$C_9H_{19}COOH$	C10：0		31
月桂酸	$C_{11}H_{23}COOH$	C12：0		44
豆蔻酸	$C_{13}H_{27}COOH$	C14：0		56
棕榈酸(软脂酸)	$C_{15}H_{31}COOH$	C16：0		63
硬脂酸	$C_{17}H_{35}COOH$	C18：0		70
花生酸	$C_{19}H_{39}COOH$	C20：0		76
棕榈油酸	$C_{15}H_{29}COOH$	Δ9 C16：1	C16：1ω-7	1.5
油酸	$C_{17}H_{33}COOH$	Δ9 C18：1	C18：1ω-9	13.4
芥子酸	$C_{21}H_{41}COOH$	Δ13 C22：1	C22：1ω-9	33～34
亚油酸	$C_{17}H_{31}COOH$	Δ9,12 C18：2	C18：2ω-6	−5
亚麻酸	$C_{17}H_{29}COOH$	Δ9,12,15 C18：3	C18：3ω-3	−14.5
花生四烯酸	$C_{19}H_{31}COOH$	Δ5,8,11,14 C20：4	C20：4ω-6	−49.5
二十碳五烯酸	$C_{19}H_{29}COOH$	Δ5,8,11,14,17 C20：5	C20：5ω-3	
二十二碳六烯酸	$C_{21}H_{31}COOH$	Δ4,7,10,13,16,19 C22：6	C22：6ω-3	

二、必需脂肪酸的概念和种类

（1）必需脂肪酸的概念　在不饱和性脂肪酸中，有几种多不饱和性脂肪酸（poly unsaturated fatty acid，PUFA）为人体生长发育所必需，但人体自身不能合成或合成量很少，必须由食物直接提供，这些 PUFA 就称为必需脂肪酸（essential fatty acid，EFA）。

（2）必需脂肪酸的种类　一般认为，人体必需脂肪酸有三种，即亚油酸（18：2ω6，linoleic acid）、α-亚麻酸（18：3ω3，α-linolenic acid）、花生四烯酸（20：4ω6，arachidonic acid）。亚油酸和 α-亚麻酸在人体内不能合成，须由食物提供。花生四烯酸在体内虽可由亚油酸转化形成，但合成的量有限，也要由食物提供。常用油脂中部分必需脂肪酸含量见表 6-7。

表 6-7　常用油脂中部分必需脂肪酸含量　单位：%

必需脂肪酸	玉米油	大豆油	动、植物混合油脂	鲍鱼油	鸡油	牛羊脂
C18：2ω6	53.29	51.64	11.54～50.36	1.19	18.92	3.00
C18：3ω3	0.84	6.01	0.75～2.89	0.96	0.82	0.5
C20：5ω3	ND	ND	ND	15.52	ND	ND
C22：6ω3	ND	ND	ND	9.68	ND	ND

注：ND 表示未测出。

三、必需脂肪酸的生理作用与缺乏后果

1. EFA 的生理作用

（1）作为磷脂的重要组分　磷脂是生物膜的主要结构成分，因此，EFA 与生物膜的结构和功能直接相关。EFA 可维持正常的视觉功能。

（2）合成前列腺素　前列腺素（prostaglandin）广泛存在于许多组织器官中，具有多种生理功能，如促进血管的扩张与收缩、神经的传导、参与精子的生成、促进排卵与分娩、保护胃肠道细胞以及调节体液与细胞免疫等。

（3）参与胆固醇代谢　胆固醇与亚油酸结合成亚油酸胆固醇酯，并与低密度脂蛋白和

高密度脂蛋白结合，被转运和代谢，如高密度脂蛋白将胆固醇运至肝脏被分解代谢。

(4) 保护组织　必需脂肪酸对皮肤和其他组织有保护作用，其机理可能是新生组织的形成和受损组织的修复都需要亚油酸。

另外，多不饱和性脂肪酸（如二十碳五烯酸、二十二碳六烯酸等）还能在一定程度上抑制体脂的合成。然而，多不饱和性脂肪酸易产生过氧化物。如果摄入较多的多不饱和性脂肪酸，可补充适量的维生素 E。

2. 人体对 EFA 的需要量及其缺乏后果

人体对必需脂肪酸的需要量一般为 2.2～4.4g/d。

人体缺乏必需脂肪酸后会表现一系列的病理变化，主要表现是：皮肤受损并呈现角质化，毛细血管变得脆弱、水的渗透性增强，生殖机能与免疫功能降低，肝脏中的 ATP 合成减少以及生长停滞等。一般来说，膳食中的脂肪多为植物油，人体不会缺乏必需脂肪酸。

四、共轭亚油酸

1. 共轭亚油酸的概念

共轭亚油酸（conjugated linoleic acid，CLA）是必需脂肪酸亚油酸的异构体，为一类含有共轭双键的十八碳二烯脂肪酸的总称。这些异构体的共同特征是两个双键直接通过一个 C—C 单键连接，没有被亚甲基（$—CH_2—$）隔开。其双键在碳链上有多种位置排列方式，在每个位置上又有 4 种异构体，故共轭亚油酸的种类很多，但最主要的为顺-9-反-11-亚油酸，其次为反-10-顺-12-亚油酸。

2. 共轭亚油酸的生理功能

(1) 抗癌作用　实验发现，CLA 能减少致癌物引起的皮肤癌、胃癌、乳腺癌、结肠癌和胸腺癌；生理浓度的 CLA 可杀死或抑制人类恶性黑素瘤、结肠癌和直肠癌以及胸癌培养的细胞。另外，CLA 还能调节细胞色素 P450 的活性和抑制与致癌有关的如鸟氨酸脱羧酶、蛋白激酶 C 等的活性，同时也能抑制癌细胞中蛋白质和核酸的合成。NRC（1996）认为，共轭亚油酸是抑制动物产生癌症的唯一脂肪酸。

(2) 降低血和肝中胆固醇水平　在含胆固醇的食物中添加（试验组）与不添加 CLA（对照组），将其喂兔和鼠。结果是：与对照组比较，试验组兔和鼠血液中总胆固醇水平均较低，低密度脂蛋白胆固醇与高密度脂蛋白胆固醇的比例降低，未发生动脉硬化。另试验发现，采食添加 3%CLA 的饲料的鼠肝中胆固醇含量下降了 41%，血清低密度胆固醇也显著减少了。CLA 能抑制肠脂酰基辅酶 A 胆固醇酰基转移酶的活性，这种酶可能与胆固醇的吸收有关。

(3) 抑制脂肪沉积　研究表明，在鼠饲料中添加 CLA，能抑制脂肪沉积。这是由于 CLA 抑制了脂肪组织的脂合成和促进脂分解。体外培养试验表明，CLA 能抑制脂肪前体细胞的增生，减少三酰甘油积累，诱导脂肪细胞凋亡。

(4) 免疫调节　大量的试验表明，CLA 通过调控细胞免疫因子、前列腺素的合成以及类月桂酸等途径，促进淋巴细胞的转化、增强淋巴细胞和巨噬细胞的免疫力。在实验动物饲料中添加 CLA，可增加其脾脏和血清中免疫球蛋白 IgG、IgM、IgA 的含量，脾脏细胞的增生加快。

3. 共轭亚油酸的来源

共轭亚油酸广泛存在于动、植物与人体的一些组织中，主要存在于牛、羊乳汁和脂肪组织中，如牛乳含共轭亚油酸 4～17mg/kg，羊肉含共轭亚油酸 12mg/kg。通过碱催化对亚油酸异构化反应，可生产共轭亚油酸。

（1）天然来源 CLA主要存在于牛和羊等的肉和奶中。这是由于在反刍动物瘤胃中溶纤维性丁酸弧菌分泌的亚油酸异构酶能使亚油酸转化成CLA，主要是c-9，t-11异构体CLA。CLA也少量存在于其他动物的组织、血液和体液中。对火鸡屠体热处理，可使亚油酸异构化生成CLA，每克火鸡脂肪中含2.5～11mg CLA。植物源性食品也含有CLA，但其异构体的分布模式显著地不同于动物源性食品，特别是具有生物活性的c-9，t-11异构体在植物源性食品中含量很少，如在每克普通植物油中仅含有0.1～0.7mg CLA，且c-9，t-11异构体含量不到总CLA的一半。海产品中的CLA含量也很少。

（2）人工合成 以亚油酸或富含亚油酸的植物油为底物，通过碱催化的异构化反应，可合成CLA。人工合成的CLA是多种异构体的混合物。最新改进的合成工艺可使CLA较纯，c-9，t-11异构体和t-10，c-12异构体的含量超过50%，非CLA成分低于1%。但目前，人工合成的CLA仍是多种异构体的混合物。分离纯化以期获得单一异构体CLA的技术难题尚未解决。

第四节 脂类营养保健

脂类对人体有许多生理作用（参见本章第一节）。3岁以下的婴幼儿每日对脂类的适宜摄入量为19～45g，4～17岁为40～80g，成年人为31～111g（具体类型的人对脂类的适宜摄入量见表6-3）。常用食物的脂类大致含量如下：大米和面粉1.5%～2.0%，玉米3%～4%，豆腐干6.5%左右，大豆18%左右，鱼肉5%左右，牛奶3.5%～4.0%，鸡肉2.5%左右，猪肉（瘦）达到28%，猪肉（肥）达到90%，牛肉10%左右。假若1个成年人1天的食物如下：500g大米和（或）面粉，100g豆腐干，50g瘦猪肉，100mL牛奶，1个鸡蛋，那么该成年人1天对脂类的摄入量达38g以上，再加上蔬菜中含脂量以及烹调用油量，每日对脂类的摄入量一般已足够。但是，劳动强度大的人尚需补充些含脂多的食物，如猪肉等。

胆固醇对人体有积极的作用，如胆固醇是固醇类激素合成的原料。但是，人体内高量的胆固醇，可引发心、脑血管系统等许多疾病。一般认为，一个人每天摄入的胆固醇量应少于300mg。胆固醇主要存在于动物源性食物中，如表6-8所示。

表6-8 一些动物源性食物中胆固醇含量 单位：mg/100g

食物	含量	食物	含量	食物	含量	食物	含量	食物	含量	食物	含量	食物	含量	食物	含量
猪肉	80	猪肝	368	猪肾	405	猪肚	159	鸡肉	106	鸭肉	94	鹅肉	74	牛肉	92
牛肝	257	牛乳	13	羊肉	84	羊肝	323	羊肾	354	羊乳	34	兔肉	59	青鱼	90
草鱼	81	鲤鱼	83	鲫鱼	130	甲鱼	77	带鱼	97	鳜鱼	96	黄鳝	117	对虾	193

到目前为止，鸡蛋被认为是营养价值很高的蛋白质类食品。此外，鸡蛋食用方便，价格又不算高。因此，鸡蛋是人们最常用的蛋白质类食品。但是，鸡蛋的蛋黄中富含胆固醇，一个鸡蛋（重量60g）的蛋黄中约含213mg胆固醇。由此可见，从控制胆固醇摄入量的角度，如果一个人每天吃了1个鸡蛋（重量60g），那么就要限制其他动物源性食物的摄入量。

从营养保健角度来说，人不宜吃或少吃富含脂类的动物源性食物，烹调油宜为植物油。植物油富含多不饱和脂肪酸（包括必需脂肪酸）。一般来说，植物油的消化性强于动物脂肪。多不饱和脂肪酸在人体内不仅发挥前面已述的多种生理作用，而且还能抑制脂肪和胆固醇的合成。膳食中多不饱和脂肪酸含量较多，应注意补充维生素E。

（胡忠泽，周 明）

第七章

食物的能量

人体在维持生命和工作活动等过程中需要能量。食物有机营养物质中含有能量，在降解过程中可释放出来，供人体需要。

第一节　概论

一、能量的概念

能量简称能，指物体做功的能力。能量以热能、光能、机械能、电能、化学能等形式表现出来，人体可利用化学能。化学能蕴存于食物有机营养物质的化学键中，断裂时便释放出来，供人体所用。

过去常用热量单位即卡（calorie）、千卡（kilocalorie，kcal）和兆卡（mega calorie，Mcal）来衡量食物能值。将在1个大气压下，1g水由14.5℃升到15.5℃时所需的热量称为1cal。将1g养分在体内完全氧化，或1g食物在体外完全燃烧所放出的热量就称为该养分或食物的卡价（calorie value）。例如，脂肪的卡价为9.5，玉米的卡价为4.5。

因用热量单位衡量食物能值在一些方面不够确切，故国际营养科学协会与国际生理科学协会命名委员会建议用功的单位即焦耳（joule，J）、千焦耳（kilojoule，kJ）和兆焦耳（megajoule，MJ）来衡量食物能值。1J是指用1N力使物体沿着力的方向移动1m时所做的功。

热量单位与功单位的换算关系如下：$10^6 cal = 10^3 kcal = 1Mcal = 4.184 \times 10^6 J = 4.184 \times 10^3 kJ = 4.184MJ$。

二、食物能量及其对人体的功用

食物经燃烧后放出的热量或食物在人体内分解后释放的能量就是食物能量。它主要蕴存于食物中的糖、脂和蛋白质三大营养物质中，其化学键断裂时便释放出来。食物能量源于太阳能（图7-1），人体对食物能量的利用概况如图7-2所示。能量的转化如图7-3所示。

食物能量供人体维持各种生理活动需要，即一方面维持人体基础代谢、体温和随意活动等之需；另一方面还供生长、工作、（女性）妊娠和泌乳等需要。

食物能量还有信号作用。食物在消化和代谢期间产生热，该热量可作为一种信号，人体据此可调节进食量。下丘脑前部存在着热感受器，皮肤表面也有热感受器，它们易感于体热变化。实例：大多数人在寒季食量增加；在热环境下，其食量减少。这就是热能量稳恒调节的作用。

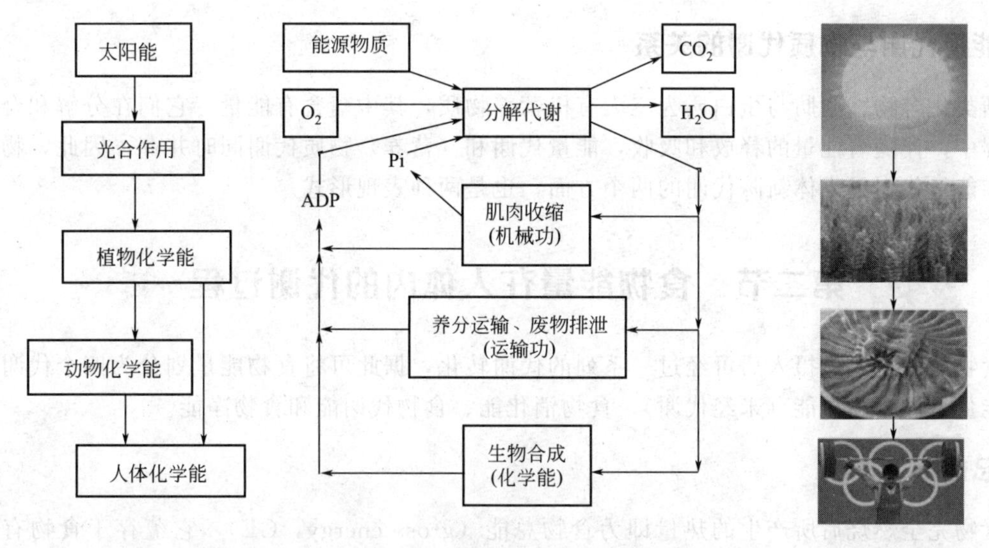

图 7-1　生物界中能量流动　　图 7-2　人体对食物能量的利用　　图 7-3　能量的转化

三、肌肉收缩的能源与合理运动的生理学基础

肌肉收缩的能源如图 7-4 所示。乳酸的肌-肝循环如图 7-5 所示。

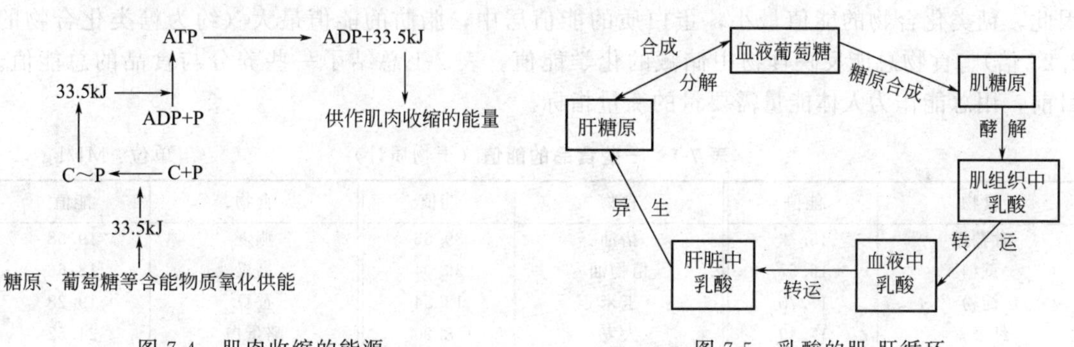

图 7-4　肌肉收缩的能源　　图 7-5　乳酸的肌-肝循环

运动员深有体会，肌肉剧烈活动时易疲劳，其原因分析如下。

① 肌肉活动的能源物质是糖原。糖原释能过程如下：

当氧充足时，丙酮酸→乙酰辅酶 A 为主要途径。

当氧不足时，丙酮酸→乳酸为主要途径。

糖原→磷酸葡萄糖→3-P-甘油醛→丙酮酸
- →乙酰辅酶 A → CO_2 + H_2O + 能量
- →乳酸 → 肝 → 肝糖原

② 肌肉剧烈活动时，氧气供不应求，于是氧气不足，丙酮酸→乙酰辅酶 A，渐变为次要途径；内酮酸→乳酸，为主要途径，从而乳酸在肌肉中大量积聚。

③ 另外，肌肉剧烈活动压迫血管，阻止氧气的输入和乳酸转运入肝脏合成肝糖原，阻碍了肌肉中乳酸的消除。因此，肌肉中乳酸就更大量地积聚。

乳酸为酸性物质，大量的乳酸使肌肉有酸感，此时就称为肌肉疲劳。

空腹时，人的血中乳酸正常含量为 40～160mg/L（酶学法）或 50～200mg/L（Bur-Ker-Summerson 法）。

四、能量代谢与物质代谢的关系

糖类化合物、脂肪与蛋白质为三大有机营养物质，其中蕴含有能量，它们在分解和合成等过程中，伴随着能量的释放和吸收，能量代谢和（营养）物质代谢同时并存。因此，物质代谢和能量代谢是人体新陈代谢的两个方面，也是两种表现形式。

第二节　食物能量在人体内的代谢过程

食物能量被人体摄入后可经过一系列的代谢转化，据此可将食物能量划分为四个代谢阶段的能量，即食物总能（未经代谢）、食物消化能、食物代谢能和食物净能。

一、总能

食物完全燃烧后所产生的热量即为食物总能（gross energy，GE），它蕴存于食物有机物质中。食物的总能值取决于食物中糖类化合物、脂肪和蛋白质的含量。这三大有机养分平均含能量为：糖类化合物 17.5MJ/kg，蛋白质 23.6MJ/kg，脂肪 39.5MJ/kg。有机物质氧化释放能量主要取决于碳和氢同外来氧的结合，分子中碳、氢含量愈多，能量就愈多。脂肪平均含碳 77%、氢 12%，蛋白质平均含碳 52%、氢 7%，糖类化合物含碳 44%、氢 6%。因此，糖类化合物的能值最小，蛋白质的能值居中，脂肪的能值最大（约为糖类化合物的 2.25 倍）。食物总能反映食物中储藏的化学能值。表 7-1 总结了一些养分与食品的总能值。目前，用总能作为人体能量需要量的衡量指标。

表 7-1　一些食品的能值（干物质计）　　单位：MJ/kg

食物	能值	食物	能值	食物	能值
葡萄糖	15.73	猪油	39.66	燕麦	19.58
蔗糖	16.57	植物油	39.04	高粱	18.66
淀粉	17.70	玉米	18.54	蚕豆	19.28
纤维素	17.49	大麦	18.25	酪蛋白	24.52

动物的基础代谢试验结果揭示：基础代谢产生的热量与体表面积成正比。这就是营养学上著名的“体表定律”的基本内涵。但是，在实际应用中，测量体表面积很困难。于是，经过一系列的研究，找到了人体表面积与身高、体重的关系式：

$$人体表面积(m^2)=0.0061\times 身高(cm)+0.0128\times 体重(kg)-0.1529$$

表 7-2 和表 7-3 列述了不同人群对能量的需要量。表 7-4 总结了大学生从事不同类型活动时消耗的能量。

表 7-2　婴幼儿与少儿每日对能量的需要量

年(月)龄	能量需要量/(MJ/d)		年(月)龄	能量需要量/(MJ/d)	
	男	女		男	女
1月龄以下	1.7	1.6	3月龄	3.0	2.7
1月龄	2.2	2.0	4月龄	3.3	3.0
2月龄	2.6	2.3	5月龄	3.6	3.3

续表

年(月)龄	能量需要量/(MJ/d)		年(月)龄	能量需要量/(MJ/d)	
	男	女		男	女
6月龄	3.8	3.5	7岁	7.5	7.1
7月龄	3.9	3.6	8岁	8.0	7.5
8月龄	4.0	3.8	9岁	8.4	7.9
9月龄	4.2	4.0	10岁	8.8	8.4
10月龄	4.4	4.1	11岁	9.2	8.8
11月龄	4.5	4.2	12岁	9.6	9.2
1岁	4.6	4.4	13岁	10.0	9.6
2岁	5.0	4.8	14岁	10.4	9.6
3岁	5.7	5.4	15岁	10.9	9.6
4岁	6.1	5.8	16岁	11.3	10.0
5岁	6.7	6.3	17岁	11.7	10.0
6岁	7.1	6.7			

表 7-3　成年人每日对能量的需要量

年龄	能量需要量/(MJ/d)		育龄妇女	能量需要量/(MJ/d)
	男	女		
18～44岁				
极轻度劳动	10.0	8.8	孕妇(4～6月)	在该孕妇相应劳动强度基础上再增加0.8
轻度劳动	10.9	9.2		
中度劳动	12.6	11.3		
重度劳动	14.2	12.6	孕妇(7～9月)	在该孕妇相应劳动强度基础上再增加0.8
极重度劳动	16.7	—		
45～59岁				
极轻度劳动	9.2	8.0		
轻度劳动	10.0	8.8		
中度劳动	11.3	10.0		
重度劳动	12.6	—		
60～69岁				
极轻度劳动	8.4	7.1	乳母	在该乳母相应劳动强度基础上再增加3.3
轻度劳动	9.2	8.0		
中度劳动	10.5	8.8		
70～79岁				
极轻度劳动	7.5	6.7		
轻度劳动	8.4	7.5		
80岁以上	6.7	5.9		

表 7-4　大学生各种活动所消耗的能量　　单位：kJ/(m² · min)

活动类型	能量耗量	活动类型	能量耗量	活动类型	能量耗量
安静躺卧	2.728	步行	11.309	脱衣	9.079
夜睡	3.071	扫地	11.364	穿衣	9.339
午睡	3.268	广播体操	11.590	整理床铺	9.468
课间休息	3.289	擦地板	11.786	洗衣	9.883
卧床看书	3.364	上自习	3.540	跳集体舞	16.866
看电影	3.372	考试	3.833	打棒球	16.870
看示范教学片	3.381	抄黑板报	4.100	打排球	17.037
上课	3.397	站立听课	4.121	跑步	22.184
开会	3.397	实习	4.192	打篮球	24.204
指挥唱歌	11.067	抹窗户	8.297	踢足球	24.958

注：参考自陈学存. 应用营养学. 北京：人民卫生出版社，1984。

二、消化能

人体摄入食物总能后，一部分未被消化的能量由粪中排出，这部分能量就叫粪能（fecal energy，FE）。粪能损失量主要与食物的可消化性、人体的消化机能有关。粪能中除有未消化的食物能外，尚含消化道微生物、消化道脱落黏膜与消化道分泌物中的能量（可将这部分能量称为消化道代谢粪能）。因此，这使得食物消化能测定值偏低。食物总能减除粪能即为消化能（digestible energy，DE）。由于粪能不仅来源于食物，故这种消化能被称为表观消化能（apparent digestible energy）。食物总能减除粪能，再加上消化道代谢粪能，即为食物真消化能（true digestible energy）。

三、代谢能

在消化能中有一部分是可燃气体（主要是甲烷）能，不能被吸收利用。吸收后的消化能，其中蛋白质部分所含的能量不能在体内完全氧化（如尿素、尿酸等）。这些不能完全被氧化的物质能量从尿中排出，被称为尿能（urinary energy，UE）。尿能损失量较稳定，但也受膳食成分，尤其是膳食中蛋白质含量的影响。尿能主要来源于食物蛋白质代谢的尾产物（尿素、尿酸等），但也有少量的体组织降解的尾产物。这也使得食物代谢能测定值偏低。食物消化能减除可燃气体能和尿能后，就是代谢能（metabolic energy，ME）。由于尿能中还含有内源能（源于体组织降解的尾产物），所以上述代谢能实际上为表观代谢能。

四、热增耗（体增热）

食物在消化吸收和中间代谢以及代谢尾产物排泄过程中产生热增耗或体增热（heat increment，HI）。

（1）概念　空腹的人进食后短时间内，体内产热量多于进食前的产热量的那部分热量就叫 HI。可简单表示为：HI＝进食后产热量－进食前产热量。

（2）来源　①食物消化吸收过程中产热：食物中多糖、蛋白质和脂肪等在消化道被降解为单糖、氨基酸、脂肪酸等小分子养分时，（化学键断裂）产生热量；单糖、氨基酸等养分被吸收时，消耗能量而产生热量。②养分中间代谢产热：被吸收的单糖、氨基酸、脂肪酸等养分在体内合成、分解和转化等过程中伴随着能量的吸收、释放和转换，必然有能量损失而产生热量。③肾脏排泄尾产物产热：养分经代谢后，要产生尾产物，肾脏排泄某些尾产物要消耗能量而产生热量。④组织器官（如肌肉活动、腺体分泌等）活动加强产热：进食、咀嚼和吞咽食物、胃肠运动、消化液和激素分泌活动增强等而产热。

（3）影响因素　①膳食营养组成和平衡程度：膳食中蛋白质水平高，HI 较多，反之较少；膳食营养平衡性好，HI 较少，反之较多。②进食量：进食量与体内产生的 HI 成正比。

（4）HI 的用途　从节能角度看，HI 是无用的。但对人体来说，低温下，HI 有助于维持体温恒定；高温下，HI 又成为人体的额外热负担。

五、净能

食物代谢能减除热增耗后，即是食物净能（net energy，NE）。净能可被用于维持人体健康（maintenance，NEm）和工作活动（production，NEp）。工作净能分增重净能、劳动净能和泌乳净能等。食物代谢能转化为不同形式的净能时，其效率不一样。这是因为代谢成分（能量）转化产品成分（能量）的过程不同，故转化效率不同。

现将食物能量在人体内的转化过程总结于图 7-6。

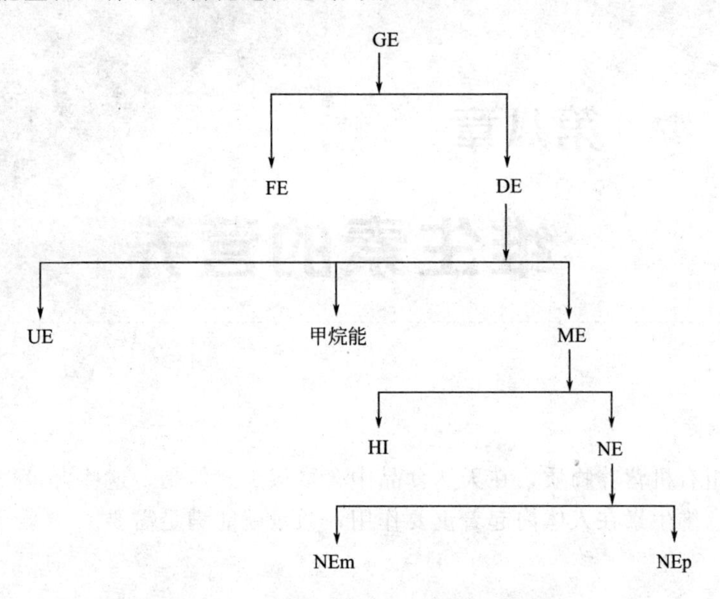

图 7-6 食物能量在人体内的代谢转化过程

（汪海峰）

第八章

维生素的营养

维生素是一组有机营养物质，在天然食品中含量很少。但是，这些含量很少的维生素却对人体是必需的。维生素在人体内起着重要作用，微量就能满足需要。

第一节　维生素概论

一、维生素的分类及其作用方式

根据维生素的溶解性，可将其分为脂溶性维生素（fat soluble vitamins）和水溶性维生素（water soluble vitamins）两类。脂溶性维生素包括维生素 A、维生素 D、维生素 E 和维生素 K 四种。在常规（粗略）成分分析方案中，将其归属为粗脂肪（醚浸出物）类。脂溶性维生素一般能较独立地起作用。人体对脂溶性维生素的需要量一般与体重成正比。水溶性维生素又被分为 B 组维生素和维生素 C。B 组维生素分子中因都含有化学元素氮，故被归属为粗蛋白质类。B 组维生素主要包括维生素 B_1、维生素 B_2、维生素 B_6、烟酸、泛酸、生物素、叶酸、维生素 B_{12}、胆碱等。该组维生素多以辅酶形式参与人体新陈代谢。人体对 B 组维生素的需要量一般与代谢体重（即体重的 0.75 次方）成正比。维生素 C 被归属为糖类化合物，在人体内作用广泛。另外，还有一些有机化合物，具备维生素的一些特性和类似维生素的功能，但不完全符合维生素的定义，可将这样一类有机化合物称为类维生素。

二、维生素的来源与衡量单位

维生素 A 仅来源于动物肝脏、鱼、奶（粉）、蛋黄、畜禽肉等动物源性食品，植物源性食品中的胡萝卜素可在肠壁、肝脏和乳腺中转化为维生素 A。维生素 D_3 来源于动物肝脏、鱼、奶（粉）、蛋黄、畜禽肉等动物源性食品，而维生素 D_2 来源于日晒干制的叶菜类食品。维生素 E 在含脂多的动植物源性原料、绿色多叶蔬菜中含量较多。维生素 K 在植物源性食品、发酵食品中含量较多。人和动、植物体均不能合成维生素 B_{12}，自然界中仅微生物能合成维生素 B_{12}。其他 B 族维生素在青绿多叶蔬菜、发酵食品中含量较多。瓜、果、青绿多叶蔬菜类富含维生素 C。

衡量维生素的单位有两类，即国际单位（IU）和质量单位（通常为 mg 或 μg）。维生素 A、维生素 D 的衡量单位为 IU，1IU 维生素 A 相当于 0.3μg 视黄醇（维生素 A_1），1IU 维生素 D 相当于 0.025μg 维生素 D_3。衡量维生素 E 的单位既可为 IU，又能是 mg，1IU 维生素 E 相当于 1mg 维生素 E。其余维生素的衡量单位均为 mg 或 μg。

三、人体的维生素缺乏与过量后果

人体缺乏维生素的原因主要有以下几种：①膳食中维生素含量不足。②维生素在消化道内吸收障碍，如消化道疾病、肠寄生虫病影响人体对维生素的吸收。③某些因素如膳食中不饱和性脂肪酸过多和含维生素酶（如硫胺素酶、生物素酶）等，造成维生素的分解破坏量增加。④人体在某些生理状态（如妊娠、哺乳、快长等）下，对维生素的需要量增多。

膳食中维生素不足或缺乏（可通过检测食物获知），人体对维生素的获取量不足，组织发生减饱和作用（可通过检测血液、组织获知），导致生化损伤（可通过检测特异酶活、底物、产物获知），以至临床损伤和解剖损伤（可通过临床诊断和解剖获知），严重者最终死亡。

天然食品所含的维生素量即使大大超过人体的营养需要量，也不会引起中毒。但人体摄入过量的维生素合成品会引起中毒，严重过量可致死。例如，成人连续几个月每天摄取 50000IU 以上的维生素 A 会引起中毒；幼儿如果在一天内摄取超过 18500IU 维生素 A，则会引起中毒。维生素 A 中毒的主要表现：骨质脱钙、骨脆性增加、生长受阻、长骨变粗及骨关节疼痛；皮疹、脱皮、脱发、指甲易脆；头痛、呕吐、坐立不安；食欲降低等。维生素 D 中毒的主要表现：血清钙增高，钙在肾、心血管、肺、脑等组织沉着，严重者肾、脑等脏器大片钙化。人长期服用大剂量的维生素 E 可引起各种疾病，其中较严重的有：血栓性静脉炎或肺栓塞，或两者同时发生；男女两性均可出现乳房肥大；头痛、头晕、眩晕、视力模糊、肌肉衰弱；皮肤豁裂、唇炎、口角炎、荨麻疹；血中胆固醇和甘油三酯水平升高。

第二节　脂溶性维生素

一、维生素 A

1913～1914 年，美国生物化学家 E. V. McCollum 和 M. Davis 从蛋黄和奶油中提取了一种脂溶性生长因子，将其命名为维生素 A（vitamin A，VA）。

1. 理化性质

天然存在的维生素 A 有两种类型：维生素 A_1（视黄醇，retinol）与维生素 A_2（3-脱氢视黄醇，3-dehydroretinol）。

维生素 A_2 的活性仅为维生素 A_1 的 40%，通常所指的维生素 A 是维生素 A_1。维生素 A 为脂溶性，淡黄色结晶，易被氧化，高温下特别明显，紫外线可加速其破坏。

2. 来源

维生素 A_1 主要存在于海产鱼的肝脏中，维生素 A_2 主要存在于淡水鱼中。

维生素 A 仅存在于动物源性食品中；植物源性食品不含有维生素 A，而含有维生素 A 原（provitamin A），即胡萝卜素（carotene）。自然界中有 600 多种胡萝卜素，但仅不足 10%的胡萝卜素具有维生素 A 原的活性。胡萝卜素包括 α-胡萝卜素、β-胡萝卜素、γ-胡萝卜素等。其中，β-胡萝卜素是活性最强的维生素 A 原，所占的比例也最高，达 90%左右。

β-胡萝卜素具有顺式、反式两种结构。反式结构的β-胡萝卜素生物学活性强，而顺式结构的β-胡萝卜素生物学活性很弱。叶菜类等食品在干制过程中，其中多数反式结构的β-胡萝卜素转化为顺式结构的β-胡萝卜素，因而β-胡萝卜素的活性大大下降。若β-胡萝卜素分子能在中间的双键处断裂，则可形成两分子的维生素 A。事实上，最大的转化率为 50%左右。胡萝卜素能在小肠黏膜、肝脏、乳腺内经酶的催化作用，转化为维生素 A。在人体内，1mg β-胡萝卜素可转化为 556IU（167μg）的维生素 A。

维生素 A 在动物的肝脏内含量很高，以 mg/kg 计，比目鱼肝 6000，鳕鱼肝 3000，鸡肝 270，马肝 180，绵羊肝 180，鼠肝、牛肝 45，猪肝 30；鱼肝油与蛋黄也富含维生素 A。一些动物源性食品中维生素 A 含量见表 8-1。胡萝卜素主要存在于幼嫩、多叶的青绿蔬菜和胡萝卜中。但随着植物的老熟，其含量逐渐减少。果皮、南瓜、黄玉米等也含有较多的胡萝卜素。胡萝卜素在光、热条件下极易被氧化。叶菜在晒制过程中，胡萝卜素损失量达 80%以上；在干燥塔中人工快速干制食品，可减少胡萝卜素的损失量。一些植物源性食品中胡萝卜素含量见表 8-2。

表 8-1　一些动物源性食品中维生素 A 含量　　单位：mg/kg

食品	维生素 A(视黄醇)	食品	维生素 A(视黄醇)
猪肉(瘦)	0.44	奶粉	3.03
猪肾	0.41	奶油	10.42
鸡肉	2.26	黄鱼	0.10
鸡心脏	9.10	鳟鱼	2.06
鸡蛋	3.10	江虾	1.02
蛋黄粉	7.76	河蟹	3.89
牛奶	0.24	蚌肉	2.83

表 8-2　一些植物源性食品中胡萝卜素含量　　单位：mg/kg

食品	胡萝卜素	维生素 A 当量	食品	胡萝卜素	维生素 A 当量
胡萝卜	40.10	6.68	芒果	80.50	13.42
小白菜	16.80	2.80	枇杷	7.00	1.17
苋菜	21.10	3.52	杏	4.50	0.75
菠菜	29.20	4.87	橘	16.60	2.77
生菜	17.90	2.98	小米	1.00	0.17
油菜	6.20	1.03	玉米面	0.40	0.07
西兰花	72.10	12.02	大豆	2.20	0.37
柑	8.90	1.48	红心红薯	7.50	1.25

3. 吸收与代谢

维生素 A 的吸收方式为主动吸收，吸收速率比类胡萝卜素大 7～30 倍。食物中的维生素 A 多为酯式，被肠腔中胰液或绒毛刷状缘中的视黄酯水解酶分解为游离的视黄醇，进入小肠壁，再经肠壁细胞微粒体中的酯酶作用而被酯化，合成为维生素 A 酯。一般来说，维生素 A 被摄取 3～5h 后，其吸收量达到高峰。维生素 A 与乳糜微粒结合，由淋巴系统被输送到肝，肝细胞摄取和储存维生素 A。维生素 A 储存于肝脏的肝巨噬细胞（Kupffer′s cell）中，储存形式是长链脂肪酸酯，主要是软脂酸视黄醇酯。当靶组织需要维生素 A 时，肝内储存的维生素 A 酯被酯酶水解为醇式，与视黄醇结合蛋白（retionl binding protein，RBP）结合，再与前白蛋白（prealbumin，PA）结合，形成维生素 A-RBP-PA 复合体，离开肝脏，被运输到靶组织。见图 8-1。

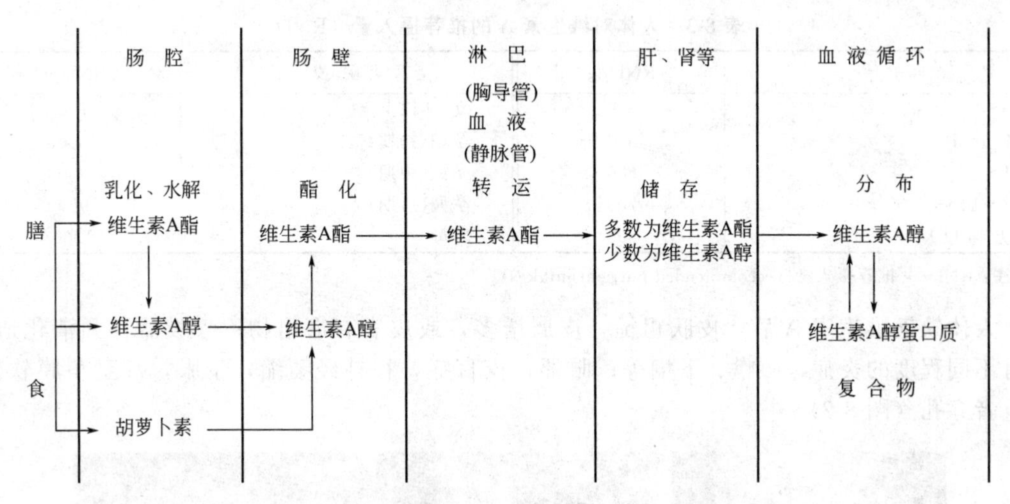

图 8-1 维生素 A 在体内吸收、储存和转运

4. 生理功能

（1）*维持正常视觉功能，尤其是暗适应机能* 眼的光感受器主要由视网膜中的杆状细胞和锥状细胞构成。这两种细胞都含有感光色素，即感受弱光的视紫红质和感受强光的视紫蓝质。维生素 A 是视紫红质合成的原料，而视紫质为人眼感受弱光所必需。人体缺乏维生素 A 后，暗适应能力下降，出现夜盲症。

（2）*维持上皮组织细胞的结构与健康* 维生素 A 参与黏多糖与糖蛋白的合成，而黏多糖是上皮组织的结构成分。当维生素 A 不足或缺乏时，黏多糖合成障碍，上皮组织细胞的结构受损。

（3）*维持骨骼正常生长发育* 维生素 A 能促进蛋白质的生物合成和骨细胞的分化。当维生素 A 缺乏时，成骨细胞与破骨细胞之间的平衡被破坏，例如成骨细胞活性增强而使骨质过度增殖，这样可导致骨骼畸形。

（4）*促进生长与生殖* 维生素 A 有助于细胞增殖与生长。儿童缺乏维生素 A 时，生长停滞，其主要原因可能是食欲降低和蛋白利用率下降。维生素 A 缺乏时，男性睾丸精母细胞生成障碍；女性生殖道上皮周期性变化异常，胚胎发育受阻。维生素 A 缺乏还对固醇类激素的合成有不良影响。

（5）*抑制肿瘤生长* 近年来，发现视黄酸（维生素 A 衍生物）具有延缓或阻止癌变，阻止某些化学物质的致癌作用。特别是对于上皮组织肿瘤，在临床上，常将维生素 A 或视黄酸作为治疗肿瘤尤其是上皮组织肿瘤的辅助药物。

β-胡萝卜素具有抗氧化作用。β-胡萝卜素是一种有效的捕获活性氧的抗氧化剂，对于防止脂质过氧化、预防心血管疾病、肿瘤以及延缓衰老等均有重要作用。β-胡萝卜素可调控靶组织的核酸合成。β-胡萝卜素还能刺激子宫内膜分泌一种糖蛋白，后者可调控基因的时序表达。

5. 缺乏与过量后果

人体对维生素 A（视黄醇）的推荐摄入量如表 8-3 所示。

人体缺乏维生素 A 的特征性症状主要是视觉机能障碍（如夜盲症）和黏膜上皮组织损伤（如各种炎症、眼干燥症等）。在实际生活中，不同的人缺乏维生素 A 的表现形式也不太一样。对维生素 A 缺乏敏感的组织有眼结膜、角膜、消化道、泌尿道、生殖道等。

表 8-3　人体对维生素 A 的推荐摄入量（RNI）

年龄/岁	RNI/μg	年龄/岁	RNI/μg
0～0.5	400	女 14 以上	700
0.5～1	500	孕妇(初期)	800
1～4	600	孕妇(中期)	900
4～13	700	孕妇(后期)	900
男 14 以上	800	乳母	1200

注：RNI——推荐摄入量（recommended nutrient intakes）。

人体缺乏维生素 A 后，皮肤粗糙，皮屑增多，或皮表有渗出物；呼吸器官和消化道黏膜有不同程度的炎症，咳嗽、下痢等；眼涩，夜盲症，视神经萎缩，干眼，甚至角膜软化，严重者穿孔（图 8-2）。

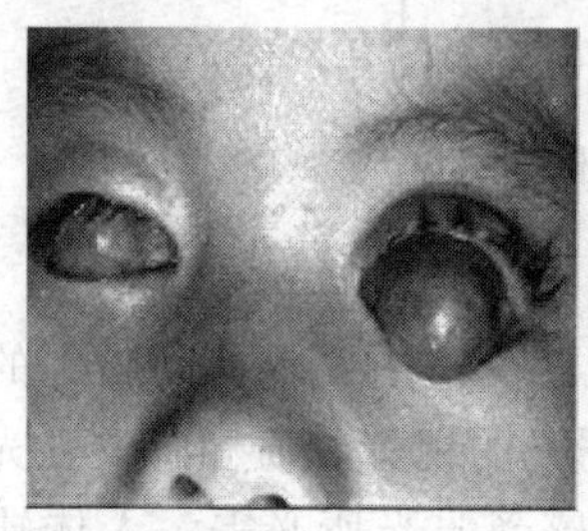
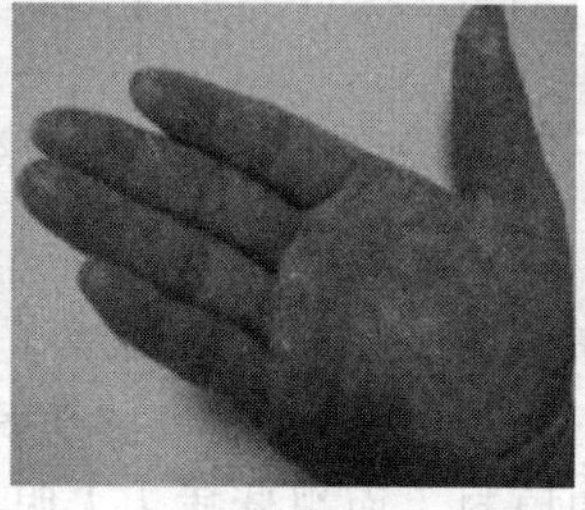

图 8-2　维生素 A 缺乏症

另外，人体摄入过量的维生素 A 又会引起中毒，主要表现为：食欲不振或废绝，生长缓慢，皮肤干燥、出现鳞屑和皮疹，毛发脱落，指甲脆而易碎裂，骨变脆、易骨折，关节疼痛，易出血且凝血时间延长。

6. 维生素 A 营养状况的标识

血清维生素 A 浓度可作为人体维生素 A 营养状况的标识。血清维生素 A 的正常值为 50～200μg/100mL（三氯化锑比色法）。10～19μg/100mL，表示维生素 A 营养状况较差；<10μg/100mL，表示缺乏维生素 A。另有资料报道，血浆维生素 A 的正常范围为1.7～3.4mol/L，<0.7mol/L 为缺乏。血浆类胡萝卜素的正常范围为 3.4～6.8mol/L，<1.0mol/L 为缺乏。

二、维生素 D

1. 理化性质

1930 年，Gottingen 大学的 A. Windaus 教授率先确定了维生素 D（vitamin D）的化学结构。维生素 D 是维持人和高等动物生命所必需的营养素，是一组环的结构相同但侧链不同的物质的总称。根据侧链，可将维生素 D 分为维生素 D_2、维生素 D_3、维生素 D_4、维生素 D_5、维生素 D_6 和维生素 D_7 等，但有营养作用的只有维生素 D_2 和维生素 D_3。

维生素 D 为无色结晶，不溶于水而溶于油脂，在酸、碱、热下较稳定，但脂肪酸败时易被破坏。

2. 来源

维生素 D_2 又名麦角钙化醇（ergocalciferol），由植物中的麦角固醇（ergosterol）经紫外线照射转化而来。晒干的叶菜含有较多的维生素 D_2。维生素 D_3 又名胆钙化醇（cholecalciferol），由皮肤中的 7-脱氢胆固醇（7-dehydrosterol）经紫外线照射转化而来。维生素 D_3 在鱼肝油中含量很多，在动物的肝脏（230～670IU/kg）、蛋黄（500～1700IU/kg）、鱼肉（2000～5000IU/kg）和乳汁（20IU/kg）中含量也较多。

维生素 D_2 与维生素 D_3 对人和哺乳类动物的活性基本相同，但在禽、鸟类中，维生素 D_3 的活性远高于维生素 D_2，维生素 D_3 的活性是维生素 D_2 的 20～40 倍。

3. 吸收与代谢

膳食中供给的维生素 D 大部分在小肠末端被吸收。吸收的维生素 D 通过淋巴毛细血管系统进入肝脏。在肝内，维生素 D_3 经 25-羟化酶作用而生成 25-OH-D_3；再被转运至肾，在 1-羟化酶作用下，25-OH-D_3 被进一步转化为 1,25-$(OH)_2$-D_3；最后进入血流，转运至有关组织，发挥生理作用。血清中 25-OH-D_3 水平是反映人体维生素 D 营养状况的一种较好的指标。正常营养状况下，人血清中 25-OH-D_3 的含量为 26～65ng/L。

4. 生理功能

维生素 D 对钙的吸收、磷的吸收、骨细胞功能及其分化、钙调节激素的分泌和肾的重吸收机能等都起着重要的作用。维生素 D 可直接促进钙和磷在肠道的被吸收以及肾小管对磷等的重吸收，从而提高血中钙、磷水平。维生素 D 能促进肠黏膜中钙结合蛋白（calcium binding protein，CBP）的合成，而 CBP 是钙吸收的载体蛋白。维生素 D 还能促进镁的吸收。进一步地，维生素 D 能促进骨骼的钙化。现已发现，维生素 D 缺乏与心血管病、糖尿病、高血压、恶性肿瘤等疾病的发生率密切相关。

5. 缺乏与过量后果

对成年人，建议每日摄取维生素 D 的量为 5μg。妊娠期和哺乳期的女性对维生素 D 的摄入量应为 10～20μg。婴幼儿和儿童以及老年人对维生素 D 的摄入量也应为 10～20μg。

维生素 D 是人体内钙平衡和骨代谢的主要调节因子。维生素 D 缺乏，引起钙、磷吸收障碍和代谢紊乱，导致骨骼钙化不全。儿童缺乏维生素 D 后出现佝偻病（图 8-3）；成人缺乏维生素 D 后，骨骼矿物质含量减少，易患骨质软化病。人体严重缺乏维生素 D 后，同时出现钙和镁缺乏症状，引发痉挛。孕妇缺乏维生素 D，所产的婴儿可能先天性畸形。

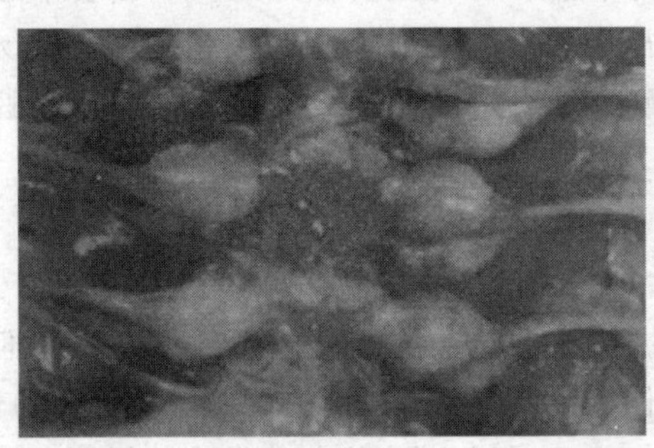

肋骨呈球状膨大

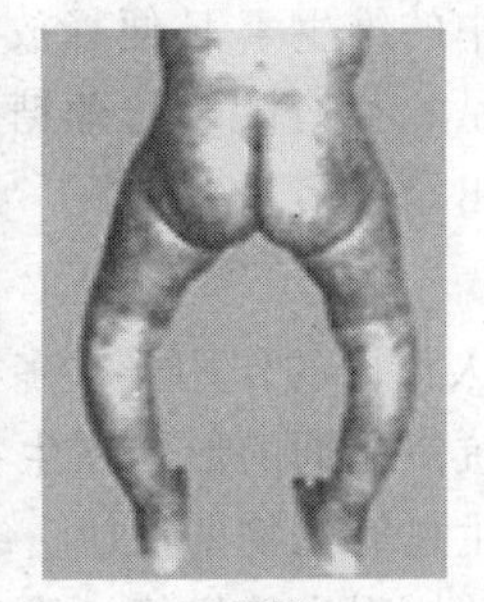

"O"形腿

图 8-3　维生素 D 缺乏症

人体摄入过量的维生素 D，表现为多尿、尿中钙含量高，食欲下降甚至废绝，生长停滞等。摄入过量的维生素 D，引起血钙过高，使多余的钙沉积在心脏、血管、关节、肠壁等部位，导致心力衰竭、关节僵化或肠道疾患，甚至死亡。长时间（2 个月以上）服用高维生素 D_3，其耐受量约为需要量的 5～10 倍；短时间服用高维生素 D_3，其耐受量是需要量的 100 倍左右。一般认为，维生素 D 的代谢产物［如 25-OH-D 和 1,25-$(OH)_2$-D］的毒性比维生素 D 大；维生素 D_3 的毒性又是维生素 D_2 毒性的 10～20 倍。膳食中钙、磷水平较高时，可加重维生素D的毒性；降低膳食中钙、磷水平，可减轻维生素D的毒性。

三、维生素E

维生素E（vitamin E，VE）早在20世纪20年代就被人们发现。1922年，H. M. Evans和他的同事发现一种脂溶性膳食因子对大白鼠的正常生殖是不可缺少的。在1924年，将这种因子命名为维生素E。

1. 理化性质

维生素E又名生育酚，是化学结构相似的一组酚类化合物的总称。已知的维生素E有8种，即α-生育酚、β-生育酚、γ-生育酚、δ-生育酚、ζ_1-生育酚、ζ_2-生育酚、η-生育酚和ε-生育酚，其中以α-生育酚的活性最强，分布最广，最具有代表性。通常所说的维生素E是指α-生育酚。

α-生育酚为黄色油状物，不溶于水，易溶于油脂、丙酮等有机溶剂，热稳定性较好。在无氧环境中能耐200℃高温仍不变性。100℃以下，不受无机酸的影响，但易被氧化，能被酸败的脂肪、紫外线、钙、铁盐等物质破坏。维生素E具有吸收氧的功能，常被用作抗氧化剂，用于保护食品中的胡萝卜素、脂肪等易被氧化的物质。

2. 来源

维生素E由植物产生，人和动物体不能合成维生素E，甚至微生物似乎也不能合成维生素E。谷粒、种子胚和植物油中富含维生素E，绿色多叶蔬菜中维生素E的含量也较多。

3. 吸收与代谢

维生素E在胆酸、胰液和脂肪的存在下，经脂酶的催化作用，在小肠以被动（弥散）的方式被肠上皮细胞吸收。维生素E被吸收后掺入到乳糜微粒（CM）经淋巴系统转运到肝脏。肝中的维生素E分别进入极低密度脂蛋白（vLDL）、低密度脂蛋白（LDL）、高密度脂蛋白（HDL）中，这些脂蛋白随血流运到各组织中，有关组织可从脂蛋白中获取维生素E，维生素E在此处发挥作用。脂肪组织为维生素E的主要储库之一，膳食中维生素E供量不足时，脂肪组织中的维生素E便释放出来，以维持血液中维生素E的正常水平。α-生育酚的主要氧化产物是α-生育醌，与葡糖醛酸结合，可通过胆汁排泄，或在肾脏中被降解为α-生育酸，随尿排出。

4. 生理功能

维生素E在人体内的作用非常多，主要有以下几种。

（1）主要以抗氧化剂的形式在生物系统中起着抗氧化作用，其方式是维生素E抑制含双键的化合物产生过氧化物的反应。维生素E主要通过此方式起着抗老化的作用。

（2）可维持并增强生殖机能。维生素E通过以下方式实现这种机能：①促进前列腺素合成；②促进垂体前叶分泌促性腺激素；③促进精子的生成与活动；④增强卵巢机能和增加卵巢黄体细胞数量。

（3）可提高免疫机能。维生素E实现这种机能的主要方式为：①保护免疫细胞的膜性结构，从而维持其免疫作用；②前列腺素E_2能抑制B、T淋巴细胞的生成，而维生素E抑制前列腺素E_2的生成。

（4）作为辅助因子参与物质代谢。细胞色素还原酶为氧化还原系统的一个组成单位，而维生素E是该酶的辅助因子。

（5）为维持横纹肌、平滑肌与外周血管的构造和功能所必需。维生素E是线粒体膜和微粒体膜的组分；维生素 E 可保护红细胞膜免受不饱和脂肪酸过氧化的损伤。

（6）参与维生素 C、泛酸的合成和含硫氨基酸的代谢。维生素 E 对核酸合成和基因表达也可能有调节作用。

（7）可降低有害元素镉、汞、砷、银等的毒性。

（8）对肉品有保质作用。脂质氧化是肉品变质的主要原因之一。在肉品中加适量的维生素 E，可阻止其中脂质和胆固醇的氧化，延长肉品的货架期。

5. 缺乏与过量后果

人血清维生素 E 的正常含量为 12～48μmol/L，<9.6μmol/L 为缺乏。缺乏维生素 E，会导致体内多不饱和脂肪酸过度氧化，细胞膜和溶酶体膜遭受损伤而释放出各种酶，如 β-葡萄糖醛酸酶、β-半乳糖酶、组织蛋白酶等，导致许多组织变性等退行性病变；红细胞数量减少、心肌异常、贫血、生殖机能障碍、肝脏和肌肉退化变性，引发遗传性疾病和代谢性疾病。人体缺乏维生素 E 后，免疫机能下降，肝细胞变性甚至坏死，视网膜变性。男性表现为睾丸萎缩，精子数量减少。女性不孕，流产，甚至丧失生殖能力。儿童浮肿（水肿），如图 8-4 所示。人体对维生素 E 的适宜摄入量见表 8-4。

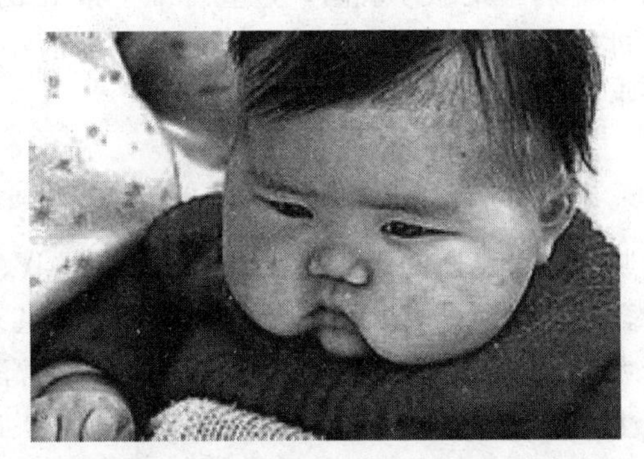

图 8-4 维生素 E 缺乏症（水肿）

表 8-4 人体对维生素 E 的适宜摄入量 单位：mg/d

年龄/岁	适宜摄入量	年龄/岁	适宜摄入量
0～0.5	3	7～14	10
0.5～1	4	14～18	14
1～4	5	孕妇	15
4～7	7	乳母	15

人体缺乏维生素 E 导致的各种疾病，其症状很多与硒的缺乏症相似。

在实际生活中，一些人有时食入或服用过多的维生素 E，其中毒症状在本章第一节已有描述。

四、维生素 K

1929 年，丹麦生物化学家 Henrik Dam 从猪肝中发现并提取一种因子，该因子是防止人发生出血病的最有效因子。1935 年，他将此因子称为维生素 K（vitamin koagulation）。K 是斯堪的那维亚文和德文中 koagulatio（凝固）一词中的第一个字母。

1. 理化性质

维生素 K（vitamin K）为萘醌类衍生物，主要包括维生素 K_1（叶绿醌，phylloquinone）、维生素 K_2（甲基萘醌类，menaquinone）、维生素 K_3（甲萘醌，menadione）3 种。

维生素 K_1 是黄色黏稠的油状液体，维生素 K_2 为黄色晶体。维生素 K_1、维生素 K_2 为天然产物，对热稳定，但易被碱、乙醇和光线破坏；维生素 K_1、维生素 K_2 遇还原剂可被还原为相应的萘酚衍生物，其生理活性不变，并可重被氧化成维生素 K_1、维生素 K_2。天然的维生素 K 对胃肠黏膜的刺激性大。维生素 K_3 是人工合成品。临床上所用的维生素 K_3 是与亚硫酸钠化合的物质，为白色晶体，溶于乙醇，几乎不溶于苯和醚。维生素 K_3 比维生素

K_1、维生素 K_2 稳定。

2. 来源

维生素 K_1 普遍存在于各种植物源性食品中，消化道微生物能合成维生素 K_2。绿色多叶蔬菜、多种籽实、鱼肉中富含维生素 K。例如，每千克甘蓝叶含 30mg 维生素 K_1，每千克苜蓿草含 18～25mg 维生素 K_1，每千克鱼肉（以风干计）含 2.5mg 维生素 K_2。

3. 吸收与代谢

维生素 K 是脂溶性的，其吸收需要胆盐存在。吸收过程中，胆盐与维生素 K 形成胆盐和维生素 K 的微小乳糜，这些含维生素 K 的乳糜被小肠壁吸收，进入肠壁毛细血管，然后通过门静脉进入肝脏。已知有维生素 K 的一些拮抗物，如双香豆素（dicoumarol）、磺胺喹沙啉等。

4. 生理功能

维生素 K 是凝血因子 γ-羧化酶的辅酶，为正常凝血所必需。肝脏中凝血酶原的合成和血浆中凝血酶原的激活以及凝血因子Ⅶ、Ⅸ、Ⅹ的合成均需要维生素 K。人体缺乏维生素 K 后，凝血时间延长，严重者会流血不止，甚至死亡。对女性来说，维生素 K 可减少生理经期大量出血，还可防止内出血与痔疮。经常流鼻血的人，可考虑多从食物中摄取维生素 K。维生素 K 还参与骨骼代谢。原因是维生素 K 参与维生素 K 依赖蛋白质（BGP）的合成，BGP 能调节骨骼中磷酸钙的合成。尤其是老年人，其骨密度和维生素 K 的营养状况成正相关。常摄入含较多量维生素 K 的绿色蔬菜的妇女能有效降低骨折的危险性。

5. 缺乏后果

人体对维生素 K 的需要量如表 8-5 所示。由于人体内维生素 K 的储量少，所以膳食中的维生素 K 不足，人在一周内就可能缺乏维生素 K。但在正常情况下，消化道中的细菌能合成维生素 K，或膳食中的维生素 K 可满足需要，一般不易发生维生素 K 的缺乏症。然而，长期服用抗生素或磺胺类药物时，膳食中的维生素 K 含量又少，就会发生维生素 K 缺乏症。人体缺乏维生素 K 后，血中凝血酶原水平降低，肠、胃、皮下、肌肉出血，且流出的血液很难凝固，皮肤有出血斑点，呼吸次数减少等，重者可死亡。不同类型的人，发生的缺乏症状有一定的差异：新生儿发生出血病，如吐血，肠、脐带与包皮部位出血；成人凝血不正常，如牙龈出血、流鼻血、尿血、胃出血与瘀血等；儿童慢性肠炎。

表 8-5 人体对维生素 K 的适宜摄入量

生理阶段	年龄/岁	需要量/(μg/d)
婴儿	0～1	10～20
儿童	1～11	11～66
青少年	11 以上	50～100
成年人		60～80

但是，摄入过量的维生素 K 会损害肝功能。人服用维生素 K 后，如脸泛红、红疹、肠胃不适、皮肤瘙痒等，应立即停用。

第三节 水溶性维生素

顾名思义，水溶性维生素溶于水，一般可从食品的水溶物中获取。微生物源性食品含有所有的B族维生素；绿色多叶蔬菜含有大多数B族维生素，但几乎不含维生素B_{12}。许多植物如瓜、果类和绿色多叶蔬菜等含有很多或较多的维生素C；多数畜、禽体内能合成维生素C，因此，动物源性食品含有一定量的维生素C。B族维生素主要作为辅酶，参与人体内的各种生化反应。维生素C在人体内的作用很多，主要起着抗氧化、抗应激等作用。

一、维生素B_1

公元600年左右，中国中医学家孙思邈研究使用米糠和麦麸治疗脚气病。1882年，日本海军医生高木兼宽发现，通过改善饮食结构，可预防脚气病的发生。1886年，荷兰医生K. Eijkman发现，用米糠可治疗脚气病。1926年，荷兰化学家B. C. P. Jansen和W. Donath在R. Williams的帮助下，得到了硫胺素的化学结晶。1936年，R. Williams等测定了其化学结构，并于1937年人工合成。R. Williams将其命名为“thiamin”。为了明确其为胺类物质，美国化学会将其改为“thiamine”。

1. 理化性质

维生素B_1（vitamin B_1）分子中含有嘧啶环和噻唑环，因噻唑环含有硫，嘧啶环有氨基取代而得名为硫胺素（thiamine）；由于其具有预防和治疗脚气病的作用，故又被称为抗神经炎素。

维生素B_1常以维生素B_1盐酸盐的形式存在，为白色结晶或结晶性粉末，极易溶于水，微溶于乙醇，不溶于脂肪和其他有机溶剂。在酸性溶液中很稳定，加热至120℃仍不分解，在中性或碱性溶液中易被氧化而失去其生物学活性，紫外线可使维生素B_1分解。维生素B_1具有酵母样气味，味微苦。具有还原性的化学物质，如二氧化硫、亚硫酸盐等在中性与碱性介质中能加速维生素B_1的分解破坏。在人体内，维生素B_1可被维生素B_1激酶催化，在ATP与Mg^{2+}的存在下，转化为焦磷酸维生素B_1（thiamin pyrophosphate，TPP）。

2. 来源

酵母等微生物源性食品中维生素B_1的含量很多，如干酵母中维生素B_1的含量为66.4～110.7mg/kg。各种籽实中维生素B_1的含量较多，尤其是种皮和胚的含量很多。绿色多叶蔬菜含有较多的维生素B_1。瘦肉、肝、肾和蛋类等动物源性食品也是维生素B_1的较好来源。

3. 维生素B_1的代谢

维生素B_1主要在十二指肠和空肠内通过*SLC19A2*基因编码的高亲和力维生素B_1载体（THTR-1）和*SLC19A3*基因编码的低亲和力维生素B_1载体（THTR-2）分别进行饱和机制主动运输和不饱和机制被动运输方式被人体吸收。摄入后的维生素B_1在肝脏经ATP作用被磷酸化，转变为维生素B_1-磷酸（TMP）、焦磷酸维生素B_1（TPP）、维生素B_1三磷酸（TTP）三种形式，其中80%为TPP。过量摄入可使血液中维生素B_1水平上升，但在体内储存量少，多余的以2-甲基-4-氨基-5-嘧啶羧酸、2-甲基-4-氨基-羟甲基嘧啶、4-甲基-噻唑-5-醋酸（噻唑醋酸）等25～30种代谢产物从尿中迅速排出。

一些水生动物如鲤鱼、鲋鱼、泥鳅、虾、蟹等的组织中，特别是其内脏中含有较多的硫胺素酶，可分解硫胺素，因此，有吃生鱼习惯的人易出现硫胺素缺乏症。一些细菌如解硫胺素芽孢杆菌（*Bacillus thiaminolyticus*）也能分解硫胺素。

4. 生理功能

维生素B_1的重要功能是以辅酶的方式参与能量和三大产能营养物质（糖、脂和蛋白质）的代谢。此外，维生素 B_1 在神经组织中具有一种特殊的非辅酶功能，并且维持正常食欲、胃肠蠕动和消化液分泌以及心脏功能。

（1）*构成辅酶*　维生素 B_1 在人体内以 TPP 的形式参与糖类化合物的代谢过程。TPP 是丙酮酸脱氢酶、α-酮戊二酸脱氢酶等的辅酶，因而在糖类代谢、三羧酸循环等代谢过程中发挥重要的作用。若体内维生素 B_1 不足，则丙酮酸不能脱羧和氧化，从而导致组织中丙酮酸和乳酸积聚，产生中毒现象。此外，它还能降低核酸和脂肪酸的合成代谢以及影响氨基酸的转氨基作用。

（2）*抑制胆碱酯酶的活性，促进胃肠蠕动*　维生素 B_1 可抑制胆碱酯酶对乙酰胆碱的水解作用。乙酰胆碱是副交感神经的递质，具有促进胃、肠蠕动作用。维生素 B_1 缺乏后，胆碱酯酶活性增强，乙酰胆碱水解加速，因而胃、肠蠕动缓慢，消化液分泌减少，食欲减退。

（3）*对神经组织的作用*　维生素 B_1 具有抗氧化应激的能力，对神经退行性疾病具有预防作用。这可能是因为维生素 B_1 对侧脑室旁室管膜下区的神经发生有促进和保护作用。也有研究表明，维生素 B_1 可能与神经细胞膜上的钠离子通道有关。当维生素 B_1 缺乏时渗透梯度无法维持，引起电解质和水转移，降低磷酸戊糖途径中转酮酶的活性而影响神经系统的能量代谢。此外，维生素 B_1 与脑内重要的神经递质——乙酰胆碱的合成和释放有关。

5. 维生素 B_1 的用法用量

（1）*通过膳食的维生素 B_1 推荐摄入量（mg/d）*　如表 8-6 所示。

表 8-6　人体对维生素 B_1 的需要量

生理阶段	推荐摄入量/(mg/d)	生理阶段	推荐摄入量/(mg/d)
0.5 岁以下	0.2	成人(男性)	1.4
0.5～1 岁	0.3～0.6	成人(女性)	1.0
1～4 岁	0.7	孕妇	1.4
4～6 岁	0.9	乳母	1.5

（2）*治疗维生素 B_1 缺乏症的用量*　成人：1 次 5～10mg，1 日 3 次；儿童：1 日 10～50mg，分 3～5 次服。

在以下情况时，建议适当增加维生素 B_1 的用量：

① 抽烟、喝酒、常摄取糖的人要增加维生素 B_1 的摄取量。

② 妊娠、哺乳期或是服用避孕药的女性需要大量的维生素 B_1。

③ 甲状腺功能亢进，烧伤，长期慢性感染，重体力劳动，吸收不良综合征伴肝胆疾病，小肠系统疾病与胃切除后需进行维生素 B_1 的补充。

④ 处于紧张状态的人如生病、焦虑、精神打击、手术后等，不仅需要维生素 B_1，而且需要所有的 B 族维生素，也就是说应该加服复合维生素 B 制剂。

使用维生素 B_1 时的注意事项：

① 不宜饭前服。饭后服用维生素 B_1 有利于其吸收。这是因为维生素 B_1 是水溶性的，空腹服用后会被快速吸收入血液，在人体用之前已被肾脏排出体外，使药物不能充分发挥作用。

② 不宜与碱性药物合用。维生素 B_1 在碱性环境中不稳定，会很快分解，药力降低或失效。

③ 不宜与阿司匹林合用。阿司匹林在胃中水解为水杨酸。维生素 B_1 可使胃液 pH 值降低，使阿司匹林对胃黏膜的刺激加剧。

④ 不宜与药用炭合用。维生素 B_1 可被药用炭吸附而降低药效。若须合用，可先口服维生素 B_1，2～3h 后再服药用炭。

⑤ 口服维生素 B_1 时不宜饮酒。酒精可损伤胃肠道黏膜，妨碍肠黏膜运转机能，减少维生素 B_1 的吸收利用。

6. 缺乏与过量的后果

维生素 B_1 缺乏常因为摄入量不足、需要量增多和吸收利用过程障碍。肝损害、长期饮酒也可引起。长期透析的肾病患者、胃肠外营养的病人以及长期慢性发热病人都可发生维生素 B_1 缺乏。正常情况时，尿中硫胺素含量为 100～500μg/g 肌酐。＜50μg/g 肌酐为缺乏。

维生素 B_1 缺乏的初期症状为：疲乏、食欲差、恶心、忧郁、急躁、沮丧、淡漠、腿麻木和心电图异常等。一般有以下几类（图 8-5）。

（1）干性脚气病　初期主要表现为烦躁不安、易激动、头痛。而后以多发性神经炎症状为主，如下肢倦怠、无力、感觉异常（针刺样、烧灼样疼痛）、肌肉无力、肌肉酸痛（腓肠肌为主）、肢端麻木。同时，可能还有食欲不振、恶心、呕吐、腹痛、腹泻或者便秘、腹胀。

（2）湿性脚气病　以水肿和心脏症状为主。即缺乏维生素 B_1 后，右心室扩大，出现水肿、心悸、气促、心动过速、心前区疼痛等症状；严重者心力衰竭。

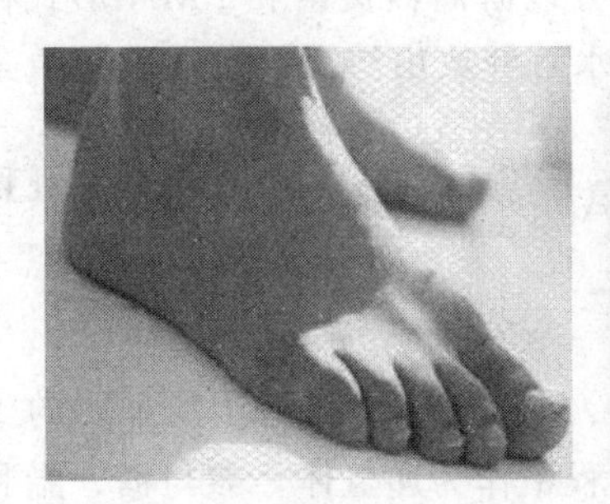
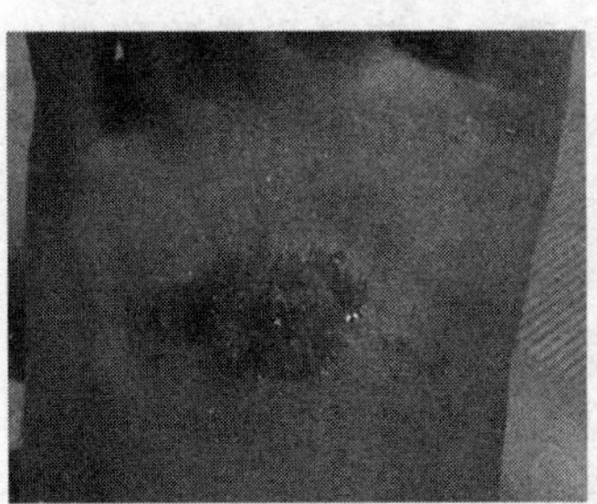
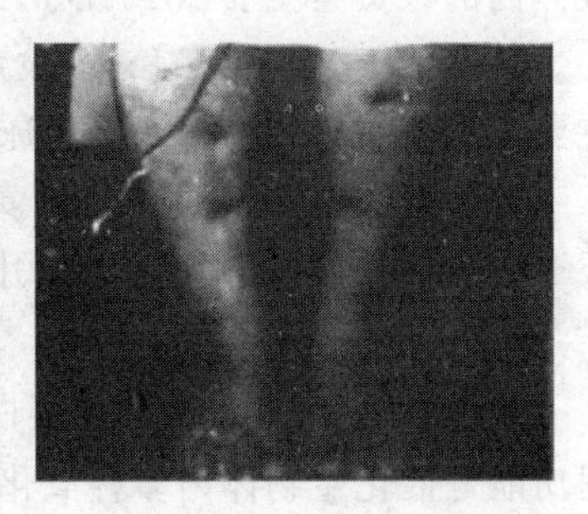

图 8-5　维生素 B_1 缺乏症

（3）婴儿脚气病　多发生于 2～5 月龄的婴儿，且多是维生素 B_1 缺乏的母乳所喂养的婴儿。婴儿发病突然，病情急。初期食欲不振、呕吐、兴奋、心跳快，呼吸急促和困难。严重时身体出现青紫、心脏扩大、心力衰竭和强直性痉挛，上述症状出现后的 1～2 天患儿易突然死亡。

患“脚气病”的婴幼儿脚部略有浮肿，用手指压迫时，即出现一个凹陷，压力解除后，此凹陷不能立即消失。

人每天服用维生素 B_1 超过 5～10g 时，偶尔会出现发抖、疱疹、浮肿、神经质、心跳增快、过敏等。大剂量静脉注射时，可能发生过敏性休克。肠胃外大剂量应用维生素 B_1 产生的过敏性休克，可用肾上腺素治疗。

二、维生素 B_2

1784 年，Shoept 最早发现，牛乳的乳清中存在一种黄绿色的荧光色素。1879 年，Blyth 从乳清中提取橙树脂状物质，将其命名为酪色素。1920 年，Emmett 发现，酵母提取液中抗神经炎因子被热破坏后，仍保留了一种促进生长的因子，这种因子就叫维生素 B_2。1933 年，Kuhn 从酵母、蛋清和乳清中分离得到维生素 B_2。1935 年，人工合成维生素 B_2 获得成功。

1. 理化性质

维生素 B_2（vitamin B_2）因其结构中含有核醇且呈黄色，故名为核黄素（riboflavin）。维生素 B_2 由 1 个二甲基异咯嗪分子与 1 个核醇分子组成。

核黄素呈橘黄色针状结晶，味苦，耐热，微溶于水，极易溶于碱性溶液。核黄素在酸性溶液中很稳定，在碱性溶液中不稳定，对紫外线极为敏感，如牛奶暴露于太阳光下 4h 可损失 70％的核黄素，食品在阳光下曝晒数天损失 50％～70％的核黄素，故储存核黄素时要避光。核黄素的存在形式有三种：游离态核黄素、黄素腺嘌呤二核苷酸（flavin adenine dinucleotide，FAD）和黄素单核苷酸（flavin mononucleotide，FMN）。自然状态下几乎没有游离态的核黄素。

2. 代谢

食品中的维生素 B_2 主要以 FAD 和 FMN 形式与蛋白质形成的复合物而存在，在消化酶作用下水解释放出核黄素，在小肠前端通过主动转运方式被吸收，未被吸收的则被肠道微生物降解。核黄素在小肠黏膜、肝等组织细胞内，经核黄素激酶作用被磷酸化，生成 FMN。FMN 在核黄素腺嘌呤二核苷酸合成酶的催化下与三磷酸腺苷（ATP）作用生成 FAD。FAD 和 FMN 以辅基的形式与特定的酶蛋白结合形成多种黄素蛋白酶，从而发挥辅酶作用。人体内的核黄素主要以 FAD 形式存在于组织细胞中，少部分以游离核黄素和 FMN 形式存在。游离的 FAD 和 FMN 可被焦磷酸核苷酶和磷酸酶催化水解释放出游离核黄酸。核黄素主要以游离形式或代谢产物经尿排出。

核黄素类似物如 D-半乳糖黄素、D-阿拉伯糖黄素、二氢核黄素、异核黄素和二乙基核黄素等是核黄素的拮抗物，可引起核黄素缺乏症。

3. 生理功能

维生素 B_2 作为多种黄素蛋白酶如琥珀酸脱氢酶、黄嘌呤氧化酶等的辅基，其主要的生理功能是催化生物体内多种氧化还原反应，并在生物氧化过程中作为递氢体，参与糖、脂和蛋白质的代谢过程。

（1）*参与体内生物氧化与能量生成*　核黄素辅基异咯嗪的 1 位和 5 位 N 原子上具有两个活泼的双键，使得核黄素具有可逆的氧化还原特性，且 FAD 作为谷胱甘肽还原酶的辅酶，参与体内抗氧化防御系统。核黄素除了主要以辅酶形式参与体内多种物质的氧化还原反应外，还是线粒体呼吸链的重要成员，在细胞代谢呼吸链中发挥重要作用，参与能量生成。

（2）*促生长作用*　核黄素辅酶参与糖类化合物、脂肪和蛋白质的代谢，是人体正常生长发育的必需营养因子。

（3）*维护组织黏膜与皮肤的完整性*　核黄素可保护毛囊与皮脂腺的机能。核黄素能减轻疾病引起的口腔黏膜炎、肠黏膜炎、鼻腔黏膜炎的症状。核黄素缺乏，可影响皮肤及黏膜上皮细胞的生长和更新，从而导致皮肤、黏膜发生病变。核黄素参与叶酸转化，而叶酸是合成脱氧核糖核酸所必需的，因此，核黄素通过叶酸间接地对细胞增殖起重要作用。

（4）核黄素参与体内铁的吸收、储存和动员。

（5）核黄素衍生物在毒素、药物、致癌物质以及类固醇类激素的代谢和排出过程中发挥重要的作用。

4. 来源与需要量

微生物源性食品、绿色多叶蔬菜以及动物源性食品如脱脂乳、乳清、肝脏等含有很多或较多的核黄素。例如，酵母含有维生素 B_2 24～84mg/kg，叶菜含 18～22mg/kg，但在谷实（0.5～2mg/kg）和块根、块茎、瓜类食品（0.2～0.6mg/kg）中维生素 B_2 的含量较少或很少。

人体对维生素 B_2 的适宜摄入量参见表 8-7。另建议，成人每日维生素 B_2 摄取量是 1.7mg。女性妊娠期间，每日维生素 B_2 摄取量是 1.6mg；哺乳期间，头 6 个月每日摄取量是 1.8mg；之后的 6 个月每日摄取量是 1.7mg；服用避孕药的女性应适当增加维生素 B_2 的摄入量。

表 8-7　人体对维生素 B_2 的适宜摄入量

生理阶段	推荐摄入量/(mg/d)	生理阶段	推荐摄入量/(mg/d)
6 月龄以下	0.4	14～18 岁(男)	1.5
0.5～1 岁	0.5	14～18 岁(女)	1.2
1～4 岁	0.6	18 岁以上(男)	1.4
4～7 岁	0.7	18 岁以上(女)	1.2
7～11 岁	1.0	孕妇	1.7
11～14 岁	1.2	乳母	1.8

常处于紧张状态的人要适当增加维生素 B_2 的摄取量。

5. 缺乏后果

造成人体缺乏维生素 B_2 的主要原因包括维生素 B_2 摄入量不足和长期服用普吗嗪、丙咪嗪、米帕林、阿霉素等药物。血浆中 FAD 含量在 0.052～0.078μmol/L 为维生素 B_2 营养状况正常，<0.039μmol/L 为缺乏。

人体缺乏维生素 B_2 时，会出现以下症状。

（1）口部　嘴唇发红、口角呈乳白色、有裂纹甚至糜烂、口腔炎、口唇炎、口角炎、口腔黏膜溃疡、舌炎、肿胀、疼痛等（图 8-6）。

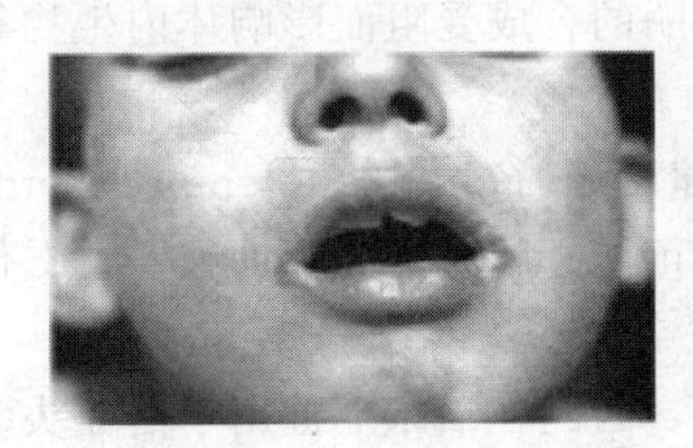
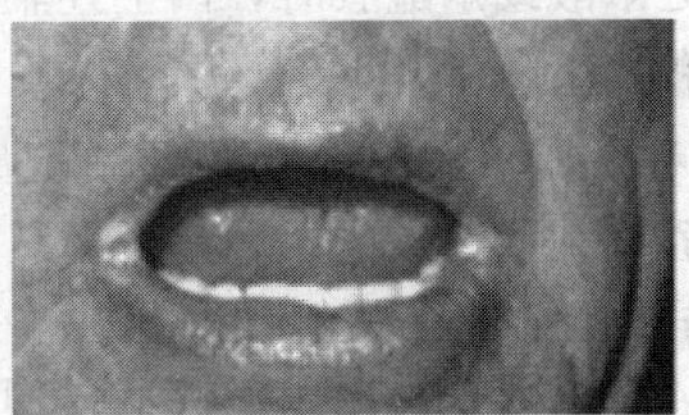

图 8-6　维生素 B_2 缺乏症

（2）眼部　睑缘炎、怕光、易流泪、易有倦怠感、视物模糊、结膜充血、角膜毛细血管增生、结膜炎等。

（3）皮肤　丘疹或湿疹性阴囊炎（女性阴唇炎），鼻唇沟、眉间、眼睑和耳后脂溢性皮炎。

（4）阴囊炎　最常见，分红斑型、丘疹型和湿疹型，尤以红斑型多见，表现为阴囊对称性红斑，境界清楚，上覆有灰褐色鳞屑；丘疹型多为散在群集或融合的小丘疹；湿疹型为局限性浸润肥厚、苔藓化，可有糜烂渗液、结痂。

缺乏维生素 B_2 对女性生殖器官所造成的伤害则更为严重，最典型的症状如阴道壁干燥、阴道黏膜充血、溃破。

三、烟酸

1867年，德国科学家Huber用硝酸氧化烟碱（nicotine）首次人工合成了烟酸。1912年，Funk从酵母和米糠中分离出了烟酸。1937年，Elvehjem发现，烟酸是糙皮病（pellagra）的防治因子，并与犬的黑舌病（black tongue）属同一病因。

1. 理化性质

烟酸（nicotinic acid，niacin）又被称为尼克酸、维生素PP、维生素B_5。烟酸易转化为烟酰胺（niacinamide），是吡啶-3-羧酸及其衍生物的总称。

烟酸为无色针状晶体，味苦，溶于水和乙醇，不溶于乙醚，性质较稳定，不易被酸、碱、热、氧气和光所破坏，是最稳定的一种维生素。

2. 代谢

食品中的烟酸主要以辅酶形式存在，经消化酶作用释放出烟酰胺，以扩散的方式迅速被胃与小肠前段黏膜细胞吸收。血浆中的烟酰胺能迅速被肝细胞和红细胞摄取，进入细胞的烟酰胺与磷酸核糖焦磷酸反应形成烟酰胺单核苷酸，后者与ATP结合成为烟酰胺-腺嘌呤二核苷酸（NAD），NAD被ATP磷酸化成为烟酰胺-腺嘌呤二核苷酸磷酸（NADP），一部分NAD或NADP与酶蛋白结合，另一部分以游离形式储存。体内过多的烟酸主要以代谢产物经尿排出，也有少量烟酸和烟酰胺直接由尿中排出。此外，烟酸还可随乳汁分泌。

3-乙酰-吡啶是烟酸或烟酰胺的拮抗物。

3. 生理功能

烟酸主要以NAD或NADP的形式参与体内酶系统，在糖类化合物、脂肪和蛋白质等代谢过程中发挥重要的作用。

（1）*参与生物氧化还原反应*　烟酰胺是辅酶Ⅰ（NAD）和辅酶Ⅱ（NADP）的主要成分，NAD和NADP均为体内多种脱氢酶的辅酶，在体内生物氧化过程中起着传递氢的作用。其中NAD辅酶催化分解代谢中的氧化脱氢反应，NADP则主要以还原型在合成反应中供氢。当体内缺乏烟酸或烟酰胺时，因上述辅酶的合成受阻而影响体内生物氧化，从而使物质和能量代谢过程发生障碍。

（2）*葡萄糖耐量因子的组分*　葡萄糖耐量因子（glucose tolerance factor，GTF）是由三价铬、烟酸、谷胱甘肽构成的一种复合体，可能是胰岛素的辅助因子，有促进葡萄糖的利用和促使葡萄糖转化为脂肪的作用。

（3）烟酸具有较强的扩张周围血管的作用，因此，临床上被用于治疗头痛、偏头痛、耳鸣、内耳眩晕症等。

（4）*预防脂肪肝和酮病*　烟酸能降低血中胆固醇、甘油三酯、游离脂肪酸与β-脂蛋白的浓度。烟酸可降低腹脂与肝脂蓄积。烟酸能通过抑制脂肪组织释放游离脂肪酸和提高血糖浓度而降低体内酮体的生成。

（5）NAD和NADP还参与视紫质的合成。

4. 来源与需要量

酵母中烟酸含量很多，为225.6～714.3mg/kg。谷实（玉米除外）、鱼肉、畜肉、禽肉等均含有较多的烟酸。另外，人体可将色氨酸转化为烟酸，可用60mg色氨酸合成1mg烟酸。一些食品中的烟酸含量如表8-8所示。

据推荐，人体通过膳食每日对烟酸的适宜摄入量参见表8-9。

表 8-8　一些食品中烟酸含量

食品	烟酸含量/(mg/kg)	食品	烟酸含量/(mg/kg)
猪肉	35	大白菜	6
猪肝	150	玉米面	23
牛肉	56	马铃薯	11
牛奶	1	绿茶	80
鸡蛋	2		

表 8-9　人体对烟酸的需要量

生理阶段	推荐摄入量/(mg/d)	生理阶段	推荐摄入量/(mg/d)
初生～3岁	5～9	女性青少年与成年人	13～15
4～6岁	12	孕妇	17
7～10岁	13	乳母	20
男性青少年与成年人	15～20		

另外，我国有关部门曾建议，膳食中每千卡能量供给烟酸5mg。世界卫生组织建议膳食中每千卡能量供给烟酸6.6mg。

5. 缺乏后果

正常情况下，尿中*N*-甲基烟酰胺的含量为1.6～4.3mg/g肌酐；<0.5mg/g肌酐为缺乏烟酸。人体缺乏烟酸后，主要有以下症状。

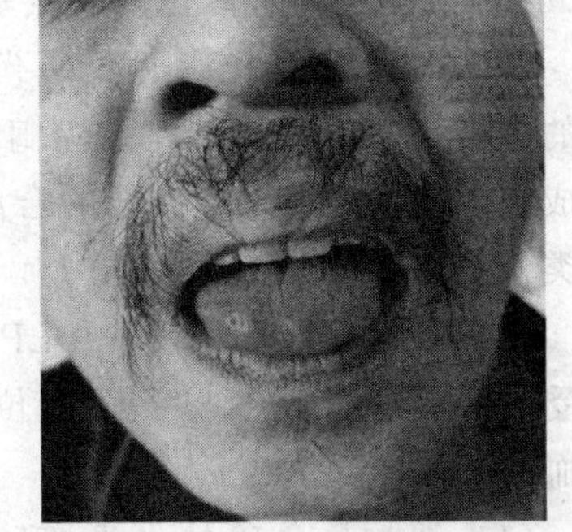

图 8-7　烟酸缺乏症

(1) 皮肤症状（癞皮病）　典型症状常见在肢体暴露部位，如手背、腕、前臂、面部、颈部、足背、踝部等出现对称性皮炎。

(2) 消化系统症状　主要有口角炎、舌炎、腹泻等。早期，舌尖及边缘充血发红，并有蕈状乳头增大（图8-7）。其后，全舌、口腔黏膜、咽部与食管均可呈红肿，上皮脱落，并有浅表溃疡，引起舌痛。

(3) 神经系统症状　轻症患者可有全身乏力、头昏、眼花、烦躁、抑郁、健忘与失眠等。重症则有狂躁、幻听、神志不清、木僵，甚至痴呆。

对烟酸缺乏的临床表现可用4D描述，即：皮炎（dermatitis）、腹泻（diarrhea）、痴呆（dementia）和死亡（death）。

四、维生素 B_6

1926年，人们发现，还有一种维生素的缺乏能引起癞皮病或糙皮病（pellagra）。1934年，György将这种维生素命名为维生素 B_6。1938年，Keresztesy从米糠中分离出维生素 B_6。1939年，Stanton和Kuhn相继人工合成了维生素 B_6。

1. 理化性质

维生素 B_6 又被称为吡哆素，包括吡哆醇（pyridoxine，PN）、吡哆醛（pyridoxal，PL）和吡哆胺（pyridoxamine，PM）三种吡啶衍生物。

维生素 B_6 为无色晶体，易溶于水，在酸性溶液和空气中稳定，在碱性溶液和光的作用下易被分解。

维生素 B_6 在植物中以吡哆醇为主，吡哆醛和吡哆胺在食品中以不同的比例存在，且可相互转化。维生素 B_6 在人体内以吡哆醛和吡哆胺为主，吡哆醇可转化为吡哆醛和吡哆胺，但后两者不能转化为前者。组织内的吡哆醛和吡哆胺以活性较强的磷酸吡哆醛（PLP）和磷酸吡哆胺（PMP）的形式，参与体内的代谢。

2. 代谢

食物中维生素 B_6 以 PLP、PMP、PN 三种形式存在。PLP、PMP 通过非特异性磷酸酶脱磷酸作用被分解为 PL、PM，然后三者被小肠壁吸收。PL、PM 和 PN 三者在血浆中与白蛋白结合而被运输。维生素 B_6 经过血液运输扩散到肌肉中被磷酸化，大部分被磷酸化的维生素 B_6 在肌肉中储存。肝、脑、肾与红细胞等均可摄取维生素 B_6，并将非磷酸化的维生素 B_6 磷酸化。PLP 易与蛋白质结合，是细胞内含量多、活性强的维生素 B_6 形式，广泛分布于各组织中。烟酸和核黄素是维生素 B_6 各种形式的转化和磷酸化反应所必需的。维生素 B_6 主要以代谢产物吡哆酸形式从尿中排出。

维生素 B_6 的主要拮抗物是羟基嘧啶、脱氧吡哆醇和异烟肼等。

3. 生理功能

磷酸吡哆醛（PLP）是维生素 B_6 在体内生物学活性最强的形式，以 PLP 形式被结合到酶系统中，作为多种酶的辅助因子而参与蛋白质、脂肪和糖类化合物的代谢。

（1）*参与蛋白质代谢* PLP 作为氨基酸脱羧酶、氨基酸转移酶以及色氨酸分解酶等 100 多种酶的辅酶，催化许多氨基酸的反应，参与蛋白质代谢，促进蛋白质沉积。

（2）*参与糖原和脂肪酸的代谢* PLP 作为糖原磷酸化酶的辅酶，参与肌肉和肝脏中糖原的代谢。PLP 通过丝氨酸棕榈酰基转移酶而参与神经鞘磷脂的生物合成，还参与亚油酸合成花生四烯酸以及胆固醇的合成与转运。此外，维生素 B_6 可通过影响肉碱的合成而调节脂类代谢。

（3）*预防和治疗贫血* PLP 是丝氨酸羟甲基转氨酶的辅酶，该酶通过转移丝氨酸侧链到受体叶酸分子而参与一碳单位物质的代谢，一碳单位物质代谢障碍可造成巨幼红细胞贫血。

（4）*调控色氨酸转化为烟酸* PLP 参与的酶促反应在色氨酸转化为烟酸的过程中起着必要的作用。缺乏维生素 B_6 后，烟酸的合成受到影响，另使得人体对细菌的敏感性增强，T 淋巴细胞、B 淋巴细胞增殖受阻。

（5）*参与造血* 维生素 B_6 参与血红蛋白的合成，因而与造血功能有关。

（6）参与一些重要物质如 5-羟色胺、牛磺酸、多巴胺、去甲肾上腺素和 γ-氨基丁酸等的合成。

4. 来源与需要量

各种谷实、豆类、发酵类食品、叶菜以及动物的肝脏、肉类、酵母中维生素 B_6 的含量较多。各种食品中每 100g 可食部分含维生素 B_6 的量如下：酵母粉 3.67mg，脱脂米糠 2.91mg，白米 2.79mg，胡麻粕 1.25mg，吉士 0.8～0.04mg，胡萝卜 0.7mg，鱼类 0.45mg，全麦提取物 0.4～0.7mg，肉类 0.3～0.08mg，牛奶 0.3～0.03mg，鸡蛋 0.25mg，菠菜 0.22mg，甘薯 0.14～0.23mg，豌豆 0.16mg，黄豆 0.1mg，橘子 0.05mg。

一般而言，人肠道中的微生物可合成维生素 B_6，但数量甚微，还是要从食物中补充。其需要量与蛋白质摄入量多寡有很大关系：吃大鱼大肉者，要大量补充维生素 B_6，以免造成维生素 B_6 缺乏而导致慢性病的发生。

人体对维生素 B_6 的建议日摄入量如表 8-10 所示。

表 8-10 人体对维生素 B_6 的需要量

生理阶段	推荐摄入量/(mg/d)	生理阶段	推荐摄入量/(mg/d)
婴儿	0.3～0.6	成年人(男)	2.0
11 岁以下	1.0～1.4	孕妇	2.2
11 岁以上	1.4～2.0	乳母	2.1
成年人(女)	1.6		

5. 缺乏后果

正常情况下，尿中吡哆醇含量在 20μg/g 肌酐以上；<20μg/g 肌酐为缺乏维生素 B_6。维生素 B_6 缺乏，能损害体内的多种代谢功能，可引起对称性皮炎、口角炎、尿道炎、贫血等症状。腹泻、贫血和癫痫是婴幼儿缺乏维生素 B_6 的特征性症状。

五、泛酸

1930 年，Norris 首次描述了雏鸡的泛酸缺乏症。1930 年，R. J. Williams 等分离出一种生物活素（bios），将其命名为泛酸。1940 年，泛酸的化学结构被搞清，并成功地被人工合成。

1. 理化性质

泛酸（pantothenic acid）又名遍多酸、抗皮炎因子，因为它在动、植物中广泛分布，性质偏酸，所以被称为泛酸。泛酸是由二羟二甲基丁酸与丙氨酸构成的化合物。

泛酸为黄色黏性油状物，易溶于水和乙醇，不溶于苯和氯仿。在中性溶液中对湿热稳定，在酸、碱、光与热等条件下均不稳定。泛酸分子具有旋光性，有右旋（*d*-）和消旋（*dl*-）两种形式，消旋式泛酸的生物学活性为右旋的二分之一。泛酸的常用剂型为泛酸钙，是无色粉状晶体，微苦，可溶于水，在光与空气中较稳定。

2. 代谢

食品中的泛酸大部分是以辅酶 A（CoA）的形式（结合态）存在，少部分是游离的。结合态的泛酸在消化酶的作用下被降解，释放出游离态的泛酸。泛酸被小肠壁主动吸收，高浓度时则以被动扩散形式吸收，然后进入血液被输送到体内各个器官，经载体转运进入组织细胞。泛酸在细胞内被磷酸化后与半胱氨酸结合成磷酸泛酰巯基乙胺，再转化成 CoA 或作为酰基载体蛋白（ACP）的辅基，参与糖、脂与蛋白质的代谢。大多数泛酸作为 CoA 的组分存在于红细胞内。泛酸在体内不储存，主要以游离形式和少量 4-磷酸泛酸盐由尿中排泄。小部分泛酸可被完全氧化后以 CO_2 的形式从肺中排出。

泛酸的主要拮抗物是水杨酸等。

3. 生理功能

泛酸是 CoA 和 ACP 生物合成的重要前体物质，主要以 CoA 和 ACP 参与糖类化合物、脂肪和蛋白质等的代谢。

（1）作为 CoA 的组分　参与细胞内的乙酰化反应，对于各种组织内的代谢尤其是对脂肪代谢与能量交换起着十分重要的作用。泛酸可促进脂肪酸和固醇类物质的合成，参与柠檬酸循环（三羧酸循环）过程，通过修饰蛋白质而影响蛋白质的定位、稳定性和活性，通过促进谷胱甘肽的生物合成而减缓细胞损伤和凋亡，参与细菌细胞壁的构建，为抗体的合成和胆碱的乙酰化过程（乙酰胆碱为神经信息传导的递质）所必需，在肾上腺活动中还具有重要的作用。

（2）作为ACP的组分　4-磷酸泛酰巯基乙胺是ACP的辅基，ACP的丝氨酸残基与辅基形成磷酸酯键而结合，在体内脂肪酸合成途径中作为脂酰载体。

（3）增强消化机能　泛酸可增强胰蛋白酶、脂肪酶、α-淀粉酶和Na^+-K^+-ATP酶的活性，促进营养物质的消化和吸收。

（4）增强免疫功能　泛酸可增强吞噬细胞表面凝集素的识别能力，强化白细胞的吞噬作用，提高血清中IgM水平，增强其特异性免疫功能，提高人体的抗病力。

（5）泛酸及其衍生物可减轻抗生素等药物引起的毒、副作用，还具有抗脂质过氧化作用。

4. 来源与需要量

泛酸广泛分布于动、植物体内，糖蜜、酵母、小麦、燕麦中泛酸含量多或较多，但在玉米、大麦、块根块茎类食品中泛酸含量较少。

人体对泛酸的每日需要量参见表8-11。

表8-11　人体对泛酸的需要量

生理阶段	泛酸需要量/(mg/d)	生理阶段	泛酸需要量/(mg/d)
初生～12月龄	2～3	10岁以上	4～7
1～9岁	3～5	孕妇和乳母	5～9

5. 缺乏后果

人血清中泛酸正常含量为100μg/L，低于50μg/L为缺乏。人体缺乏泛酸后，主要有以下表现：①低血糖；②血液与皮肤异常（皮炎）；③疲倦、忧郁、失眠；④食欲不振、消化不良，易患十二指肠溃疡。

六、生物素

生物素的发现，历经了40余年。1901年，Wildiers发现一种物质是酵母生长所必需的，他称这种物质为“生物活素”。1916年和1927年，Bateman和Boas分别发现用生蛋清喂养大鼠能引起皮炎，但鸡蛋加热凝固后，则没有此作用。1936年，德国Kogl和Tonnis从煮熟的鸭蛋黄中分离出一种结晶物质，为酵母生长所必需，将之称为生物素。1942年，Du Vigneaud等搞清了生物素的化学结构。1943年，Harris等化学合成了生物素。

1. 理化性质

生物素（biotin）亦被称为维生素B_7、维生素H，是一种含硫的维生素，其结构可视为由尿素与硫戊烷环结合，并连接有一个五碳酸支链。

生物素为白色晶体，易溶于热水，在常温下不易被酸、碱、光破坏，但高温与氧化剂存在时可使其丧失活性。

2. 代谢

天然生物素以游离态或与蛋白质结合的形式存在，结合态的生物素在肠道中需经酶的消化作用才能被吸收。生物素主要在小肠近端通过载体转运（低浓度时）或简单扩散（高浓度时）形式被吸收，结肠也可吸收一部分生物素。被吸收后的生物素分布于全身组织细胞，其中大部分通过门脉循环运送到肝脏和肾脏储存。生物素在细胞内的分布与生物素酶的定位有关。哺乳动物一般不能降解生物素中的环结构，但可将其中一小部分转化为硫化物。生物素主要经尿排出，极少量可通过乳汁排出。

生蛋清中含有抗生物素蛋白，它可与生物素结合而起拮抗的作用。

3. 生理功能

(1) *羧化酶的辅酶* 生物素是体内许多羧化酶的辅酶，在丙酮酸转化为草酰乙酸、乙酰辅酶A转化为丙二酸单酰辅酶A等过程中具有固定CO_2的作用。其中，丙酮酸羧化酶主要参与糖异生过程，乙酰辅酶A参与脂肪酸合成；3-甲基丁烯酰辅酶A羧化酶参与支链氨基酸亮氨酸的分解代谢；丙酰辅酶A羧化酶参与丙酸代谢。生物素的羧基与酶蛋白中的赖氨酸残基ε-氨基以肽键连接形成生物胞素，在糖、脂肪和蛋白质代谢中起重要作用。生物素参与嘌呤的合成，促进尿素的合成与排泄。

(2) *增强免疫功能* 生物素能促进胸腺、脾脏与肠淋巴组织等免疫器官、组织的发育；维持巨噬细胞等各种免疫细胞以及抗体的正常功能；促进T细胞和B细胞的转化；调节免疫应答的传导等。

(3) 参与烟酸和前列腺素的合成。

(4) 促进汗腺、神经组织、骨髓、男性性腺、皮肤及毛发的生长和机能，减轻湿疹、皮炎症状，预防白发与脱发，有助于治疗秃顶。

(5) 被用于治疗动脉硬化、中风、脂类代谢异常、高血压、冠心病和血液循环障碍性的疾病。

4. 来源与需要量

生物素广泛存在于蛋白质类食品、叶菜以及动物源性食品中。酵母、黄豆、叶菜、动物肝脏、鱼、蛋黄和脱脂乳等均含有较丰富的生物素。一些食品中生物素含量见表8-12。

表8-12 一些食品中生物素含量

食品	生物素含量/(μg/kg)	食品	生物素含量/(μg/kg)
牛肉	20～34	鸡蛋	200
猪肉	50	牛奶	20～50
羊肉	59	糙米	40～60
鸡肉	100	面粉	70～120
海鱼	1～30	苹果	9

一般建议，成人每天摄取25～300μg生物素较为适宜。喜吃生鸡蛋和饮酒的人需要补充生物素；服用抗生素或磺胺类药物的人每天至少要摄取25μg生物素；头发稀疏的男性要摄入足量的生物素，有助于防止脱发；孕妇要摄入足量的生物素。

5. 缺乏后果

人体缺乏生物素的表现：皮炎，湿疹，萎缩性舌炎，感觉过敏，肌肉痛，倦怠，厌食和轻度贫血，脱发。

人体缺乏生物素后：①头皮屑增多，易掉发，少年白发；②肤色暗沉、面色发青、皮炎；③忧郁、失眠、易打瞌睡等；④易疲倦、慵懒无力、肌肉疼痛。

大白鼠严重缺乏生物素后，后肢瘫痪，皮肤炎症、脱毛，神经敏感等。

七、叶酸

1930年，印度产科医生Lucy Wills首次报道，用酵母提取液治疗孕妇巨红细胞性贫血效果显著。Waller等（1940）和Mitchell等（1941）从肝脏、酵母等分离出叶酸，搞清其化学结构，并已人工合成。

1. 理化性质

叶酸（folic acid，folacin）曾被称为维生素 B_{11}，是由蝶啶、对氨基苯甲酸和 L-谷氨酸所构成的。

叶酸为黄色晶体，不溶于冷水与乙醇，在水溶液中易被光破坏。热、光线和酸均能破坏叶酸。

2. 代谢

食品中的叶酸大部分以与多个谷氨酸分子结合的形式存在。多谷氨酸叶酸在消化酶的作用下被分解为单谷氨酸叶酸才能被吸收。肠壁、肝、骨髓等组织存在叶酸还原酶，在维生素 C 与 NADPH 的参与下，将叶酸转化为四氢叶酸（THFA）。血液中的叶酸主要是 N_5-甲基-THFA，大部分与蛋白质非特异性结合而被运输，小部分与一种特异的糖蛋白结合而被运输。血液中的 N_5-甲基-THFA 经载体转运机制运送到骨髓、网状细胞、肝、脑脊液与肾小管细胞等。叶酸通过尿与胆汁排出。

3. 生理功能

叶酸的主要生理功能是以一碳单位转移酶系的辅酶形式，参与体内的一碳单位物质的传递过程。组氨酸、丝氨酸、甘氨酸、蛋氨酸等均可供给一碳单位，THFA 与这些一碳基团相连接，以叶酸辅酶形式，携带一碳基团，参与血红蛋白以及甲基化合物如肾上腺素、胆碱、肌酸等多种物质的合成过程。

（1）参与核酸的合成　嘌呤和胸腺嘧啶的合成均需要 THFA 携带的一碳基团，合成 DNA 和 RNA。因此，叶酸对细胞增殖、分裂起着重要作用。叶酸缺乏，可导致细胞内脱氧核苷酸库不平衡、凋亡，相关基因 *Bcl-2*、*Bax* 和 *p53* 等的表达出现异常，最终引起细胞 DNA 损伤、增殖减少、凋亡率增加和生长抑制。

（2）参与蛋白质代谢　N_5-甲基-THFA 可使同型半胱氨酸再生成蛋氨酸，以提供肌酸、肾上腺素和胆碱等合成所需的甲基供体；促进丝氨酸与甘氨酸的相互转化。因此，叶酸通过参与上述物质的代谢而对人体起着重要的作用。

（3）促进胚胎附植　叶酸可动态调节子宫内雌激素和转化生长因子-β_2 的含量，促进前列腺素（PGE_2）的分泌，降低 IL-2 的表达，从而使子宫内环境更有利于胚胎的附植。

（4）防止胚胎畸形（图 8-8）　同型半胱氨酸能诱导胚胎发生神经管缺陷和心室间隔缺

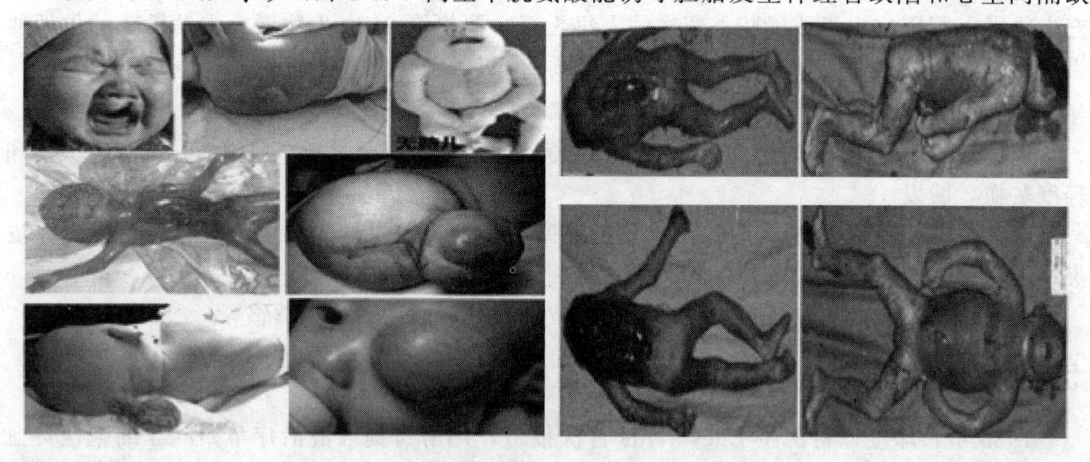

图 8-8　孕妇缺乏叶酸，其胎儿或婴儿的畸形症状

陷。叶酸缺乏，血液中同型半胱氨酸的浓度提高，使胚胎细胞基因表达异常，导致神经上皮细胞的增殖与神经嵴细胞的分化紊乱，从而引起神经管闭锁缺陷。

4. 来源与需要量

叶酸广泛分布于叶菜、谷实和酵母中（表 8-13）。其中酵母中叶酸含量为 9.0～46.5mg/kg。人体对叶酸的适宜摄入量参见表 8-14。

表 8-13　一些食品中叶酸含量

食品	叶酸含量/(mg/kg)	食品	叶酸含量/(mg/kg)
芦荟	0.85～1.20	胡萝卜	0.67
西兰花	1.20	奇异果	0.30
肝脏	0.80	燕麦	1.90
蛋黄	1.21	牛奶	0.20

表 8-14　人体对叶酸的适宜摄入量

生理阶段	叶酸日摄入量/(μg/d)	生理阶段	叶酸日摄入量/(μg/d)
6 月龄以下	65	11～14 岁	400
0.5～1 岁	80	14～18 岁	400
1～4 岁	150	孕妇	600
4～7 岁	200	乳母	500
7～11 岁	300		

5. 缺乏后果

人血清中叶酸含量的正常范围为 5～20μg/L，低于 5μg/L 为缺乏。叶酸缺乏，首先影响细胞增殖较快的组织。因此，更新较快的造血系统先受到影响。叶酸缺乏，DNA 合成受阻，导致骨髓中幼红细胞分裂停留在巨幼红细胞阶段而成熟受阻，造成巨幼红细胞贫血。

维生素 B_{12} 和叶酸缺乏的临床表现基本相似，都可引起巨幼细胞性贫血、白细胞和血小板减少，以及消化系统疾病如食欲减退、腹胀、腹泻与舌炎等，以舌炎最为突出，舌质红、舌乳头萎缩、表面光滑，俗称“牛肉舌”，伴疼痛。

孕妇缺乏叶酸，易引起胎儿神经管畸形（如脊柱裂、无脑畸形等，见图 8-8）。

据国际出生缺陷监测情报交换所在 20 多个国家近 20 年的统计，胎儿神经管畸形发生率为 0.03%～0.21%，占出生缺陷的 1/3 左右。中国胎儿神经管畸形发生率为 0.23%～0.28%，北方地区甚至高达 1%以上。按此推算，世界上每年约出生 40 万例婴儿神经管畸形，中国约 10 万例。可见，中国是世界上婴儿（胎儿）神经管畸形的高发国。

八、维生素 B_{12}

1821～1823 年，Combe 率先报道了致命的恶性贫血症。1926 年，Minot 等用大量的肝治愈了此病。1947 年，Shorb 报道，肝脏提取物中有一种因子能抵抗恶性贫血。1948 年，Rickes 等分离出这种“红色维生素”，将其命名为维生素 B_{12}。1956～1963 年，英国化学家 Doro Mary Hodgkin 历经 8 年用 X 射线衍射法确定了维生素 B_{12} 的化学结构。而后，美国化学家 Robert Burns Woodward 组织了 14 个国家的 110 位化学家，协同攻关，历时 11 年，完成了维生素 B_{12} 的人工合成工作。

1. 理化性质

维生素 B_{12} 含有钴，因此又被称为钴胺素（cobalamin）、抗恶性坏血病因子，是唯一含有金属元素的维生素，共181个原子。维生素B_{12}形式多种，包括氰钴胺素、羟钴胺素、硝钴胺素、甲钴胺素、5′-脱氧腺苷钴胺素等。一般所称的维生素B_{12}是指氰钴胺素。

维生素B_{12}为红色晶体，易溶于水和乙醇，在强酸、强碱和光照下极易分解。重金属、强氧化剂和还原剂可破坏维生素B_{12}。大量的维生素C也可破坏维生素B_{12}，因此，多种维生素预混料中，维生素B_{12}会因维生素C等抗氧化剂的存在而遭受损失。

2. 代谢

食物中的维生素B_{12}与蛋白质形成复合物，在消化道内经胃酸、胃蛋白酶和胰蛋白酶等的作用，维生素B_{12}被释放出来，游离态的维生素B_{12}与内在因子（intrinsic factor，IF）结合。IF是胃黏膜、小肠前端黏膜细胞分泌的一种糖蛋白，可特异性地与维生素B_{12}结合，形成稳定性较强的复合物（B_{12}-IF）。IF分子上有两个结合位点。维生素B_{12}与IF的一个位点结合，移入小肠后端再与Ca^{2+}、Mg^{2+}结合。另一结合位点与小肠后端黏膜上皮微绒毛结合，使B_{12}-IF复合物吸附于小肠后端黏膜表面，肠道消化酶可使维生素B_{12}与内在因子分离，前者被肠壁吸收，后者则又重回到小肠前端。IF既能促进维生素B_{12}吸收，又可保护维生素B_{12}免受消化道微生物等的破坏。被吸收的维生素B_{12}主要储存在肝脏中。

3. 生理功能

维生素B_{12}在体内以两种辅酶形式即甲基钴胺素、5′-脱氧腺苷钴胺素（辅酶B_{12}）参与体内生化反应。

（1）*参与蛋氨酸的合成* 蛋氨酸是体内代谢过程中重要的甲基供体之一。甲基钴胺素作为蛋氨酸合成酶的辅酶参与同型半胱氨酸甲基化转化为蛋氨酸的过程，甲基钴胺素从5-甲基四氢叶酸获得甲基后转供给同型半胱氨酸，并在蛋氨酸合成酶的作用下合成蛋氨酸。

（2）*维持神经系统功能正常* 辅酶B_{12}作为甲基丙二酸单酰CoA变位酶的辅酶，使甲基丙二酸转化为琥珀酸单酰CoA，此反应与神经髓鞘物质的代谢密切相关。

（3）*参与氨基酸和蛋白质合成* 维生素B_{12}可与叶酸的作用相互关联，提高叶酸的利用率，促进谷氨酸和蛋白质的生物合成，促进上皮组织（包括胃、肠上皮组织）的正常更新，加速红细胞的发育和成熟。此外，维生素B_{12}还参与糖的异生过程。

4. 来源与需要量

天然维生素B_{12}均由微生物产生。动物的肝脏、肉类、奶、蛋、鱼和发酵食品中含有数量不等的维生素B_{12}。植物源性食品基本不含这种维生素。

人体对维生素B_{12}的推荐日摄入量如表8-15所示。

表8-15 人体对维生素B_{12}的适宜摄入量

生理阶段	维生素B_{12}日摄入量/(μg/d)	生理阶段	维生素B_{12}日摄入量/(μg/d)
初生～1岁	0.5～1.5	成年人	3.0
1～10岁	2.0～3.0	孕妇和乳母	4.0
11～18岁	3.0		

此外，应注意以下几点：①老人、素食且不吃蛋和奶制品的人须补充维生素B_{12}；②如果常饮酒，那么须补充维生素B_{12}；③月经期间或月经前补充维生素B_{12}有益；④孕妇和乳母应补充维生素B_{12}；⑤尽可能避免维生素C、氯霉素等药物与维生素B_{12}同时服用。

5. 缺乏后果

肝脏可储存大量的维生素B_{12}，只有当胃、肠、胰和肝等有病变时才易发生维生素B_{12}缺乏。消化道细菌在有钴的条件下可合成维生素B_{12}，如果缺钴，就不能合成维生素B_{12}。

人血清维生素 B_{12} 的正常含量为 140～900μg/L，<100μg/L 时提示缺乏维生素 B_{12}。人体缺乏维生素 B_{12} 后表现为：①恶性贫血（红细胞不足）；②唇、舌与牙龈发白，牙龈出血；③舌、口腔、消化道黏膜发炎；④脊髓变形，神经退化；⑤眼睛与皮肤发黄，皮肤出现局部（很小）红肿（不疼不痒）并伴随蜕皮；⑥头痛，记忆力减退，痴呆；⑦月经不调。

九、胆碱

1844 年，Gobley 从蛋黄中分离出一种卵磷脂。1849 年，Strecker 从犊牛的胆汁中分离出一种碱性化合物。1862 年，他又从猪胆汁中获得，故将这种化合物命名为胆碱（choline）。1866～1867 年，Baeyer 和 Wurtz 确定了胆碱的化学结构，并首次人工合成了胆碱。1932 年，Best 首次报道，给大鼠喂高脂饲料时，胆碱可防止脂肪肝的发生。

1. 理化性质

胆碱为卵磷脂的组分，存在于神经鞘磷脂中，同时又是乙酰胆碱的前体。

胆碱为白色浆液，味苦，有很强的吸湿性，能溶于水。在酸性和强碱条件下稳定，耐热性强。

2. 代谢

食物中的胆碱主要以卵磷脂的形式存在，在小肠内经消化酶的作用被分解为游离的胆碱，大部分胆碱在空肠被吸收，通过门静脉循环进入肝脏。另外，还有一部分胆碱被肠道微生物降解。人体所有组织都可通过扩散和载体介导转运、蓄积胆碱。摄入的胆碱中仅一小部分在胆碱能神经元末梢和胎盘中被乙酰化。胆碱在体内被氧化成三甲基甘氨酸后，作为甲基供体参与一碳单位物质代谢，此氧化过程在肝和肾内进行，且是不可逆的。人体能合成胆碱。

3. 生理功能

胆碱是卵磷脂和乙酰胆碱的组分，其功能如下。

（1）作为前体物质合成乙酰胆碱，介导跨越神经细胞间隙的信号转导，发挥神经递质的作用，为维持神经系统的正常功能所必需。

（2）作为卵磷脂和神经鞘磷脂以及其他磷脂类的组分，参与生物膜和脂蛋白的形成，构筑和保持细胞的正常结构，维持细胞的物质通透性和信息传递。

（3）参与脂肪的代谢和运输过程。胆碱以卵磷脂的形式促进脂肪运输，通过提高肝脏对脂肪酸的利用来防止脂肪在肝脏中的异常积聚。胆碱能阻止胆固醇在血管内壁上的沉积，并可清除部分沉积物，从而改善脂肪的吸收和利用。

（4）作为体内的甲基供体。胆碱参与一碳单位物质代谢，能提供不稳态甲基，用于同型半胱氨酸合成蛋氨酸，胍基乙酸合成肌酸。

4. 来源与需要量

到目前为止，发现蛋黄中胆碱含量最多，每 100g 蛋黄含 1.7g 以上胆碱。肝脏、家禽的腺胃、鱼、酵母、花生、绿色多叶蔬菜等也含较多的胆碱。人体每日摄取胆碱的适宜量是 500～1000mg。

5. 缺乏后果

人体缺乏胆碱后，脂肪代谢产生障碍，易发生脂肪肝和肾脏脂肪浸润。儿童缺乏胆碱后，生长缓慢，关节韧性差，共济运动失调，发生贫血。临床上，用胆碱治疗肝硬化、肝炎和其他肝病，效果良好。

小鼠缺乏胆碱后，血液和尿液中的肉碱含量显著增多，肝脏、心脏和肌肉中的肉碱含量显著减少，导致肝脏发生脂质过氧化反应，造成氧化损伤，引起细胞凋亡等。

十、维生素C

几百年前，人们就知道坏血病（scurvy）。因坏血病而死亡的人很多，大部分是长时间航海的船员。1927 年，Albert Szent-Gyorgyl 鉴定出抗坏血病的因子。1931 年，Charles King 等证明，该因子就是维生素 C。1933 年，Walter Norman Haworth 确定了维生素 C 的化学结构。同年，Richstein 成功地合成了维生素 C。

1. 理化性质

维生素 C 又名抗坏血酸（ascorbic acid），是酸性己糖衍生物，有 L 型和 D 型两种异构体。其中，仅 L 型对人体有生理作用。

维生素 C 为无色晶体，极易溶于水，微溶于丙酮和低级醇类，不溶于脂肪与非极性有机溶剂。维生素 C 在弱酸中稳定，在碱中极易被分解破坏。维生素 C 具有强还原性，故其易被氧化剂氧化。

2. 代谢

维生素 C 在小肠中被吸收，吸收量与其摄入量有关。胃酸缺少或肠道感染时维生素 C 的吸收量减少。体内维生素 C 大部分储存于细胞内，以垂体含量最多，其次是肾上腺、眼晶状体、肾、脾脏和肝，胰腺和胸腺也有一定量的维生素 C。维生素 C 易被氧化成脱氢形式，氧化前、后两种形式同时存在于体液中，都有生理活性。它们与谷胱甘肽相联系形成氧化还原系统，执行重要的机能。在人体内，抗坏血酸分解代谢的一个重要尾产物是草酸。多余的维生素 C 主要经尿排出，也有少量从汗、粪中排出。

抗坏血酸经代谢后主要由尿排出。

3. 生理功能

（1）*抗氧化功能*　维生素 C 是抗氧化剂，参与体内氧化-还原反应。维生素 C 可防止维生素 A、维生素 E 与不饱和脂肪酸的氧化，防止脂质过氧化，通过清除自由基而阻止低密度脂蛋白的氧化修饰；降低血清胆固醇；清除巨噬细胞、中性粒细胞释放的氧化性物质，保护组织免受损伤。作为还原剂促进铁的吸收、转移以及在体内的储存；将叶酸还原为活性四氢叶酸，参与四氢叶酸的一碳单位转移。

（2）*参与羟化反应*　维生素 C 为维持体内许多羟化酶活性所必需，参与脯氨酸、苯丙氨酸和赖氨酸等的羟基化反应，促进胶原组织的形成，保持细胞间质的完整，维持结缔组织、骨、牙与毛细血管的正常结构与功能，促进创伤与骨折愈合。维生素 C 还参与去甲肾上腺素的合成，促进神经递质合成，促进类固醇转为胆汁酸，促进有机药物或毒物羟化解毒。

（3）*抗热应激作用*　人受热应激时体内产生大量的皮质酮，对细胞有毒性作用。维生素 C 是一种最有效的抗应激活性物质，可下调皮质酮的浓度，增强人体的抗逆能力（如抗高温、抗寒冷、抗高原低氧等）和适应能力。此外，维生素 C 具有直接杀死一些病毒和细菌的作用。

这里顺便提及，人进入高原后，营养代谢发生显著的变化，主要表现为体重下降、食欲减退、肝功能异常、血糖降低、蛋白质分解加强、脂肪氧化不全、脱水等。较充裕地补充维生素 E、维生素 C、维生素 B_1、维生素 B_2、烟酸等维生素以及 β-胡萝卜素，具有促进人体对高原适应的作用。

（4）*增强免疫功能*　补充维生素 C，可促进免疫球蛋白和干扰素的合成，促进淋巴细胞转移，保护其他细胞免受病毒感染。维生素C还可增强吞噬细胞的活性，清除自由基。

(5) 新近研究发现，维生素C可通过表观遗传调控，显著提高多能干细胞的诱导效率。

4. 来源与需要量

新鲜蔬菜和水果是维生素C的主要来源（表8-16）。酸枣、鲜枣、草莓、柑橘、柠檬等富含维生素C，辣椒、茼蒿、苦瓜、豆角、菠菜、土豆、韭菜等也含有较多的维生素C。食品经加工后，其中的维生素C有不同程度的损失。

表 8-16　一些食品中维生素C含量

食品	维生素C含量/(mg/kg)	食品	维生素C含量/(mg/kg)
鲜枣	2430	芥菜	720
蜜枣(无核)	1040	番石榴	680
红辣椒(小)	1440	猕猴桃	620
青椒	720	苦瓜	560
大蒜(脱水)	790	山里红	530
白萝卜缨	770	番茄	140

人体对维生素C的适宜摄入量参见表8-17。另推荐，成人与妊娠早期孕妇对维生素C的日摄入量为100mg/d；妊娠中、后期孕妇与乳母对维生素C的日摄入量为130mg/d。

表 8-17　人体对维生素C的适宜摄入量

生理阶段	维生素C/(mg/d)	生理阶段	维生素C/(mg/d)
成年男子	60	少年女子	60
成年女子	60～80	乳母	100
少年男子	60	儿童	30～50

5. 缺乏后果

人和灵长类动物等因缺少古洛内酯氧化酶而不能合成维生素C，完全依靠食物补充。

人体虽不能合成维生素C，但摄取外源性维生素C后，在体内能保持一定量的储存，故即使完全缺乏维生素C供应，亦需经历一段时间后才出现维生素C缺乏的症状。人血浆中维生素C的正常含量为6～20mg/L。维生素C在3mg/L以上，可基本满足人体需要；2～2.9mg/L，为临界缺乏；2mg/L以下，为严重缺乏。维生素C缺乏症状如图8-9所示。

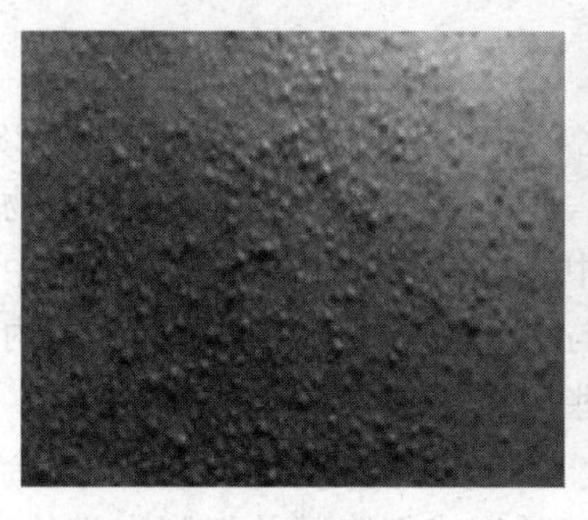
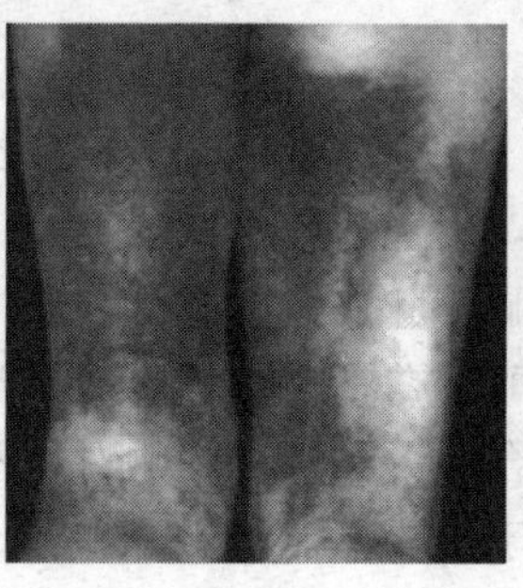
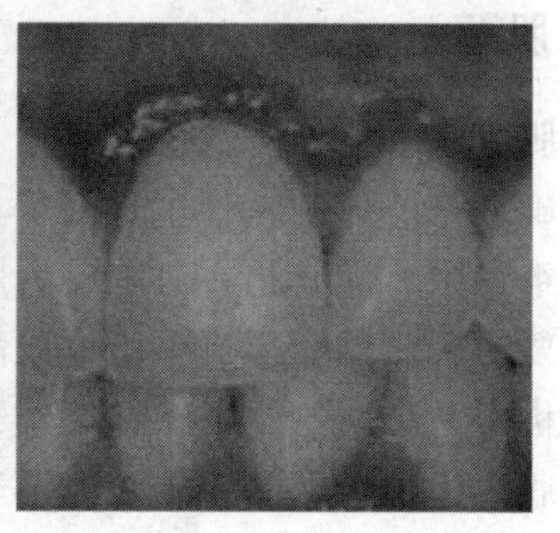

图8-9　维生素C缺乏症状

(1) 一般症状　起病缓慢，维生素C缺乏需3～4个月后才出现症状。早期无特异性症状，病人常有面色苍白、倦怠无力、食欲减退、抑郁等表现。儿童的表现是：易激怒、体重不增，可伴低热、呕吐、腹泻等。

(2) 出血症状　皮肤瘀点为其较突出的表现，病人皮肤在受轻微挤压时可出现散在出血点，皮肤受碰撞或受压后易出现紫癜和瘀斑。随着病情发展，病人毛囊周围角化和出血，毛发根部卷曲、变脆。齿龈常肿胀出血，易继发感染，牙齿因齿槽坏死而松动、脱落。亦有鼻出血、眼眶骨膜下出血引起眼球突出。偶见消化道出血、血尿、关节腔内出血，甚至颅内出血。病人可因此突然发生抽搐、休克，以至死亡。

（3）*贫血*　由长期出血引起。另外，维生素C不足可影响铁的吸收，患者晚期常伴有贫血，面色苍白。贫血常为中度，一般为血红蛋白正常的细胞性贫血，在一系列病例中亦可有1/5的病人为巨幼红细胞性贫血。

（4）*骨骼症状*　长骨骨膜下出血或骨干骺端脱位可引起患肢疼痛，导致假性瘫痪。婴儿的早期症状之一是四肢疼痛呈蛙状体位（piched frog position），对其四肢的任何移动都会使其疼痛以至哭闹，主要是由于关节囊充满血性的渗出物，所以四肢只能处于屈曲状而不能伸直。患肢沿长骨干肿胀、压痛明显。少数患儿在肋骨、软骨交界处因骨干骺半脱位可隆起，排列如串珠，称"坏血病串珠"，可出现尖锐突起，内侧凹陷，因而与佝偻病肋骨串珠不同，后者呈钝圆形，内侧无凹陷。由于肋骨移动时致疼痛，患儿出现浅快呼吸。

（5）*其他症状*　病人可因水潴留而出现水肿，亦可有黄疸、发热等症状。有些病人泪腺、唾液腺、汗腺等分泌功能减退甚至丧失，出现与干燥综合征相似的症状。由于胶原蛋白合成障碍，伤口愈合不良，免疫功能受影响，易引起感染。

6. 过量后果

人大量服用（每日用量1g以上）维生素C，可引起腹泻、皮肤红而亮、皮疹、头痛、尿频、恶心、呕吐、胃痉挛等。维生素C在体内分解代谢的重要尾产物是草酸。长期服用大量的维生素C，可引起草酸盐、尿酸盐、半胱氨酸盐尿道结石。孕妇服用大剂量维生素C，可能产生婴儿坏血病。

第四节　类维生素

类维生素是指具有维生素的一些特性和类似维生素的功能，但不完全符合维生素的定义，且多是体内可合成的一类有机化合物的总称。本文对一些类维生素样物质作简要介绍。

一、肌醇

肌醇（inositol）又名肌糖，是一种六碳化合物，化学结构上与葡萄糖相似。1928年，它被确认是酵母的一种生长因子，用于治疗小鼠脱毛症。肌醇存在于人体、动物和植物体的所有组织中，尤其是在心脏、大脑、肝、肾以及骨骼肌中含量较多。在人和动物细胞中，肌醇主要与磷脂结合形成磷脂酰肌醇。在谷实中，肌醇参与植酸的构成，植酸是植物体内的一种有机酸，可与钙、铁、锌等结合而影响人和动物对这些矿物元素的吸收。

肌醇为白色结晶粉末，能溶于水，不能溶于醇和酯。肌醇是一种稳定性很高的化合物。

关于肌醇的生理作用目前尚未完全阐明。磷脂酰肌醇是构成细胞膜及细胞内膜的成分。体内存在磷脂酰肌醇代谢系统，这一系统是去甲肾上腺素和5-羟色胺受体的第二信使系统，可能与人类的行为有关。研究发现，肌醇具有抗抑郁和抗惊恐的作用。在生物体内，肌醇还可能参与脂代谢过程的调节，有预防肝脏中脂肪堆积的作用。肌醇还可防止体内胆固醇的积累。肌醇和胆碱一起可维持体内脂质的正常代谢。肌醇可促进毛发的生长，防止脱发，并有预防湿疹的作用。

肌醇在自然界中广泛存在。小麦胚芽、干豌豆、菜豆以及动物的脑、心脏和腺体组织均是肌醇的良好来源。柑橘果肉和干酵母中也含有肌醇。

人体每日摄入肌醇的适宜量为 250～500mg。人体缺乏肌醇，可能出现湿疹，头发易变白。

肌醇在水生动物中应用较多。鱼缺乏肌醇后，厌食，胆碱酯酶活性降低，淀粉消化率下降，生长缓慢，肝内甘油三酯增加、磷脂含量减少，部分品种鱼的肠组织呈现灰白色。

二、硫辛酸

1951 年，Reed 首次从猪肝中分离出硫辛酸。硫辛酸作为辅酶，参与 α-酮酸的氧化脱羧反应。因此，一些人将其列入维生素类。硫辛酸为白色结晶体，既溶于水又溶于脂类溶剂，分子式为 $C_8H_{14}O_2S_2$，分子量为 206.32。

（1）分布　在动、植物组织中，硫辛酸常与蛋白质分子中赖氨酸残基的 ε-氨基共价键结合，以酰胺键的形式存在。菠菜中硫辛酸的含量较多，其次是番茄和甘蓝。硫辛酸在肝脏和肾脏组织中的含量也较多。

（2）生理功能

① 硫辛酸是丙酮酸脱氢酶的辅助因子：硫辛酸在体内可转化为还原型的二氢硫辛酸。近年来，硫辛酸和二氢硫辛酸在抗氧化、糖代谢、糖尿病并发症和其他多种疾病治疗方面的重要作用受到国际生物医学界的高度关注。

② 作为辅酶调节人体的正常代谢：硫辛酸是线粒体内催化能量代谢的几种复合酶所必需的辅酶，参与 α-酮酸的氧化脱羧反应，在能量代谢方面起重要的作用。硫辛酸可促进心肌对葡萄糖的摄取和利用。

③ 调节氧化-还原系统：硫辛酸进入细胞后一部分可被还原为二氢硫辛酸，在体内以硫辛酸和二氢硫辛酸两种形式存在，二者相互补充、相互协调，充分发挥高效的抗氧化作用。硫辛酸可清除羟基自由基（·OH）、过氧化氢（H_2O_2）、一氧化氮自由基（NO·）、过氧化亚硝基（·OONO）等。二氢硫辛酸是生物系统中过氧化亚硝基作用的优先靶标之一。二氢硫辛酸是一种强还原剂，可还原再生许多氧化型抗氧化剂，如抗坏血酸、维生素 E、谷胱甘肽（GSH）、辅酶 Q、硫氧还蛋白等。

④ 螯合金属离子：生物体内铁、铜、汞、镉等过渡金属离子能催化过氧化氢分解产生强毒性的羟基自由基，导致组织损伤。硫辛酸和二氢硫辛酸能螯合这些金属离子，从而抑制自由基的形成，乃至起到对重金属离子的解毒作用。硫辛酸对砷、镉离子的螯合特别有效。当硫辛酸与砷的摩尔比为 8∶1 时，可完全防止小鼠和犬的砷中毒。硫辛酸与一种琥珀酸衍生物联合使用，可预防铅中毒。硫辛酸能螯合铜离子，使铜经尿液排出，肝功能恢复正常。

⑤ 调控基因转录：*k* 基因结合核因子（NFkB）作为一种转录因子能附着在 DNA 上而影响某些基因的转录。研究发现，硫辛酸可显著降低 *VXAM-1* 基因的转录量。

总之，硫辛酸是已知天然抗氧化剂中效果较强的一种，能再生的内源性抗氧化剂，被称为“抗氧化剂中的抗氧化剂”，其抗氧化作用是很大的。硫辛酸作为一种新型的食品添加剂，在食品工业中的应用可能有较大的潜力。

硫辛酸被用于保健时，人体一般每天只需 20～50mg。

三、泛醌

1. 化学特点与理化性质

泛醌（ubiquinone）是一类特殊的醌类化合物，这是 Morton 等（1960）给予命名的。Crane 等（1960）根据泛醌的生物化学性质，将其命名为辅酶 Q（coenzyme Q）。这两种名称都在被使用。泛醌分子在结构上具有两个特点：①有一个很易发生氧化还原反应的醌环；②有一个以异戊烯为结构单元的长侧链。因此，泛醌通常可用一个简单的符号 Q*n* 来表示，其中 Q 表示醌环，*n* 表示长侧链的异戊烯单元数目。例如，最普通的天然泛醌，其长侧链含有 10 个异戊烯结构单元，因此可用 Q10 来表示。辅酶 Q10 的分子式为 $C_{59}H_{90}O_4$，分子量为 863.36。

泛醌类化合物是橘黄色的低熔点（49℃）固体或黏稠状液体物质，易溶于氯仿、苯、四氯化碳，溶于丙酮、石油醚与乙醚，微溶于乙醇，难溶于水。泛醌类化合物最重要的化学性质是氧化还原反应，它们易被 $Na_2S_2O_4$ 等还原成相应的二酚，而二酚在空气中放置时，很快又被氧化成醌。泛醌的醌型结构（氧化态）和酚型结构（还原态）在紫外光谱中的吸收峰位置和吸光系数都不相同，因此，可方便地利用紫外光谱作为泛醌类化合物的定性和定量测定。泛醌在酸性条件下稳定，在强的碱性条件下，将发生脱甲氧基反应。泛醌类化合物对光较敏感，见光易分解成微红色物质，在紫外线照射下，会发生光分解反应。泛醌对温度和湿度较稳定。

2. 泛醌的生理作用

泛醌在人体内的重要作用，是作为电子的载体，直接参与能量的转换过程，即人体中线粒体内膜上呼吸链的电子传递过程。泛醌作为氧化还原反应的中间体，在脱氢酶和细胞色素体系之间传递电子。在这一过程中，泛醌分子发生了一个两步的反复循环氧化还原变化。这一反应过程的中间阶段——半醌态，在化学上是极不稳定的，但是在人体内，它则以某种方式与某种特殊的蛋白质结合而变得比较稳定。这种生物化学的稳定性对于泛醌分子执行电子传递的功能是十分重要的。由于这一生物化学过程十分复杂，有许多问题还远没有解决，因此在这方面还需进行大量的研究。

辅酶 Q 是细胞自身产生的天然抗氧化剂，能抑制线粒体的过氧化，保护生物膜结构的完整性。辅酶 Q 不仅存在于线粒体内膜中，还存在于其他细胞器，包括高尔基体、内质网、溶酶体、过氧化物酶体等中。辅酶 Q 具有抑制自由基对人体的破坏，保护细胞的作用。

辅酶 Q 对心血管系统有保护作用。①促进心脏能量生成：作为强抗氧化剂的辅酶 Q，在心肌细胞中的含量很高，因为心脏需要大量的能量以维持跳动。心脏病患者血液中的辅酶 Q 的含量要比正常人低 1/4，75%的心脏病患者的心脏组织中严重缺乏辅酶 Q。辅酶 Q 可减少人心脏和肌肉的自由基生成，能增强心脏病患者的体力，并减少心绞痛发生的概率。②降压：根据美国得克萨斯州心脏病学专家研究的结果，109 名高血压患者每天服用 255mg 的辅酶 Q 之后，85%的患者血压得到了降低。③保护动脉血管：根据美国波士顿大学的研究分析，辅酶 Q 在防止不良的胆固醇氧化对动脉血管的破坏方面，要比维生素 E 和 β-胡萝卜素都更加有效。

辅酶 Q 还有许多积极的作用。例如，①抗衰老：实验发现，服用辅酶 Q 的老鼠与未服用的同龄鼠相比，显得特别活跃和精力充沛，特别是老龄鼠尤其明显。②提高免疫力：每天口服 60mg 辅酶 Q，可使患者体内的 IgG 抗体显著增加。③保护大脑：由于辅酶 Q 对细胞能量库——线粒体有重要的保护作用，是为数不多的几种能穿透细胞能量库（线粒体）并恢复其活力的抗氧化物之一，故能对大脑退化性疾病起到预防作用。

近几年来的研究表明，辅酶 Q10 在心血管病、坏血病、帕金森症、十二指肠溃疡与胃溃疡、坏死性牙周炎、病毒性肝炎等疾病的治疗方面都有显著疗效。

四、吡咯喹啉醌

2003 年，日本科学家宣称发现一种水溶性维生素——吡咯喹啉醌（pyrroloquinoline quinone，PQQ），缺乏这种物质的实验鼠繁殖机能下降。他们推测，PQQ 对人类可能也有相同的作用。如果得到世界卫生组织的认定，这将是一种新的维生素。

吡咯喹啉醌最初是作为细菌脱氢酶的辅基被发现的，细菌可通过 PQQ 传递电子获得能量。PQQ 具有抗氧化的作用。作为一种抗氧化剂，PQQ 清除自由基的能力为 PQQH2（还原态 PQQ）＞维生素 C＞半胱氨酸＞谷胱甘肽。PQQ 还可作为一种生长因子，促进植物、幼鼠等的生长。小鼠缺乏 PQQ，免疫功能减弱。PQQ 可提高线粒体的数量和功能，提高能量利用率，改善脂质代谢。

PQQ・Na_2 是生产和应用中较常见的产品。

PQQ 的主要生理作用如下。

（1）*增强人体免疫机能*　作为人类发育的必要因子，PQQ 能刺激人体细胞，尤其是激活人体 B 细胞、T 细胞，使之产生抗体，增强人体的免疫机能。

（2）*防治肝损伤*　能显著降低血清胆红素、谷丙转氨酶水平，保持肝功能正常，修复肝损伤，对肝病有显著的疗效。

（3）*减少自由基对人体的损害*　PQQ 是一种氧化还原酶的辅基，参与体内氧化还原反应，能有效地清除体内的自由基，减少自由基对人体的损害，保护人体组织。

（4）*防治老年痴呆症*　PQQ 特殊的生物活性和生理功能还表现在修复神经纤维、活化神经元、激活休眠的神经细胞，能有效防治老年痴呆症和改善记忆力。

（5）*促进谷胱甘肽的合成*　谷胱甘肽具有抗氧化作用和整合解毒作用，能把体内有害的毒物转化为无害的物质，排出体外。PQQ 能促进体内谷胱甘肽的合成，防止白内障发生和肝脏胆红素的积累。

五、肉碱

（1）*理化性质*　肉碱（L-carnitine），又被称为维生素 Bt，是一种能促进脂肪氧化为能量的类氨基酸，广泛存在于人体内。肉碱的学名为 3-羟基-三甲基铵丁酸，分子式为 $C_7H_{15}NO_3$。

自然界中的肉碱有左旋（L）和右旋（D）两种形式，只有 L 型才具有生物学活性。左旋肉碱为白色结晶粉末，易吸潮，略有特殊腥味，稳定性较好，可在 pH3～6 的溶液中放置 1 年以上，能耐 200℃以上的高温，其官能团有较好的溶水性和吸水性。

（2）*代谢*　人体内 L-肉碱的来源有两种途径：一是从动物源性食品中直接摄取，二是以赖氨酸、蛋氨酸为原料，在肝、肾、脑组织中合成。L-肉碱通过主动转运机制被小肠壁吸收，吸收率为 50%～80%。被吸收的 L-肉碱约有 50%以乙酰形式或游离形式进入血液，然后被输送到各个组织器官中。

进入组织的 L-肉碱参与生理生化反应，只有少部分在体内分解。在乳母体内，大量的 L-肉碱进入乳汁中。L-肉碱可在肾脏中被重吸收。

(3) 生理功能

① 调节线粒体内乙酰 CoA/CoA 的比例，排除体内过量的酰基：肉碱作为载体以乙酰肉碱的形式将线粒体内的短链乙酰基运送到线粒体膜外，降低线粒体基质中的乙酰 CoA/CoA 比例，解除对丙酮酸脱氢酶系和丙酮酸激酶活性的抑制，使糖的降解顺利进行，使更多的脂肪酸进入线粒体进行 β-氧化，使线粒体氧化脂肪酸的能力增强。

② 促进支链氨基酸的氧化利用：人体内的一些支链酰基是亮氨酸、异亮氨酸和缬氨酸的代谢产物，L-肉碱可将体内的这些支链酰基及时运出，以维持氨基酸的正常代谢。

③ 参与长链脂肪酸的转运，促进脂肪酸的 β-氧化：脂肪酸不能直接进入线粒体内膜，需要借助载体才能进入。肉碱作为载体以脂酰肉碱的形式将长链脂肪酸从线粒体膜外转运到膜内，从而在线粒体内进行 β-氧化，促进三羧酸循环的正常进行，协助细胞完成正常的能量代谢和生理功能。

④ 排毒作用：L-肉碱可将体内过量的和非生理性的酰基基团排出，消除体内酰基累积性毒害作用，防止肌肉和血液中过量的丙酮酸盐导致的肌肉疲劳和痛性痉挛等。

⑤ 其他生理功能：L-肉碱可清除自由基，维持膜稳定，提高免疫力与抗应激能力。近年的研究发现，肉碱还有改善心肌功能和延缓脑细胞衰老的作用。

(4) 缺乏后果　当 L-肉碱不足时，脂肪酸转运受阻，影响脂肪酸氧化供能的效率。人体缺乏 L-肉碱后，生长缓慢、脂类代谢紊乱、抗逆性降低，还易发生脂肪肝。

(5) 肉碱的来源与需要量　鱼肉、畜禽肉中的肉碱含量较多，可达 100～160mg/kg。但植物源性食品中的肉碱含量很少，如玉米、大麦、小麦、高粱、大豆、豌豆中的肉碱含量都低于 10mg/kg。

正常情况下，人体自身合成的和从膳食中摄入的 L-肉碱一般可满足其需要。但是，在以下情况下，须进补适量的 L-肉碱：膳食中蛋氨酸和赖氨酸不足；膳食中脂肪含量较多；婴幼儿；气候寒冷等。

六、甜菜碱

甜菜碱（betaine）因其是最早从甜菜糖蜜中分离出来的一种生物碱而得名，学名为甘氨酸三甲基内酯，是一种季胺型生物碱，分子式为 $C_5H_{11}NO_2$，可溶于水和醇。甜菜碱味甜，与甘氨酸的味道相似。

甜菜碱含有三个甲基，是一种高效活性甲基供体，可部分节省人体对蛋氨酸和胆碱的需要量。甜菜碱能促进脂肪代谢，抑制脂肪沉积，防治脂肪肝。甜菜碱是渗透压激变的缓冲物质。当细胞渗透压发生变化时，甜菜碱能被细胞吸收，防止水分流失与盐类进入，调节人体渗透压，稳定酶等生物大分子的活性和功能，减轻应激。

七、谷维素

谷维素是阿魏酸与植物甾醇的结合酯类，可从米糠油、胚芽油等油脂中提取。谷维素为白色至类白色结晶粉末，有特异香味，加热时可溶于各种油脂，不溶于水。谷维素可改善植物性神经功能和内分泌调节，此外，还具有抗氧化、抗衰老等多种生理作用。

临床上，可用谷维素治疗高脂血症、心绞痛（每次 10～20mg，每日 3 次）、慢性胃炎等。

八、日常生活中如何保障膳食中维生素的供量

绿色多叶蔬菜中胡萝卜素（转化为维生素 A 的原料）、维生素 E、维生素 K、维生素

B_1、维生素 B_2、维生素 B_6、烟酸、泛酸、生物素、叶酸、胆碱含量一般都较多；日晒干制的叶菜类食品中维生素 D_2 含量较多；瓜、果与青绿多叶蔬菜类一般富含维生素 C；动物肝脏、海水鱼以及食用菌一般含有一定量的维生素 B_{12}。

因此，人类日常生活中，注意吃些青绿多叶蔬菜、瓜、果、鱼，偶尔吃点动物肝脏，再适当晒晒太阳，一般不会缺乏维生素。特殊情况如疾病、应激等情况，可考虑补充某种或某些维生素，如维生素 C、维生素 E 等。

（周　明）

第九章

矿物质的营养

矿物质是人体的一类无机养分。人体一旦缺乏这类物质，其代谢紊乱，就会发病，甚至死亡。从19世纪40年代到20世纪70年代经历130多年，已发现多达20多种矿物元素为人和动物体所必需。

第一节 概论

矿物质（minerals）因最初源于矿物而得名，多以化合物的形式存在，有些是天然物，如石粉等；另一些是采用一定的化学工艺制得的产品，如一水硫酸亚铁、五水硫酸铜、一水硫酸锌、一水硫酸锰、亚硒酸钠、碘化钾、甘氨酸铁等；还有些是人类用动物的某些组织制得的产品，如贝壳粉、骨粉等。矿物质包括钙（Ca）、磷（P）、钾（K）、钠（Na）、镁（Mg）、氯（Cl）、硫（S）、铁（Fe）、锌（Zn）、锰（Mn）、铜（Cu）、钴（Co）、碘（I）、硒（Se）、铬（Cr）、钼（Mo）、硅（Si）、氟（F）、砷（As）、硼（B）等物质成分。食品经燃烧后，即得灰分（ash），或称矿物质。由于用燃烧法测得的灰分不仅仅源于食品，而且还源于食品中的杂质，如沙石等，故又将其称为粗灰分（crude ash）。

一、矿物元素的分类

关于矿物元素的分类方法有以下三种：

① 根据其在人体内的含量，可分成大量元素（macro element）、微量元素（micro element）和痕量元素（trace element），如表9-1所示。

表9-1 矿物元素在人体内的含量与类别

在体内的含量/%	元素	类别
1～9 0.1～0.9 0.01～0.09	Ca P、K、Na、S、Cl Mg	大量元素
0.001～0.009 0.0001～0.0009 0.00001～0.00009	Fe、Zn、F、Mo、Cu等 Br、Si、Cs、I、Mn、Pb等 Cd、B等	微量元素
0.000001～0.000009	Se、Co、V、Cr、As、Ni、Li、Ge等	痕量元素

在实际应用中，仍将痕量元素划归为微量元素。在人体内含量大于或等于0.01%的元

素被称为大量元素或常量元素，此类元素有钙、磷、钠、钾、氯、镁、硫七种。在人体内含量小于0.01%的元素被称为微量元素，此类元素有铁、锌、铜、锰、碘、硒、钴、铬、钼、硅、氟、硼等。这种分类方法简便常用，但不能回答一些重要问题，如每种矿物元素在人体内的作用是什么？另外，一些元素在人体内的含量相当大程度上取决于人所在的地理位置和膳食组成等。

② 根据矿物质在组织或器官中的分布而分类：沉积于骨骼中的元素——钙、镁、锶、铍、氟、钒、钡、钛、镭、铅等；分布于网状内皮系统的元素——铁、铜、锰、银、钴、铬、镍等。此外，锌和镉浓集于胰、生殖器官和骨中；砷、锑浓集于红细胞中；碘浓集于甲状腺和卵巢中。在组织或器官中无特异性分布的元素——钠、钾、硫、氯、锂、铷、铯等。从生物学角度看，这种分类方法不完善：多数“区域性”元素并不“区域化”，如磷是骨组织的元素（体内高达83%的磷以羟基磷灰石的形式存在于骨骼中），但在许多复杂的有机物中也富含，在人体内含量基本不随环境变化。

③ 根据矿物质元素的生物学意义，可将其分成必需元素（生物元素、生命元素）、可能必需元素（在一定条件下必需）、作用不太清楚或未知的元素。目前已知20多种矿物元素（如钙、磷、钠、钾、氯、镁、硫、铁、锌、铜、锰、碘、硒、钴、铬、钼、硅、氟、硼、锶等）在人和动物体内具有营养或其他积极作用。现今基本上认定20多种矿物元素为人和动物的必需矿物元素。简单地说，作为必需矿物元素，须满足下面四个条件：该元素在人体内以差异不大的浓度存在；该元素在不同组织中的含量遵照同一次序；用缺乏该元素的合成饲粮饲喂，实验动物产生特定的缺乏症，组织或细胞表现特定的生化变化；向缺乏该元素的饲粮加入该元素，可预防缺乏症和生化变化，或消除缺乏症和生化变化。

人体必需的矿物元素大多数为金属元素，少数为半金属元素和非金属元素，在元素周期表中都排列在前部。人体必需的微量元素的原子序数多为23～34，且多在第四周期内。在元素周期表中属于同一族的部分必需微量元素一般可相互置换，这一特点对以微量元素为组分的活性物质（如酶）发挥正常生理功能不利。例如，镉和铅能置换酶中的锌，钼可置换铜，砷可置换磷，铑可置换钴，从而使酶失活，导致代谢紊乱。

矿物元素之间存在协同或拮抗作用。它们的协同作用表现为相互促进吸收，并相互强化各自的作用；拮抗作用则有相反的表现。例如，铜可促进铁的吸收和利用；铜、锰、钴与铁在造血方面有协同作用；锰促进钼的利用。相反，高钙能抑制锌和锰的吸收；铜-锌、铜-钼、砷-硒间相互拮抗，彼此相互抑制吸收和作用。因此，不仅要了解各种矿物元素的生理功能，而且要熟悉它们之间的互作关系，这样在保健性食品的生产上才能合理使用矿物元素。

二、必需矿物元素和非必需矿物元素的确定标准

因为人们对“必需”含义的理解不同，所以各学者对“必需矿物元素”的确定标准也有差异。一般认为，“必需矿物元素”是指人或动物缺乏该元素将引起生理功能与结构异常，发生病变，但不直接和（或）短时间危及生命。较符合生物学及医学原则，并被人们接受的“确定标准”有以下几种。

（1）Schroeder提出的标准　他认为，任何一种参与生命物质组成的元素，须具备以下的条件：①在生命的起源地——海水中的含量丰富；②性质活泼，能与其他物质结合或键合；③能作为正常组织的结构成分；④如果是金属元素，可溶于水，能与氧反应，并能与含碳、氢、氧、氮、硫、磷的有机化合物键合。

（2）Cotzias 制定的标准　①该元素存在于人和所有动物体的所有组织中；②在组织中的含量相当稳定；③缺乏该元素时，能在不同组织中出现相似的结构与机能异常；④补充该元素，能防止此类异常变化；⑤补充该元素，可使失常的结构与机能恢复正常状态。

（3）Davies 提出的标准　①该元素以不同含量广泛存在于自然界，并被人、动物、植物有效地吸收；②该元素的化学性质须与某些已知的生理功能相适应；③能透过半透膜，即能通过胎盘屏障和乳腺屏障供应胚胎和幼儿的需要；④在组织中其含量须相对稳定，并随年龄增大而减少；⑤人类或动物摄入天然形态的该物质须无毒或毒性很小；⑥人和动物体对该物质有稳恒调控的能力。

三、自然界中的矿物元素与人体健康的关系

自然界存在的化学元素有 100 多种，在人体内可找到的化学元素达 60 种以上。人体内的矿物元素主要源于食物和饮水。天然食品和饮水中的矿物元素对人体健康有着重要的影响。

植物源性食品中的矿物元素源于种植环境中的土壤和水，也有可能源于肥料，甚至空气。植物源性食品中矿物元素的含量受种植地土壤和水中矿物元素含量、存在形式、气候条件、所施肥料中矿物元素含量以及植物对矿物元素的吸收能力等因素影响。不同地区土壤中矿物元素含量的差异很大。例如，有些地区土壤缺硒（如我国黑龙江省克山县、淮北一些地区、四川西昌等地）；有些地区土壤又富硒，如我国湖北恩施，此地生产的玉米含硒达 17mg/kg，可谓高硒地区（易治雄，1985）。我国许多地方的土壤都缺锌。干旱气候条件下，植物源性食品中钙含量增加；高湿气候条件下，植物源性食品中钙含量减少，而磷含量增加。除块根、块茎外，植物营养器官中的矿物质含量较繁殖器官高，但磷、镁例外。一般来说，植物源性食品中矿物元素含量随着生长期进程而渐降。

水中的矿物元素最易导致人体摄入过量的矿物元素，影响健康，严重者死亡。通过饮水可能出现中毒的矿物元素是人体需要量很少或不需要的元素，如硒、砷、铅、汞、氟等。因此，保证水质安全非常重要。

四、矿物元素在人体内的周转代谢

矿物质的主要吸收部位是小肠。它们在吸收前须变成水溶性物质。但是，小肠内的一些矿物质往往因相互反应或矿物质与其他类物质反应形成不溶于水的沉淀而难于被吸收。水溶性盐类分解为阳离子和阴离子后即可通过细胞膜被吸收。

矿物质吸收受离子种类、吸收部位、膜内外浓度差、电位差等因素影响。因此，从整体上看，消化道内矿物质的吸收和排出往往同时进行，构成十分复杂的局面。因此，测定矿物元素的利用率既麻烦又不够准确。

矿物元素在人体内不断地进行着吸收、转运、沉积和排出，始终保持着动态平衡，称为矿物元素的周转代谢。各种矿物元素进入组织、器官或从组织、器官释出直至排泄都需经过血液。因此，血液在矿物元素周转代谢中起着重要的作用，参见图 9-1。

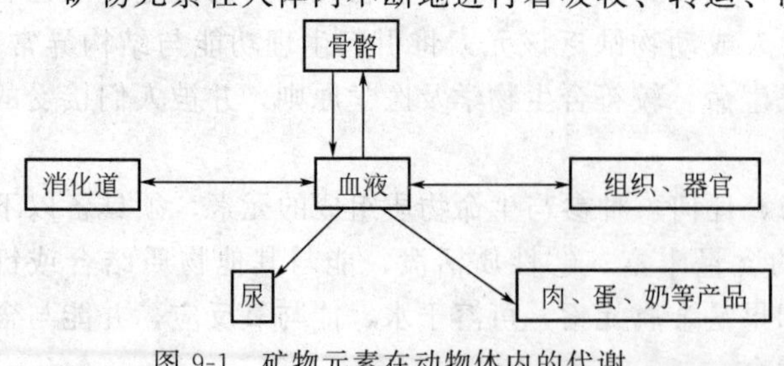

图 9-1　矿物元素在动物体内的代谢

矿物元素在不同组织、器官中周转代谢的速率不同，如血浆中钙每天可周

转代谢几次，而牙中钙几乎不动。矿物元素通过粪、尿排出的量是评定人体对矿物元素需要量的依据之一。

五、矿物元素在人体内的分布规律

① 按空腹无脂体重计，每种元素在人体内的含量较接近，常量元素含量的近似度更大。尽管食物中矿物元素的含量有较大的差异，但体组织中矿物元素的含量相当稳定。这是因为人体对矿物元素有稳恒调控机制。然而，这种机制的有效性是有限的。

② 不同矿物元素在人体内的含量大致按下列次序递减：Ca、P、Na、K、Cl、S、Mg、Fe、Zn、Cu、Mn、I、Se、Co。但通过调整膳食的营养组成，可打乱上述次序。

③ 电解质元素如钠、钾、氯等的含量在生命各阶段基本上稳定。钠、钾、氯等是细胞膜产生一定的静息电位和动作电位以及体液维持一定的渗透压的物质基础。要保持健康，就须保持钠、钾、氯等电解质元素含量的基本稳定。

④ 不同组织中矿物元素的含量随功能性质而变化。例如，钙、磷是骨骼的主要组分，故骨中钙、磷含量丰富；碘为甲状腺合成甲状腺素的原料，因而甲状腺含碘多；铁为血红蛋白的基本组分，故血液中铁量多。

六、矿物元素与细胞生物电

细胞在静息状态或活动状态时，细胞膜都存在着电位差，称为生物电。在静态下，细胞膜存在着外正内负的电位，称为静息电位。细胞膜产生静息电位的基础条件是：①膜内外许多离子浓度不同，如细胞膜内钾离子浓度远大于细胞膜外钾离子浓度，体内90%的钾含存于细胞内；细胞膜外钠离子浓度远大于细胞膜内钠离子浓度；细胞膜外氯离子浓度大于细胞膜内氯离子浓度；细胞膜内蛋白质阴离子浓度远大于细胞膜外蛋白质阴离子浓度。②细胞膜在静态时对各种离子的通透性大小不同。③细胞膜上有孔，其半径为3～4Å（1Å＝0.1nm）。细胞膜产生静息电位的机理如下：细胞膜对钾离子的通透性很大（钾离子的半径为3.96Å），而其他离子由于半径大于膜孔半径不能通透。因为细胞膜内钾离子浓度远大于细胞膜外钾离子浓度，故钾离子在浓度差的作用下，迅速外流，随着钾离子正电荷外流，就打破了膜内外的电中性，逐渐形成内较负外较正的电位差，这样就阻碍钾离子外流，同时牵引流出的钾离子不至于离膜太远。当到一定的时候，钾离子在形成的电位差阻牵下不能外流而稳定下来，此时达到一种电-化学平衡，此电位差就是静息电位。由于它是钾离子外流的结果，故又称为钾离子跨膜电位。

细胞在兴奋过程中，膜电位发生一系列变化（去极化、反极化、复极化），此过程中变化的电位被称为动作电位。细胞膜产生动作电位的基础条件是：①、②、③同上述；④细胞在不同生理状态对同一种离子的通透性也有很大的不同。细胞膜产生动作电位的机理如下：当细胞受到刺激时，膜的结构发生改变，对离子（Na^+、Ca^{2+}、K^+等）的通透性就有变化，膜电位就逐渐减小，当减小到一定程度的时候（阈电位），就激活了膜上的Na^+载体，从而打开膜上Na^+的快速通道，此时膜外的Na^+在浓度差和电位差的双重作用下就迅速流入膜内。由于Na^+正电荷不断流入，就引起膜去极化、反极化，形成内正外负的膜电位，构成动作电位的上升相。当达到新的电-化学平衡时，Na^+内流停止，K^+的通透性又增大，此时K^+在浓度差和电位差的双重作用下就迅速外流而使膜电位快速复极化，构成动作电位的下降相。随着钾离子不断外流，最后恢复正常的膜电位，但Na^+、K^+等在膜内外的浓度发生了变化，这时就需ATP供能，通过Na-K泵的作用，把流入的Na^+排出，同时将流出的K^+吸进，这样细胞就恢复了正常，完成了一次兴奋。

七、矿物元素对人体的基本营养作用

① 作为人体结构成分，如钙、磷和镁为骨骼、牙的组分，体内80%的矿物质含存于骨骼中；硫是体蛋白的组分；磷是生物膜的组分。

② 维持体液正常的渗透压，如K^+、Na^+、Cl^-、Ca^{2+}、Mg^{2+}等维持人体的晶体渗透压。人体渗透压是一种重要的生理参数，它影响着组织或细胞中水和其他可溶性物质的迁移。细胞外液渗透压主要由Na^+、Cl^-和HCO_3^-维持，而细胞内液渗透压主要由K^+、Mg^{2+}和有机质维持。以等当量的NaCl浓度表示，人的血液渗透压为0.9%，鸟类的血液渗透压为0.93%～0.95%，冷血动物的血液渗透压为0.7%。若食物含超量的食盐，则血浆中NaCl增加，渗透压就升高。血浆高渗时，水分由肠液进入血液；血浆低渗时，水分由血浆进入肠腔。

③ 作为酶、激素、载体等的组分，如硒是谷胱甘肽过氧化物酶、5′-脱碘酶的组分；碘是甲状腺素合成的重要原料；铁是血红蛋白的成分；钴是维生素B_{12}的组分。

④ 许多矿物质，尤其是K^+、Na^+、Ca^{2+}、Mg^{2+}保持适宜比例，是维持细胞膜等生物膜通透性与神经、肌肉兴奋性的必要条件。生物膜是一种精细结构，它将细胞与细胞隔开，或将细胞内各单位小体区域化，确保生物大分子有次序地进行化学反应。矿物质主要以离子形式直接参与生物膜的结构与功能，如二价金属离子尤其是Ca^{2+}参与细胞膜的黏着作用。

⑤ 维持体内酸、碱平衡，如Na^+、K^+、Cl^-、PO_4^{3-}、HCO_3^-等都参与维持体内酸、碱平衡。

第二节 常量（大量）元素营养

一、钙、磷的营养与保健

钙、磷是人体内含量最多的两种矿物元素，其营养生理作用很多，人体缺乏其中一种或两种，主要后果是骨骼病变。

1. 钙、磷在自然界中的分布

(1) 钙在自然界中的分布　钙在自然界分布广，以化合物的形态存在，如石灰石、白垩、大理石、石膏、磷灰石等；也存在于人和动、植物体内（表9-2）。

表9-2　一些食品中钙含量　　单位：%

食品	钙含量	食品	钙含量	食品	钙含量
大米	0.010	花生仁	0.067	羊肉(瘦)	0.015
面粉	0.024	大白菜	0.061	鸡肉(瘦)	0.011
黑麦	0.070	油菜	0.140	蛋黄	0.134
大豆	0.24～0.36	韭菜	0.105	脱脂奶粉	1.270
豌豆	0.084	发菜	0.767	全脂奶粉	0.900
蚕豆	0.093	紫菜	0.343	鲜牛奶	0.120
黑豆	0.250	木耳	0.357	人奶	0.034
豆干丝	0.284	银耳	0.380	干酪	0.900
腐竹	0.280	猪肉(瘦)	0.006	奶酪	0.590
核桃仁	0.119	牛肉(瘦)	0.015	芝麻	0.946

(2) 钙在人和动物体内的分布情况　钙占人和动物体重的1%～2%，其中98%～99%存在于骨、牙中，1%～2%含存于软组织和体液内。钙在骨灰分中的含量为36%，钙在骨骼中以结晶型化合物和非晶型化合物两种形式存在。结晶型化合物为羟基磷灰石，分子式是 $Ca_{10}(PO_4)_6(OH)_2$，晶体具有六片形小板（35nm×30nm×5nm）的形状，其表面积为每克 100～300m²。非晶型化合物是 $Ca_3(PO_4)_2$、$CaCO_3$ 和 $Mg_3(PO_4)_2$。一些组织（湿）的含钙量见表 9-3。

表 9-3　一些组织（湿）的含钙量

组织	含钙量/(mg/kg)	组织	含钙量/(mg/kg)
心脏	76.15	平滑肌	332.66
肝脏	64.13	软骨	260.52～400.80
肾脏	140.30	脑	80.16
脾脏	84.17	神经	248.50
皮肤	172.34	胎盘	248.50
骨骼肌	52.10		

正常情况下，血液中的钙几乎全部存在于血浆中，在维生素 D、甲状旁腺素、降钙素的作用下血清钙相对恒定，成年人为 90～110mg/L，儿童为 100～120mg/L。钙在血浆和细胞外液中的存在类型有：①蛋白结合钙，约占血钙总量的40%；②可扩散结合钙，与有机酸结合的钙，如柠檬酸钙、乳酸钙、磷酸钙等，它们可通过生物膜而扩散，约占13%；③血清游离钙，即离子钙，与上述两种类型的钙不断地交换并处于动态平衡之中，其含量与血 pH 值有关。pH 值下降，离子钙增多；pH 值增高，离子钙减少。在正常生理 pH 值范围，离子钙约占47%。在血液三种类型的钙中，只有离子钙才起直接的生理作用，激素也是针对离子钙进行调控并受离子钙水平的反馈调节。

细胞内离子钙浓度远低于细胞外离子钙浓度，细胞外离子钙是细胞内离子钙的储存库。钙在细胞内以储存钙、结合钙、游离钙三种类型存在，约80%的钙储存在细胞器（如线粒体、肌浆网、内质网等）内，不同细胞器内的钙并不相互自由扩散，10%～20%的钙分布在胞质中，与可溶性蛋白质以及膜表面结合，而游离钙仅占0.1%。

(3) 磷在自然界中的分布　磷向生态系统的主要输入方式：①施肥；②植物残体；③大气沉降；④灌溉。生态系统中磷的主要输出方式：①作物收获；②土壤流失；③渗漏。人类活动对磷循环的影响方式：①磷矿开采与消耗；②磷肥的施用与流失；③生活废水、工业污水排放。

磷在自然界中主要存在于磷灰石和磷灰岩矿中，是钙氟磷灰石 [$3Ca_3(PO_4)_2 \cdot CaF_2$] 和羟基磷灰石 [$Ca_{10}(PO_4)_6(OH)_2$] 的组成元素。

(4) 磷在植物体内的分布情况　磷在不同植物中的含量相差很大，变幅一般为0.2%～1.6%（以干物质计），而多数作物的含磷量为0.3%～0.4%。基本规律是：油料作物含磷量高于豆科作物，豆科作物高于谷实类作物，但谷实加工的副产品（糠麸类）含磷量可能更高，在1%以上。

植物含磷量常受土壤磷水平（供磷状况）的影响，当土壤有效磷含量高时，植物的含磷量也略高于缺磷的土壤（表 9-4）。

从表 9-4 中可看出，对菠菜供磷不足时，叶片中无机态磷含量明显下降，但各种有机态磷组分却没有变化；而燕麦籽实除植酸磷发生变化外（因植酸磷是种子中磷的储存形态），也表现出与菠菜相同的趋势。一些食品中磷含量见表 9-5。

表 9-4 供磷状况对菠菜叶片和燕麦籽实中不同化合态磷含量的影响　　单位：%

供磷状况		磷脂	核酸磷	植酸磷	无机态磷
菠菜叶片	不充足	1.1	0.9	—	2.2
	充足	1.1	0.9	—	18.0
燕麦籽实	不充足	0.22	2.1	0.05	0.5
	充足	0.22	2.4	0.5	1.3

表 9-5 一些食品中磷含量　　单位：%

食品	磷含量	食品	磷含量	食品	磷含量
小麦	0.34～0.41	绿豆	0.32	猪肉(瘦)	0.12
大麦	0.40	豌豆	0.39	猪肝	0.52
黑麦	0.34	豆腐	0.17	猪腰	0.25
燕麦	0.33～0.45	腐竹	0.60	猪肚	0.24
去壳燕麦	0.45	菠菜	0.04	猪心	0.24
高粱	0.29	韭菜	0.04	猪血	0.01
次等面粉	0.50	胡萝卜	0.04	鸡肉	0.23
粗面粉	0.81	白萝卜	0.01	鹅肉	0.19
土豆粉	0.20	芜菁	0.03	鸭肉	0.19
鲜土豆	0.05	苹果	0.01	鸡肝	0.28
白土豆	0.05	海带	0.01	鸡蛋	0.24
糯米	0.12	香菇	0.19	鸭蛋	0.23
甘薯	0.11	银耳	0.43	鸡蛋黄	0.55
玉米	0.04	木耳	0.21	牛肉(瘦)	0.12
米饭	0.05	花生仁	0.39～0.43	羊肉	0.13
面条	0.09	芝麻	0.57	牛肝	0.28
挂面	0.26	核桃	0.34	鲤鱼	0.17
黄豆	0.51	红枣	0.04	虾	0.14
蚕豆	0.57	瓜子	0.98	绿茶	0.55

（5）磷在人和动物体内的分布情况　磷占体重约1%，其中约80%存在于骨骼和牙齿中，20%左右含存于软组织和体液内。磷在骨灰分中的含量为17%，在骨骼中以结晶型化合物和非晶型化合物两种形式存在（参见上述）。血中含磷量较多，为每100mL血含35～45mg磷，但主要存在于血细胞中；血浆中含磷量较少，如成年人每100mL血浆仅含3～5mg无机磷，儿童每100mL血浆仅含4.5～6.5mg无机磷。

2. 人体对钙、磷的吸收

（1）人体对钙、磷的吸收　钙随食物进入肠腔，在维生素D_3的作用下，与蛋白质形成钙结合蛋白质，经过异化扩散被吸收进入细胞膜内，少量的钙以螯合形式或游离形式被吸收。钙主要在十二指肠被吸收；钙在胃里也可被吸收，胃中的钙与盐酸形成氯化钙，因而易被吸收。一般情况下，人体对钙的吸收率只有20%～30%。

有机磷或无机磷化合物被人体摄入后，在胃酸的作用下，形成磷酸，磷以离子态为主被吸收，也可能以结合态通过异化扩散方式被吸收。磷主要在十二指肠被吸收。难溶性磷酸盐如磷酸二钙、磷酸三钙与脂肪酸反应，在胆汁的参与下，形成微团被吸收。

人体要求膳食中的钙、磷比例为（1～2）：1。

（2）影响钙、磷吸收的因素　钙、磷的吸收受很多因素影响。第一，钙、磷的溶解度对钙、磷的吸收率起着决定性作用，凡是在吸收细胞接触点可溶解的钙、磷，不管以任何形式存在都能被吸收；乳糖能增强吸收细胞的通透性，促进钙的吸收。第二，钙、磷与其他物质的相互作用对钙、磷的吸收率影响也较大。肠道内大量存在铁、铝和镁时，这些物质可与磷形成不溶性磷酸盐而降低磷的吸收率；过量脂肪酸可与钙形成不溶性钙皂，降低钙的吸收率。第三，钙、磷本身的影响：钙含量太高，抑制钙的吸收；钙、磷之间比例不合理（高钙低磷或高磷低钙）也可抑制钙、磷的吸收。一些食品中磷的有效率见表 9-6。

表 9-6　一些食品中磷的有效率

饲料	总磷/%	有效磷/%	磷有效率/%
大麦	0.36	0.16	44.44
豆类	0.50	0.13	26.00
荞麦	0.3	0.10	33.33
奶粉	0.9	0.90	100.00
黄玉米	0.25	0.08	32.00
高赖氨酸玉米	0.20	0.07	35.00
玉米胚粉(湿磨)	0.50	0.17	34.00
玉米面筋	0.75	0.27	36.00
鱼(风干计)	2.40	2.40	100
西非高粱	0.27	0.09	33.33
燕麦	0.33	0.11	33.33
糙米	0.26	0.09	34.62
干脱脂乳	1.00	1.00	100
高粱面筋	0.60	0.20	33.33
大豆	0.58	0.20	34.48
小黑麦	0.30	0.10	33.33
硬粒小麦	0.28	0.09	32.14
小麦胚粉	0.80	0.30	37.50
面粉	0.30	0.10	33.33
干乳清	0.70	0.70	100

3. 人体内钙、磷的代谢概况

人体随着年龄的增大，钙周转代谢率降低，但每天周转代谢钙量仍可达吸收的钙量的 4～5 倍。成年人正常情况下不存在钙的净沉积（0），但沉积和分解的钙量仍相当大。图 9-2 显示了（成年）人体内钙离子的平衡状况。

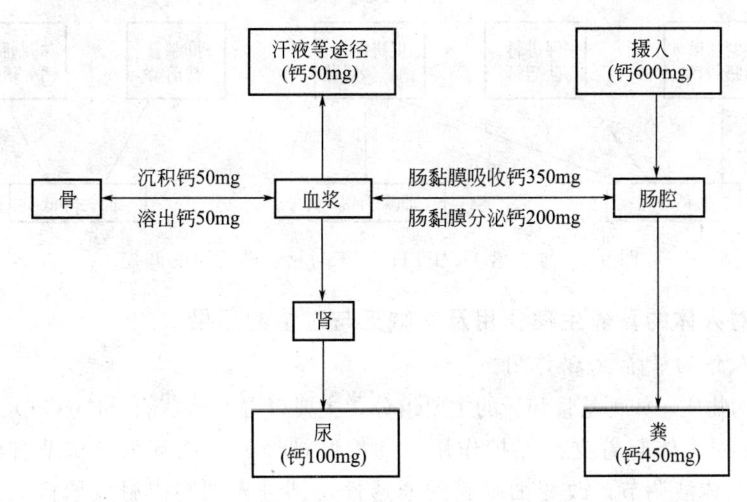

图 9-2　（成年）人体内钙离子平衡

被吸收的磷进入各组织中。磷在骨中以羟磷灰石形式（约占体内总磷的85%）存在，其余的磷存在于软组织和体液中。未被吸收的磷经粪排出；在体内代谢利用后的磷主要通过尿液排出。

调节钙、磷代谢的主要因素有维生素D、甲状旁腺素、降钙素。它们主要通过影响钙、磷的吸收，调节钙、磷在骨组织和体液间的平衡以及从肾脏排泄，从而维持钙、磷的正常代谢。

① 维生素D是调节钙、磷代谢的主要因素。维生素D能促进小肠对钙、磷的吸收，促使肾小管对磷的重吸收，从而提高血中钙、磷浓度，利于骨骼钙化。

② 甲状旁腺素（PTH）是由甲状旁腺主细胞合成并分泌的一种84肽直链状的激素。其生理作用是：促进破骨细胞的生成，动员骨盐的溶解；促进肾远曲小管重吸收钙，抑制肾近曲小管重吸收磷；促进维生素D的活化，从而进一步影响钙、磷的代谢；促进肠道对钙的吸收。受上述多重作用，血钙浓度升高，血磷浓度降低。

PTH的分泌对血钙浓度的变化极为敏感。当血钙浓度降低时，PTH的分泌增多；当血钙浓度提高时，PTH的分泌减少。

③ 降钙素（CT）是由甲状腺滤泡旁细胞分泌的由32个氨基酸组成的多肽激素。其主要作用是：阻止钙由骨骼中释出；抑制肾近曲小管对磷的重吸收，使尿磷增加，血磷降低；生理浓度的CT抑制肠道对钙的吸收，而高浓度时又有促进钙吸收的作用。受上述作用，血钙浓度降低。

CT的分泌与血钙浓度有密切的关系。当血钙浓度提高时，CT的分泌增多；当血钙浓度低于正常水平时，CT的释放则减少。

维生素D、PTH、CT对钙、磷代谢的调控情况如图9-3所示。

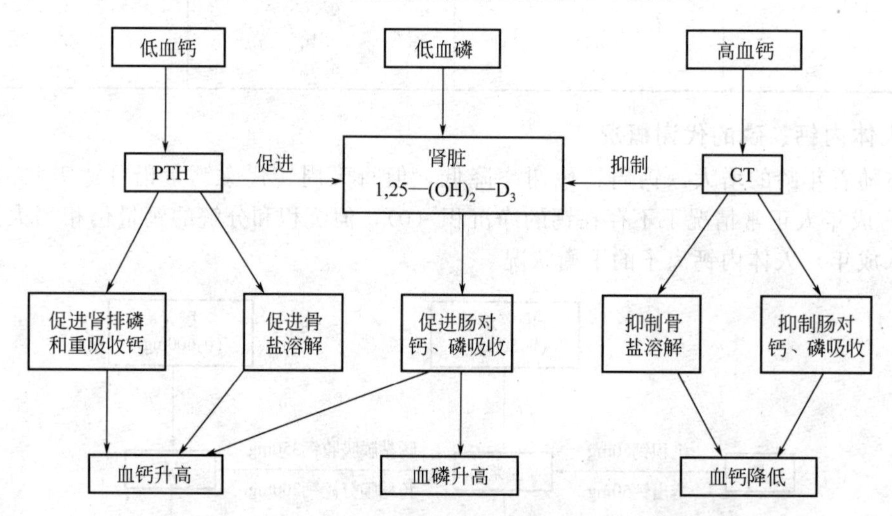

图9-3　维生素D、PTH、CT对钙、磷代谢的调控

4. 钙、磷对人体的营养生理作用及其缺乏与过量的后果

(1) 钙对人体的营养生理作用

① 作为结构物质，如钙是骨和牙的主要组分，主要以羟基磷灰石［$Ca_3(PO_4)_2 \cdot 2Ca(OH)_2$］结晶形式存在，对人体起着支持保护作用。②控制神经递质的释放，调节神经细胞的兴奋性。③通过神经-体液调节，改变细胞膜的通透性，钙进入细胞内触发肌肉收缩。④是血凝过程中一系列酶的激活剂。⑤促进胰岛素、儿茶酚胺、肾上腺皮质醇的分泌。⑥钙具有自身

营养调节功能。在外源钙不足时，沉积钙特别是骨钙可被大量动员，供给代谢需要。此功能对孕妇、乳母十分重要。⑦钙是补体的激活剂，对免疫系统有积极作用。⑧钙作为信号物质参与多种生命活动的调控，如钙参与基因表达的调控过程。

（2）钙与精子获能　精子获能是人和哺乳动物精子在精-卵结合（受精）前必须经过的生化过程，精子获能后，才具有受精的能力。精子获能的目的旨在使精子预备顶体反应和超激活化，促进精子和卵子结合（受精）。精子获能是非常复杂的生化反应过程。在获能过程中，精子内游离的 Ca^{2+} 起着关键性作用。Ca^{2+} 对精子生理活动的调控是通过精子内 Ca^{2+} 浓度的改变而实现的，而胞内 Ca^{2+} 浓度主要通过质膜通透性和胞内钙库的释放而改变。因此，存在于精子的 Ca^{2+} 相关的离子通道在精子获能方面发挥着重要的作用。在精子细胞膜上存在着多种钙离子通道，包括电压依赖性钙通道（voltage-dependent calcium channel，VDCC）、精子的阳离子通道（cation channel of sperm，CatSper）、环核苷酸门控通道（cyclic nucleotides voltage gated channel，CNG）、瞬时感受器电位通道（transient receptor potential channel，TRP）等。精子膜 VDCC 参与精子获能和顶体反应。CNG 通道是非选择性阳离子通道，尤其是允许 Ca^{2+} 通过，是 Ca^{2+} 进入细胞内的主要通道之一。CNG 通道的活性能被 cGMP/cAMP 和 Ca^{2+}/CaM 作用所调节，低浓度 cGMP 对通道的打开比 cAMP 更重要。Ca^{2+}/CaM 下调通道活性，通过 CNG 通道的 Ca^{2+} 流动负调控通道活性。在获能过程中，为了行使其调控职能，各个 Ca^{2+} 通道均和 1 个钙调节蛋白分子（calmodulin，CaM）结合，且通过复合蛋白质分子 *C*-末端小段和 *N*-末端小段与 Ca^{2+} 的结合而行使对通道机能状态的调控。CaM 是一种分子量为 16700 的单链蛋白质，由 148 个氨基酸组成。CaM 和细胞内多种酶的作用有关。在每个 CaM 分子内，有 4 个可与 Ca^{2+} 结合的区域（图 9-4），它们的一级结构极为相似。细胞内 Ca^{2+} 浓度通常维持在 10^{-7} mol/L 左右。TRP 主要是通过磷酸肌醇介导发挥作用的。CatSper 对于精子超活化和受精都有重要的调节作用。

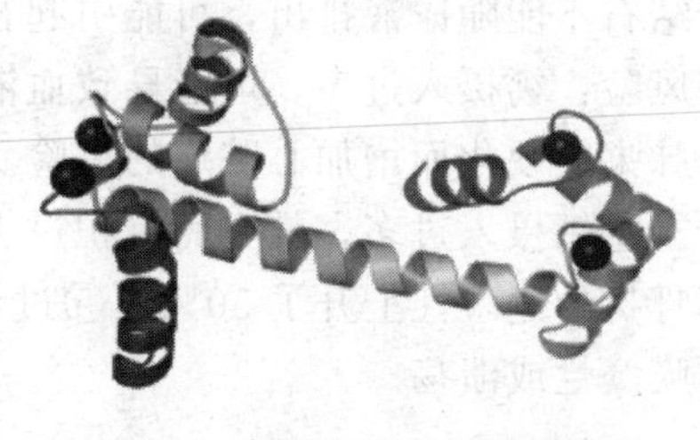

图 9-4　钙调蛋白的三维结构，四个黑球表示被结合的 Ca^{2+}

（3）磷对人体的营养作用　①作为骨骼和牙的组分，也是体液的重要组分。②作为三磷酸腺苷（ATP）和磷酸肌酸（C～P）等的组分，参与能量代谢，也是底物磷酸化的重要参与者。③在脂类吸收转运过程中，磷是构成磷酸酯的重要物质。④作为生命遗传物质 DNA、RNA 和一些酶的组分。⑤作为磷脂（如卵磷脂、脑磷脂和丝氨酸磷脂等）的组分，而磷脂是生物膜的结构物质。⑥参与维持体内酸、碱平衡，如磷酸氢二钠、磷酸二氢钠缓冲体系具有酸、碱缓冲作用。

（4）人体对钙、磷的需要量　人体对钙的需要量参见表 9-7。

表 9-7　人体每日对钙的适宜摄入量

生理阶段	钙适宜摄入量/(mg/d)	生理阶段	钙适宜摄入量/(mg/d)
0.5 岁以下	300	18 岁以上	800
0.5～1 岁	400	50 岁以上	1000
1～4 岁	600	怀孕早期	800
4～7 岁	800	怀孕中期	1000
7～11 岁	800	怀孕后期	1200
11～14 岁	1000	乳母	1200
14～18 岁	1000		

幼儿每天约需要磷1000mg，成人每天约需要磷750～1200mg。

（5）人体缺钙、磷的后果　不同生理阶段的缺钙表现如下。

① 儿童：夜惊、夜啼、烦躁、盗汗、厌食、方颅、佝偻病（图9-5）、骨骼发育不良、免疫力低下、易感染。

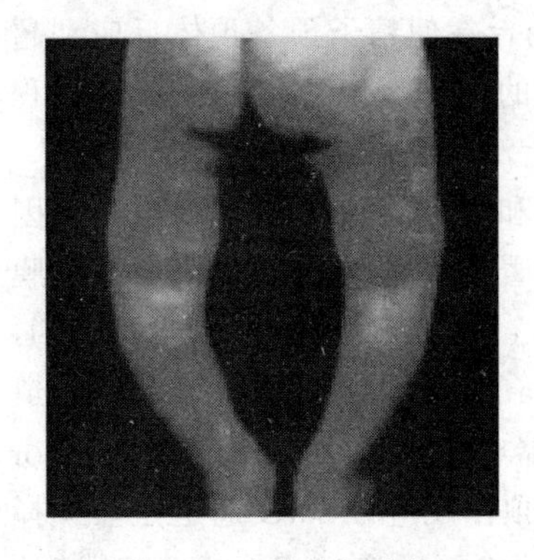

图9-5　人体缺钙症状（佝偻病）

② 青少年：腿软、抽筋、体育成绩不佳、疲倦乏力、烦躁、精力不集中、偏食、厌食、蛀牙、牙齿发育不良、易感冒、易过敏。

③ 青壮年：经常性的倦怠、乏力、抽筋、腰酸背痛、易感冒、过敏。

④ 孕妇和乳母：小腿痉挛、腰酸背痛、关节痛、浮肿、妊娠高血压等。

⑤ 中老年：腰酸背痛、小腿痉挛、骨质疏松、骨质增生、骨质软化、各类骨折、高血压、心脑血管病、糖尿病、结石、肿瘤等。

由于食品中磷的含量较多，膳食中磷的含量一般能满足人体的营养需要量，因此人体基本上不缺磷。

（6）摄入过多钙的危害　①钙摄入过多增加结石病风险：钙摄入过多，与肾结石发病率高有关系。据报道，美国人中约12%的人患有肾结石，可能与钙摄入过多有关系。较大的结石不能随尿液排出，可能引起肾绞痛，严重者将引起肾损伤。②钙摄入过多增加心脏损伤风险：钙摄入过多，可能导致血液中钙含量增加，高钙血症会增多动脉中的沉积物，导致动脉粥样硬化而增加心脏病的风险。③钙摄入过多，可影响铁、锌、磷、镁等矿物元素的吸收。④钙摄入过多，骨中钙沉积过多，使骨质变脆，易骨折。骨质疏松患者在摄入高钙后髋部骨折的危险性上升了50%。⑤过量补钙可刺激胃黏膜大量分泌胃酸，引起黏膜充血肿胀、黏膜糜烂或溃疡。

二、镁的营养与保健

镁是人体必需的常量矿物元素，主要作为骨骼和牙齿的成分，在抗应激等方面起着重要的作用。

1. 镁在人体内的代谢

镁在胃中被胃酸转化成离子态，在整个肠道均可被吸收，但主要是在空肠末端与回肠部位被吸收，可通过被动扩散和耗能的主动转运两种机制吸收，吸收率一般约为30%。健康成年人体内的镁通过胆汁、胰液和肠液大量分泌到肠道，其中60%～70%随粪排出，部分从汗和脱落的皮肤细胞丢失，其余从尿中排出，每天排出50～120mg，占摄入镁量的1/3～1/2。影响镁吸收的因素如下：维生素D能促进镁吸收；钾、钙、氨等拮抗剂能阻碍镁的吸收；植物源性食品中镁吸收率较动物源性食品中镁吸收率低；镁的存在形式也影响镁的吸收率。

镁在人体内的含量约为0.05%。其中，60%～70%存在于骨骼和牙齿中；30%～40%存在于软组织中（主要存在于细胞器内，少量含存于细胞外液中）。

影响镁代谢的因素很多，主要有甲状旁腺素和降钙素等激素和维生素D等。

（1）PTH　甲状旁腺素（PTH）可通过两种方式影响镁代谢。PTH在一定程度上能控制肾对镁排泄的阈值。注射PTH，尿镁排泄量下降，致使血浆镁浓度升高。但停用外源性

PTH 后，尿镁排泄量显著增加，导致血浆镁浓度降到正常水平以下。只有当内源性 PTH 分泌恢复到正常水平，血浆镁浓度才趋于正常。PTH 能促进骨骼无机盐溶解（图 9-6），由此溶解的镁进入细胞外液中。骨骼溶解时，每释放 1 个镁离子，就释放 43 个钙离子。因此，若从骨骼中释放大量的镁，体内的钙平衡必被破坏（Fontenot 等，1989）。

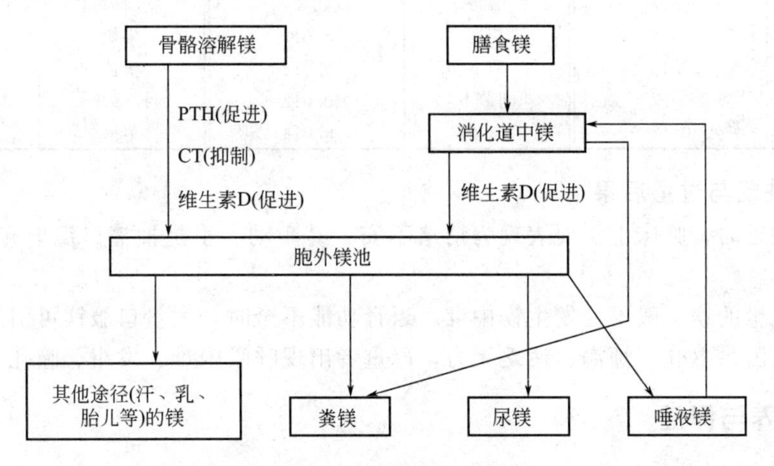

图 9-6 人体内镁代谢概况

（2）CT 降钙素（CT）能抑制骨骼溶解，因而抑制镁从骨骼中释放。CT 也能轻度地增加肾脏对镁的排泄量（Brautbar 等，1982）。

（3）维生素 D Schneider 等报道，维生素 D 能引起肾脏对镁的排泄量增加。膳食中补充维生素 D，可使血浆镁水平下降，这可能是维生素 D 促进胞外液中镁流入胞内的结果。人体缺镁时，靶器官对维生素 D 的效应下降，因而导致低血钙症。镁在人体内的代谢情况可简示于图 9-6。

2. 镁的营养生理作用

① 作为骨骼和牙齿的组分。②作为酶（如磷酸酶、氧化酶、激酶、肽酶、精氨酸酶等 300 多种酶）的组分或活化因子，镁几乎参与体内各主要代谢过程，参与体内所有的能量代谢。③镁和钙是体液中两种最常见的二价阳离子，它们作为生物膜的稳定剂而发挥作用。这可能是由于钙、镁同磷脂基团形成离子键，使磷脂分子联系在一起，因而其流动性下降。④镁离子能维持神经、肌肉细胞正常的兴奋性。当体液中镁浓度低时，神经、肌肉细胞的兴奋性就亢进，发生痉挛，甚至死亡。近几年来，镁离子较广泛地被用作抗应激剂。例如，在动物转群、运输时，常给其补充镁离子。⑤镁离子为蛋白质分子修饰组排所必需，还以离子桥形式和各种 RNA 结合，从而维持其结构稳定。⑥镁抑制脂质过氧化。镁可能通过下面几种机制发挥抑制脂质过氧化的作用。a. 镁与钙离子结合，起到稳定细胞膜脂质双层结构的作用。b. 谷胱甘肽合成需要谷氨酰半胱氨酸合成酶和谷胱甘肽合成酶，镁是这两种酶的辅助因子。缺镁时，谷胱甘肽合成受阻，而谷胱甘肽能抑制脂质过氧化。c. 镁还可能通过维持线粒体的完整性来抑制自由基的产生，而自由基可引起脂质过氧化。

3. 镁的来源与人体对镁的需要量

镁含存于各种食品中。海带、豆类、原粮、叶菜类（风干计）食品中镁量较多，见表 9-8。

中国营养学会建议，成年男性每天约需镁 350mg，成年女性约需 300mg，孕妇与乳母约需 450mg，2～3 岁儿童约需 150mg，3～6 岁儿童约需 200mg。

表 9-8 一些食品中含镁量 单位：%

食品	镁含量	食品	镁含量	食品	镁含量
玉米	0.11	大豆	0.14～0.28	豆腐	0.02
大麦	0.10	花生	0.14	牛肉	0.02
糙米	0.12	海带	0.87	猪肉（瘦）	0.015
精米	0.022	菠菜	0.017	牛奶	0.011
高粱	0.13	萝卜	0.012	蛋黄	0.008
燕麦	0.13	胡萝卜	0.012	柠檬汁	0.16
小麦	0.12	白菜	0.014	苹果	0.004

4. 镁的缺乏与过量后果

人体镁缺乏时，临床上主要表现为情绪不安、易激动、手足抽搐、反射亢进，血清镁、钙下降等。

人口服过量的镁一般不会发生镁中毒。当肾功能不全时，大量口服镁可引起镁中毒，表现为腹痛、腹泻、呕吐、烦渴、疲乏无力，严重者出现呼吸困难、发绀、瞳孔散大等。

三、硫的营养与保健

1. 硫在自然界中的分布

硫在自然界中的分布见表 9-9。

表 9-9 自然界中硫的分布

来源	数量/百万吨	来源	数量/百万吨
大气中氧化态硫	1.1	海洋中无机硫	1.3×10^{9}
大气中还原态硫	0.6	陆地植物中硫	3.3×10^{3}
气溶胶中的硫酸盐	3.2	海洋植物中硫	40
火成岩中硫	3×10^{9}	陆地动物中硫	20
沉积岩中硫	2.6×10^{9}	海洋动物中硫	10
土壤中有机硫（无生命）	3×10^{4}		

硫在食品中的分布情况：硫多以有机硫形式存在，主要含存于蛋白质食品中。鱼、蛋、肉、奶中含硫丰富（0.45%～0.50%）；豆类以及豆制品中含硫量较多（0.2%～0.4%）；谷实中含硫量较少（0.1%～0.2%）；叶菜、块根、块茎和瓜果类食品中含硫量很少（一般不足 0.1%）。

2. 人体对硫的吸收与排泄

硫在小肠内被吸收。含硫氨基酸、硫苷、硫胺素、吡哆醇和生物素不经降解就可被吸收；含硫氨基酸的蛋白质经裂解生成含硫氨基酸后才被吸收；无机硫可被吸收，但吸收量很少。

硫的排泄途径是通过粪和尿。由尿排泄的硫主要是有机硫完全氧化的尾产物（SO_4^{2-}）和脱毒形成的含硫复合物。由于尿中排泄的硫主要源于蛋白质分解，因此尿中 S/N 的比例相当稳定。但人在饥饿或蛋白质缺乏时，尿中 S/N 的比例升高；膳食中蛋白质增多时，S/N的比例又下降。

3. 含硫化合物的营养生理作用

在人体内，硫主要以含硫化合物的形式发挥作用。含硫化合物主要有含硫氨基酸（半胱氨酸、胱氨酸、蛋氨酸）、维生素（维生素 B_1、生物素、维生素 B_6 等）、激素（胰岛素、催产素、加压素等）、谷胱甘肽、牛磺酸等。这些含硫化合物在人体内起着各种各样的作用。

正因为硫通过上述含硫化合物发挥作用，所以人体一般不会出现特异的缺硫症状。实验性动物的缺硫症状为食欲丧失、掉毛、多泪和流涎。

四、钠、钾、氯的营养与保健

钠、钾和氯都是电解质元素，共同维持体液酸、碱平衡和（晶体）渗透压，关系密切。另外，人体摄入和排泄钠和氯的主要形式均为氯化钠。因此，这里一起讨论这三种元素。

1. 钠、钾和氯的分布

（1）钠的分布　在地壳中，钠为第6位含量丰富的元素，含量为2.8%。但是，土壤中可溶性钠易被冲洗掉，故土壤中可溶性钠的含量很少。钠可能只是部分植物（具有C_4光合途径和景天庚酸代谢途径的植物）的必需元素。植物体内钠的平均含量约占干重的0.1%。不同种类的植物含钠量变化很大，如甜菜的含钠量可达3%～4%，牧草的含钠量变动范围为20～2000mg/kg。

人体内钠含量约为无脂干物质的0.15%，血清中钠的正常含量为每100mL含310～340mg。钠主要分布在细胞外，大量存在于体液中，少量存在于骨中。软组织尤其是肌肉中钠含量随年龄的增大而下降。钠在人体内各组织的分布情况如表9-10所示。

表9-10　钠和氯在人体内各组织的分布情况　　单位：%

元素	骨骼	下肢	肌肉	血液、淋巴	其他组织
钠	25	22	16	20	17
氯	8	25	25	22	20

（2）钾的分布　一般植物源性食品中含钾量（K_2O）为0.3%～0.5%（以风干计）。植物源性食品中含钾量常因作物种类和器官的不同而有很大差异。通常，含糖分较多的粮食作物中含钾量较高。就不同器官来说，籽实中钾的含量较少，而秸秆中钾的含量则较多。此外，块根、块茎类食品中含钾量也较多。见表9-11和表9-12。

表9-11　作物不同部位中钾的含量　　单位：%

作物	部位	含K_2O	作物	部位	含K_2O
小麦	籽粒	0.61	水稻	籽粒	0.30
	茎秆	0.73		茎秆	0.90
玉米	籽粒	0.40	马铃薯	块茎	2.28
	茎秆	1.60		叶片	1.81
谷子	籽粒	0.20	糖甜菜	根	2.13
	茎秆	1.30		茎叶	5.01

表9-12　一些常用食品中含钾量　　单位：%

食品	含钾量	食品	含钾量	食品	含钾量
玉米	0.30	绿豆	0.79	咸萝卜干	0.51
大麦	0.41	黑木耳	0.76	青萝卜	0.23
高粱	0.35	干香菇	0.46	红胡萝卜	0.19
糙米	0.29	干枸杞子	0.43	白萝卜	0.17
燕麦	0.39	干脱脂乳	1.60	猪肉(瘦)	0.31
马铃薯粉	1.07	干乳清	1.80	猪肝	0.24
葡萄干	0.99	干虾米	0.55	猪肾	0.22
脱水甜椒	1.44	干山药	0.27	羊肉(瘦)	0.40
大豆	1.50～1.60	花生仁	0.59	蘑菇	0.31

续表

食品	含钾量	食品	含钾量	食品	含钾量
马铃薯	0.34	油菜	0.21	草鱼	0.31
西红柿	0.16	金针菇	0.20	青鱼	0.33
南瓜	0.15	绿皮茄子	0.16	乌鳢	0.31
荸荠	0.31	香蕉	0.26	黄鳝	0.26
小白菜	0.18	牛肝	0.19	鲢鱼	0.28
大白菜	0.09	羊肝	0.24	鳜鱼	0.30
菠菜	0.31	鸡肉	0.25	甲鱼	0.20
荠菜	0.28	兔肉	0.28	罗非鱼	0.29
青辣椒	0.21	驴肉	0.33	鲇鱼	0.35
苋菜	0.21	鸡肝	0.22	鳟鱼	0.69
芫荽	0.27	鸭肝	0.23	大麻哈鱼	0.36
韭菜	0.25	鹅肝	0.34	莫桑罗非鱼	0.34
空心菜	0.24	鲫鱼	0.29	河虾	0.33

(3) 氯的分布　1774年，瑞典化学家Carl Wihelm Scheele用盐酸和二氧化锰反应，制得氯气。1810年，由英国化学家Humphry Davy确定了氯元素的存在。

氯是一种较特殊的矿物质营养元素，它普遍存在于自然界，植物对氯的需要量较多。例如，番茄需氯量是钼的几千倍。许多植物源性食品中氯的含量很高，含氯高于10%的植物并不少见。虽然大多数作物在生长过程中无明显的缺氯症状，但氯对许多作物有促生长效应。实践证明，某些作物施用氯化钾时，其产量常高于施用硫酸钾。

人体内氯含量占无脂干物质的0.1%～0.15%，人全血每100mL含450～530mg（以氯化钠计），血浆中每100mL含560～620mg（以氯化钠计）或330～380mg（以氯计）。氯在细胞内、外都有。软组织尤其是肌肉中的氯含量随年龄的增大而下降。氯在人体内各组织的分布情况如表9-10所示。

2. 人体对钠、钾和氯的吸收与代谢

(1) 人体对钠、氯的吸收和排泄　人体摄入的钠中，50%在空肠内被吸收；25%在回肠内被吸收；其余的在结肠内被吸收。钠在空肠内吸收主要是随着葡萄糖、半乳糖、水的吸收而被动吸收的。小部分钠的主动吸收是肠腔内钠与肠壁细胞内H^+进行交换，伴有Cl^-吸收和HCO_3^-分泌。在回肠，钠的吸收是主动过程，也是通过Na^+-H^+与Cl^--HCO_3^-机制进行的。大多数钠的吸收都是通过钠泵完成的。

成年人每日摄入的钠量相差很大。摄入食盐6～12g不等。每天有大量的消化液进入胃肠道，其中胆囊含钠量最高，可达160mmol/L。肠道是一个高度有效地保留钠的组织，所有进入胃肠道中的钠几乎被完全吸收。例如，成人每日摄入250～300mmol/L的钠，消化腺也分泌等量的钠，但从粪中排出的钠仅4mmol/L，95%～99%的钠被吸收。

正常情况下，人体每天由食物与消化液进入肠道的钠约25～35g。这些钠在肠道被吸收的情况不完全相同。钠在空肠通过三种方式被吸收：①钠与葡萄糖、氨基酸一起被吸收，这是一个主动耗能过程。葡萄糖需有Na^+时才能被吸收。②通过Na^+-H^+-ATP酶的作用，Na^+与H^+交换而进入空肠黏膜。③Na^+通过空肠黏膜紧密结合处，与水、Cl^-进入细胞间液。在回肠，Na^+通过Na^+-H^+-ATP酶主动被吸收，同时与胆酸共同进入回肠黏膜细胞。

非显性出汗时，汗液中含钠量甚微；显性出汗时，汗液中含钠量为10～70mmol/L。

一般情况下，Cl^-的吸收是顺着电化学梯度的被动转运过程。但若肠腔内Cl^-浓度超过一定水平（如35mmol/L）时，Cl^-就逆浓度梯度而转运。若Cl^-浓度低于35mmol/L时，

Cl^-就向相反方向移动。Cl^-的吸收和Na^+的吸收是紧密相连的，故大部分Cl^-的吸收只是Na^+吸收的结果。

（2）人体对钾的吸收和排泄　植物源性食品中含有的碳酸钾、氯化钾和有机酸钾在消化道是易溶性的，易从食物中释出。钾在消化道各段都可被吸收，但小肠是吸收钾的主要场所。钾的吸收方式可能是扩散。

已被吸收的钾进入血液，且通过血流进入组织。细胞内、外钾交换平衡可能在48h内完成。肌肉、肾、肝和脑中的钾代谢很快。钾离子进入乳汁是逆浓度梯度的，这是因为乳汁中钾浓度比血中钾浓度高几倍。

人体主要通过肾排泄钾。经肾排泄的钾占85%（每升尿排钾30～40mg），钾经肾小球滤过后在近曲小管绝大多数能被吸收，又在远曲小管分泌并与钠交换排出。

钾经肠道排泄约10%。但当肾功能衰竭时，自肠道排出的钾可达摄入量的35%。腹泻时也可有大量的钾排出。其余以汗液排出，每日排钾总量为40～100mmol/L。钾摄入多，排泄也多，摄入不足或体内缺钾时，尿钾排泄仍正常进行，每日尿钾仍可达30～40mmol/L。由此说明：肾保钠功能是健全的，而保钾功能较差。

3. 钾在细胞内、外的分布

钾离子进入细胞内通过两个途径：①主动转运：细胞膜Na^+-K^+-ATP酶（又称钠泵）被激活后，ATP断裂一个高能磷酸键转化为ADP，同时释放出能量，进行Na^+-K^+交换，在将细胞内钠离子泵出的同时，使细胞外钾离子进入细胞内。②被动转运：静息状态下，细胞内钾可通过细胞膜弥散到细胞外，而钠离子不能通过；钾离子外移后造成细胞内阴离子相对增加，产生对钾离子的电吸引作用，促进钾离子回到细胞内，从而达到电化学平衡。③镁的辅酶作用：镁是细胞内第二大类阳离子，是人体内300多种酶的辅助因子，其中包括Na^+-K^+-ATP酶。镁增强Na^+-K^+-ATP酶的活性，促进钾离子进入细胞内。镁还使多种钾通道形成内向整流，减少钾外流，在低钾引发心律失常时，即使大量补钾，如果不适量补镁，则升高的血清钾也无法进入细胞内，心律失常仍难以纠正。因此，镁在细胞内钾平衡中起着重要作用。正常情况下，人的血清钾含量为140～220mg/L。

影响钾在细胞内外分布的因素有三类。

（1）生理因素　①Na^+-K^+-ATP酶活性：高钾膳食使Na^+-K^+-ATP酶活性增加，钾快速进入细胞内。②儿茶酚胺：儿茶酚胺类物质增加，阻断α受体或兴奋β_2受体可通过增加Na^+-K^+-ATP酶活性，促进钾进入细胞内。如同时应用β受体阻滞剂可阻断这一效应。③胰岛素：胰岛素促使钾离子进入细胞内，葡萄糖加胰岛素治疗高血钾就是这个机理。葡萄糖刺激了胰岛素分泌，胰岛素激活Na^+-K^+-ATP酶。但此作用仅持续数小时，随着胰岛素水平逐渐下降，血钾还会升高。④血清钾浓度：血清钾浓度升高时钾离子内移，降低时钾离子外移。⑤运动：剧烈运动促使钾离子外移，血钾升高。

（2）病理因素　①血清pH值：血清H^+浓度增高，钾离子外移。②血浆渗透压：血浆渗透压增高，钾离子外移。③组织细胞破坏：细胞内钾释放，致血钾增高。细胞增长速度过快时，大量钾进入细胞内会使血钾降低。例如，巨细胞性贫血时，应用叶酸、维生素B_{12}治疗，易发生低钾血症。

（3）其他因素　①醛固酮：主要作用于肾远曲小管和集合管，促进钾离了排泄，低钾可抑制醛固酮分泌。②糖皮质激素：包括皮质醇和外源性类固醇激素对储钠排钾也有一定的作用，但作用不如醛固酮强。③利尿剂：排钾利尿剂能促进钾离子排出，而保钾利尿剂通过拮抗醛固酮减少钾的排出。

4. 人体内钠、钾和氯代谢的调节

人体内钠、钾代谢的概况如图 9-7 所示。体内钠、钾和氯平衡的调节主要通过肾脏实现。体内钠、钾代谢受内分泌系统调控。盐皮质激素——醛固酮和脱氧皮质类固酮，前者活性为后者的 25～50 倍——对钠、钾代谢的调控起着关键作用。醛固酮调节着肾小管重吸收钠。钠（和水）的存留常伴随着尿钾的大量排泄。因被分泌到尿中的 H^+ 同 K^+ 竞争，故 Na^+ 重吸收可伴随着 K^+ 或 H^+ 优先排泄。醛固酮可能不仅对肾有作用，且对其他组织也有影响。用这种激素，可使唾液腺和汗腺中的 Na^+ 浓度降低，K^+ 浓度提高，也引起从粪中 Na^+ 内源性排泄量减少，K^+ 排泄量增多。醛固酮的分泌受血中 Na^+ 和 K^+ 水平调节，在很大程度上也受肾素-血管紧张素系统控制。

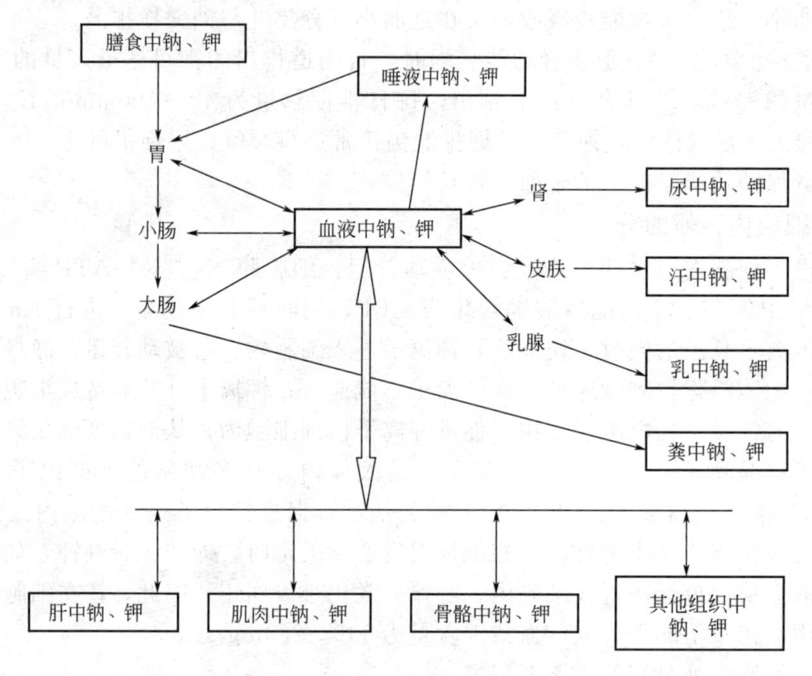

图 9-7 人体内钠、钾代谢的概况

体内 Cl^- 浓度的自动调控作用受体内 Na^+ 浓度变化的影响，也受 K^+ 浓度变化的影响。这可能是，垂体分泌的抗利尿激素增强人体 Cl^- 的排泄（通过减少肾小管对 Cl^- 的重吸收量）。

人体在钠负荷加重时，每日由尿中排钠达几十克，反之仅 17mg。影响肾脏排泄钠的因素有以下三种。

(1) 肾小球-肾小管平衡　肾小球滤过的钠，肾小管成比例地重吸收，此称为肾小球-肾小管平衡，简称球-管平衡。

(2) 肾素-血管紧张素-醛固酮系统　此系统为控制水盐代谢的重要系统。肾素是一种水解酶，可分解源于肝脏的血管紧张素原，形成血管紧张素Ⅰ（AGⅠ，10 肽）。AGⅠ在血管紧张素转换酶（主要在肺）的作用下，形成血管紧张素Ⅱ（AGⅡ，8 肽）。AGⅡ可使血管收缩、血压升高，刺激肾上腺皮质分泌醛固酮。醛固酮作用于远端肾小管，有保钠、保水与排钾作用。AGⅡ在氨基肽酶的作用下，形成血管紧张素Ⅲ（AGⅢ，7 肽），AGⅢ亦可促使肾上腺皮质分泌醛固酮。肾素由入肾小球小动脉分泌，影响其分泌的因素有肾脏灌注压降低、低血钾、肾动脉狭窄等，上述因素可使肾素分泌增加。细胞外液量增加与高血钾、原发性醛固酮增多症等，则均可使肾素分泌减少。

（3）其他内分泌激素对钠的调节作用　抗利尿激素可影响肾小管亨利氏袢上皮细胞对 Na^+ 的重吸收，从而也影响该部位的水吸收。糖皮质激素，如皮质醇、皮质酮，皆有轻度的保钠作用。甲状腺机能减退时，心脏输出量与肾小球滤过率均降低，Na^+-K^+-ATP 酶的活性也降低，钠的重吸收减少。甲状旁腺素可抑制 Na^+-H^+ 交换，抑制肾小管上皮细胞钠通道，使钠重吸收减少。心钠素又称心房利钠因素，广泛存在于心房肌细胞、血管平滑肌细胞等细胞内，为一种循环激素，属肽类物质，此激素有强大的利尿、扩张血管与排钠作用。心钠素与肾小管上皮细胞上的受体结合后，通过 cGMP 关闭 Na^+ 通道，并可抑制肾素、醛固酮的分泌。

综上所述，人体通过一系列的机制，对钠、钾乃至氯代谢进行调节，以维持体内钠、钾和氯的平衡。

5. 钠、钾和氯的营养生理作用

（1）钠的营养生理作用　①钠主要分布在细胞外液，大量存在于体液中。钠离子对维持细胞间液晶体渗透压起主要作用，这是因为钠离子占血浆阳离子总量达 90%以上。②钠离子为体内酸、碱缓冲系统的重要成员。③钠离子对蛋白质胶团膨胀起作用。④钠离子与钾离子相平衡，维持心肌的正常活力。⑤钠离子参与神经、肌肉细胞的兴奋过程。⑥钠离子参与许多养分如葡萄糖和氨基酸等的吸收过程。⑦钠离子为胆汁酸盐的成分，对脂肪消化和吸收起促进作用。

（2）氯的营养生理作用　①氯为体液最重要的阴离子，参与维持晶体渗透压和酸、碱平衡。②氯离子能穿过红细胞膜，刺激血浆和红细胞之间的离子迁移。③氯离子为胃酸的组分，胃酸能激活胃蛋白酶，并维持其活性。④氯离子能活化某些酶如胰液中的 α-淀粉酶。

（3）钾的营养生理作用　①钾参与维持酸、碱平衡和晶体渗透压。钾作为一种碱，可中和酸。钾为磷酸参与的许多反应所必需，其部分功能可能就是缓冲或中和磷酸酯。②钾参与细胞内的代谢过程，尤其是通过活化 ATP 酶而参与糖代谢。钾离子与钠离子、钙离子、镁离子一起，参与产生神经、肌肉细胞“静息电位”和“动作电位”。③一般认为，钾能刺激蛋白质的合成。

6. 人体对钠、氯（食盐）和钾的营养需要

（1）中国营养学会建议，人每日从膳食中对钠的适宜摄入量如表 9-13 所示。

表 9-13　人体每日对钠的适宜摄入量

生理阶段	钠适宜摄入量/(mg/d)	生理阶段	钠适宜摄入量/(mg/d)
6 月龄以下	115～350	7～11 岁	600～1800
6 月龄～1 岁	250～750	11 岁以上	900～2700
1～4 岁	325～975	成年人	1100～3300
4～7 岁	450～1350		

如果人体摄入的钠不足，可能表现以下症状：昏睡、昏迷、抽搐、共济失调、木僵等，严重者肌无力、腱反射减弱或消失、形成低钠血症性脑水肿。

由于食品尤其是植物源性食品含氯量多，人体需氯量较少，所以人体一般不会缺氯。但在经常呕吐、腹泻、大量出汗的情况下，可能缺氯。缺氯可引起食欲不振。

世界卫生组织规定，人每日摄入食盐量为 6g。但是，我国人均每日摄入量从 12g 到 15g

不等，甚至更多。

当然，在高温的环境中，对人体要注意补充食盐。据推荐，补充的食盐量为：出汗量3L以下，15g；出汗量3～5L，15～20g；出汗量5L以上，20～25g。还要补充维生素C（100～200mg/d）、维生素B_1（≥2.5mg/d）、维生素B_2（≥3.5mg/d）。另要注意钾、钙、镁的补充。

人体摄入食盐过多的后果如下。

① 引起高血压：吃盐量与高血压发病率有一定的关系，吃盐越多，高血压发病率越高。这是因为盐能使血管对各种升血压物质的敏感性增强，引起细小动脉痉挛，使血压升高，且可能使肾细小动脉硬化过程加快。同时，盐又有吸附水分的作用，因此血容量增加，再加上细胞内外的钾、钠比例失调，使红细胞功能受损，血流黏滞，流动缓慢，加重了血液循环的负担，导致血压的进一步升高。

② 引起水肿：由于食盐过多，使钠在体内积累，而钠具有亲水性，所以引起水肿，并增加肾脏的负担。

③ 导致胃癌：盐能损伤胃黏膜，对致癌物质有助长作用。

④ 食盐过多会引起感冒：过量吃盐，使唾液分泌量减少，以致口腔的溶菌酶减少，因而病毒在口腔里有了定植的机会。另外，钠盐有渗透作用，损坏上皮细胞的屏障作用，感冒病毒易侵入人体，使人易患感冒，咽喉炎、扁桃腺炎等上呼吸道炎症也常会发生。

⑤ 可致白内障。

（2）中国营养学会提出，人每日从膳食中钾的适宜摄入量如表9-14所示。

表9-14 人体每日对钾的适宜摄入量

生理阶段	钾适宜摄入量/(mg/d)	生理阶段	钾适宜摄入量/(mg/d)
6月龄以下	350～925	7～11岁	1000～3000
6月龄～1岁	425～1275	11岁以上	1525～4575
1～4岁	550～1650	成年人	1875～5625
4～7岁	775～2325		

当体内缺钾时，肌肉的兴奋性减弱，使肌肉的收缩和舒张无法顺利进行，会造成全身无力、疲乏、心跳减弱、头昏眼花，严重缺钾还会导致呼吸肌麻痹死亡。此外，低钾会使胃肠蠕动减慢，导致肠麻痹，加重厌食，出现恶心、呕吐、腹胀等症状。

人体摄入钾过多，会有以下后果。

① 肌肉无力　细胞外钾离子增多，细胞静息电位下降，出现肌无力，甚至瘫痪。通常也以下肢出现较多，以后沿躯干向上肢延伸，呼吸肌在极个别情况下才可累及。

② 心律失常　心电图一般先呈T波高尖，QT间期缩短；随后T波改变渐趋明显，QRS波渐宽、幅度下降，P波渐失。这些改变综合后，使患者的心电图呈正弦波形。

人体摄入氯过多，可产生以下不良影响：①碱性氨基酸如赖氨酸、精氨酸、组氨酸等的消耗量增加。②酸中毒发病率提高，其原因如下：a. 人体组织pH值应是7.0～7.4，血液的正常pH值为7.35～7.45。b. 在代谢过程中，产酸性物质常比产碱性物质多，所产生的酸靠HCO_3^-和碱性氨基酸如赖氨酸、精氨酸、组氨酸中和。c. Cl^-和HCO_3^-在人体内存在互为替换的关系：Cl^-少，则HCO_3^-多；Cl^-多，则HCO_3^-少。③生殖机能可能下降：在妇女体内Cl^-多，HCO_3^-少，不利于精子在生殖道内的获能反应，因而可能影响卵子的受精。

第三节　微量元素的营养

人体必需的微量元素在体内的含量很少，却有许多重要的生物学作用，如这些微量元素多是体内酶的组分或激活剂而参与生化反应。但是，人摄入过多的微量元素又会产生不良后果，发生急性或慢性中毒，严重者死亡。

一、铁

通常，人们习惯上将铁列为人体的第一种必需微量元素。铁的主要生理作用是作为血红蛋白和肌红蛋白的组分，铁缺乏的主要后果是贫血。

1. 铁在食品中的含量、存在形式与分布情况

大多数植物的含铁量在 100～300mg/kg（以风干计）之间，并且常随植物种类和植株部位的不同而有差异。一些叶菜类作物含铁量较高，如菠菜、莴苣、绿叶甘蓝等，均在 100mg/kg（以风干计）以上，最高可达 800mg/kg（以风干计）；而水稻、玉米中含铁量相对较低，为 60～180mg/kg（以风干计）。一般情况下，豆科植物中含铁量高于禾本科植物。不同植株部位，其中含铁量也不相同，如禾本科作物秸秆含铁量高于籽粒。在同一植株中，铁的分布也不均匀。例如，玉米茎节中常有大量铁的沉淀，而叶片中含铁量却很低，甚至会出现缺铁症状。

一般认为，Fe^{2+} 是植物吸收的主要形式，螯合态铁也可被吸收。Fe^{3+} 在高 pH 值条件下溶解度很低，多数植物都难以对其进行利用。除禾本科植物可吸收 Fe^{3+} 外，Fe^{3+} 只有在根系表面还原成 Fe^{2+} 后才能被吸收。植物根尖吸收铁的速率比根基部高。多种离子（如 Mn^{2+}、Cu^{2+}、Mg^{2+}、K^{+}、Zn^{2+} 等金属离子，它们与 Fe^{2+} 有明显的竞争作用）均能影响植物根系对铁的吸收。例如 Cu^{2+} 和 Zn^{2+} 可从螯合物中置换出 Fe^{2+} 而形成相应的 Cu^{2+} 和 Zn^{2+} 的螯合物，置换出的 Fe^{2+} 在土壤中很容易被固定，使其有效性降低，从而限制了植物对这部分铁的吸收和利用。

豆类、动物源性蛋白质食品和绿色多叶蔬菜中含铁丰富，谷实中含铁量也较多，块根、块茎和瓜果类食品中含铁量相对较少，动物的乳汁中含铁量（5～10mg/L）较低。此外，绿叶中铁含量与叶绿素含量成正比；幼嫩植物铁含量比老熟植物铁含量多；同一植株，部位不同，其含铁量也不一样。例如，青玉米叶每千克干物质中含铁约 280mg，而茎中仅含 41mg。植物中铁易和有机酸、蛋白质和糖类形成不稳定的化合物。一些食品中含铁量见表 9-15。

表 9-15　一些食品中含铁量　　单位：mg/kg

食物	含铁量	食物	含铁量	食物	含铁量
籼米	12	白菜	5	牛奶	3
糯米	14	茄子	5	蚌肉	500
小米	51	番茄	4	猪肉(瘦)	16
面粉	35	紫菜	549	猪肝	226
莜麦面	136	辣椒	60	猪血	87
藕粉	418	荠菜	54	鸡肉	14
黄豆	82	菠菜	29	鸡蛋	23
扁豆	192	油菜	12	蛋黄	65
绿豆	65	冬菇	211	对虾	15
豆腐皮	308	干香菇	105	带鱼	12
豆腐干	233	黑木耳	974	鲳鱼	11
土豆	8	红枣	23	苹果	7
葡萄	4	草莓	21		

2. 铁在人体内的代谢

食品中的铁被分为无机铁和有机铁两种。铁化合物被胃液中的盐酸（和胃蛋白酶）分解，三价铁被还原成二价铁，被离子化并被吸收。铁主要在十二指肠被吸收，吸收过程包括两个阶段：肠壁捕获铁，通过肠上皮细胞将铁转运到血液中。一般认为，肠黏膜是铁吸收"闭锁"学说的所在地。肠黏膜中铁蛋白饱和时，铁吸收停止；反之，开始吸收铁。还有一种观点认为，铁不被"闭锁机制"调节，而受肠中螯合剂比例的变化调节，这些螯合剂同铁形成易溶的或相对不溶性的复合物。

铁以两种化合物的形式（肠黏膜内铁蛋白-Fe^{3+}和血清中转铁蛋白-Fe^{2+}）从肠黏膜内转运到各器官中。铁以铁蛋白的形式沉积于肝、脾中。含铁化合物在肠黏膜、血液、肝、脾中保持着动态平衡。当血浆铁（用于血红蛋白、肌红蛋白和酶的合成）被耗尽或失血时，铁库中铁被动员进入血浆，肠"闭锁机制"作用停止，小肠吸收铁量增加，铁库又开始储存铁。膳食中的含铁量决定着肝铁含量。因此，可用肝铁含量作为人体铁营养状况的标识。

被吸收的铁，大部分在骨髓中参与血红蛋白的合成，一部分以铁蛋白和含铁血黄素的形式储存于骨髓、肝和脾的网状内皮细胞中，还有一部分存在于肠黏膜细胞内。

影响铁吸收率的因素主要有以下几类。

① 人体自身因素：年龄不同，对铁的吸收利用存在差异。婴幼儿生长快，新陈代谢旺盛，所需血红蛋白与含铁酶多，因而需要吸收较多的铁。此外，人体处于特殊的生理阶段如经期、妊娠、哺乳以及疾病、免疫应激时，对铁的吸收利用率提高，此时需要补充较多量的铁。

② 铁源因素：研究表明，不同来源铁的生物学效价差异很大。低溶解度的铁化合物如氧化铁无效，碳酸亚铁的效价低于硫酸亚铁，且变幅大。蛋氨酸亚铁的生物学效价高于硫酸亚铁，乙二胺四乙胺（EDTA）亚铁因螯合稳定常数过高而影响铁的吸收利用。不同铁源中铁的有效性不同，表 9-16 总结了一些铁源的有效性（相对生物价）。

表 9-16 不同铁源的相对生物价 单位：%

铁源	相对生物价	实验对象	铁源	相对生物价	实验对象
$FeSO_4 \cdot 7H_2O$	100	鼠	$FeCl_2 \cdot 4H_2O$	98	鼠
血红蛋白铁	70	鼠	延胡索酸铁	95	鼠
铁蛋白	11	人	葡萄糖酸铁	97	鼠
血红蛋白铁	16	人	酒石酸铁	77	鼠
脱氟磷酸铁	56	猪	柠檬酸铵铁	107	鼠
白馍	50	鼠	胆碱柠檬酸铁	102	鼠
玉米	73	鼠	氯化铁(含 6 个结晶水)	44	鼠
血粉	35	鼠	柠檬酸铁	73	鼠
燕麦粉	21	鼠	甘油磷酸铁	93	鼠
分离大豆蛋白	97	鼠	$FePO_4 \cdot 4H_2O$	49	鼠
$FeSO_4$	100	鼠	焦磷酸铁	45	鼠
$FeSO_4 \cdot H_2O$	100	鼠	焦磷酸铁钠	26	鼠
$Fe(NH_4)_2(SO_4)_2 \cdot 6H_2O$	99	鼠	Fe_2O_3	4	鼠
$FeCO_3$	88	鼠	$Fe_2(SO_4)_3$	83	鼠

注：假定 $FeSO_4 \cdot 7H_2O$ 的生物价为 100%（根据血红蛋白浓度）。

③ 膳食组成因素：膳食中含高浓度的 Zn、Mn、I、Cu 时，Fe 的吸收利用率降低。周

明（1996）报道，膳食蛋白质不足和棉酚、单宁等抗营养因子也能降低铁的吸收。膳食中富含维生素 A、维生素 C、维生素 E 等还原性物质、富含动物源性蛋白质、组氨酸、赖氨酸、半胱氨酸等时，可提高 Fe 的吸收利用率。Glahn（1997）利用细胞培养技术，研究表明：组氨酸、赖氨酸、半胱氨酸可促进细胞对 Fe^{3+} 的吸收。另外，某些有机酸，如食物中的草酸、植酸与过量的磷酸盐等，能与铁形成不溶性铁盐，均可阻碍铁的吸收和利用。

人体含铁量随年龄、性别、营养水平和健康状况等的不同而异，平均为 40mg/kg。肝、脾、骨髓是主要的储铁器官。人体内几乎所有的铁都是以有机化合物形式存在，仅很少量的铁以游离无机铁形式存在。铁在人体内的代谢情况如图 9-8 所示。

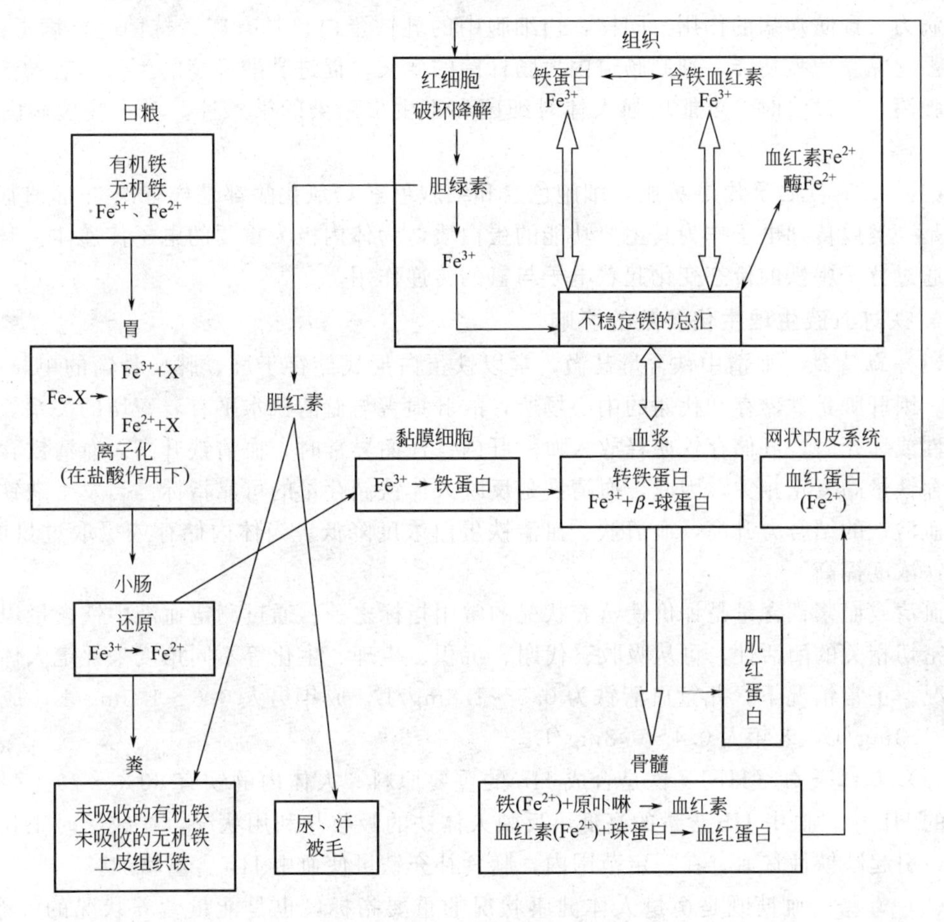

图 9-8 人体内铁的代谢概况

铁的排泄途径主要是肠道和皮肤，也有少量的铁通过尿液排出。血红蛋白分子降解后释放出来的铁大多数可被再利用。体内铁的损失途径主要是经过胆汁和肠黏膜细胞脱落。

3. 铁的营养生理作用

（1）铁是血红蛋白、肌红蛋白、细胞色素和多种氧化酶的重要组分　含铁血红蛋白、肌红蛋白作为氧的载体，保证血液和肌肉组织中氧的正常输送；含铁血红蛋白、肌红蛋白的功能状态，直接影响体内每个器官和组织的生理作用的发挥。铁在肝中以铁蛋白和血红素的形式存在，胎盘中以转铁蛋白的形式存在，在胰液、乳汁、泪液与白细胞胞浆中以乳铁蛋白的形式存在，在禽卵和爬行类卵蛋白中以卵转铁蛋白的形式存在。铁是细胞色素氧化酶、过氧化物酶、过氧化氢酶、黄嘌呤氧化酶、乙酰辅酶A、琥珀酸脱氢酶等的成分。铁还是激活剂，活化糖类化合物代谢中的多种酶。

(2) 铁参与蛋白质合成和能量代谢　体内铁的含量直接影响含磷量。缺铁时，肝细胞DNA的合成可因缺磷而受到抑制，肝细胞和其他组织细胞中的线粒体和微粒体出现异常及细胞色素C含量下降，从而影响蛋白质的合成。研究证明，铁与能量代谢密切相关，这是因为三羧酸循环中有一半以上的酶和因子含铁，或者只有铁存在时三羧酸循环才能正常进行。

(3) 铁与免疫机能的关系　铁与细胞免疫和体液免疫机能都有关系。缺铁，可严重影响免疫力。缺铁时，T细胞数量减少，抗体合成下降，淋巴细胞转化受阻。转铁蛋白具有增强抗病力、预防疾病的作用。同样，白细胞中的乳铁蛋白也具有广谱抗菌、抗病毒的作用，并可强化黏膜免疫功能，抑制肠道内大肠杆菌的生长，促进乳酸杆菌的生长，有助于预防婴儿的腹泻。铁过量时，可能增强人体对细菌和寄生虫感染的敏感性，对一些疾病的易感性增强。

(4) 铁参与电子传递功能　细胞色素和细胞色素C氧化酶都是含有铁-卟啉辅基的蛋白质，是一类以传递电子作为其主要功能的蛋白质，为体内极为重要的电子传递体，其基本功能是通过分子中铁的价态变化起着电子与氢的传递作用。

4. 铁对血液生理生化参数的影响

(1) 血清铁　血清中铁含量甚微，常以铁蛋白形式储存于肝、脾、骨髓的单核-巨噬细胞内。因肝脏是铁储存和代谢的中心场所，故肝损害与血清铁水平有着密切的关系。当肝细胞变性或坏死时，肝储存铁便释放入血。肝内铁代谢异常时，血清铁升高。血清铁含量与体内储存铁量高度正相关，因此，血清铁是反映人体铁储存量的可靠指标。当发生缺铁性贫血时，血清铁的结合力升高，血清铁、血清铁蛋白浓度降低。当体内储存或摄取过量的铁时，血清铁浓度提高。

血清或血浆铁含量是评价铁营养状况的常用指标之一。通过测定血液中铁含量以及与铁代谢密切相关的酶活性，可从吸收、代谢、沉积、生理、生化等不同角度来评定人体的铁营养状况。正常情况下，儿童血清铁为0.5～1.8mg/L，成年男人0.6～1.5mg/L，成年女人0.5～1.3mg/L，老年人0.4～0.8mg/L。

(2) 血红蛋白（Hb）　铁是合成Hb的重要原料。人体内的铁有60%～70%存在于红细胞的Hb中。血中Hb含量的高低可反映人体铁的吸收与利用状况，铁缺乏时Hb的合成减少，引起缺铁性贫血。在一定范围内，膳食补充铁可使血中Hb含量增加。

(3) 血糖　血糖既是衡量人体健康状况的重要指标，也是能量营养状况的一个指标。体内铁水平与血糖代谢密切相关，铁过量可导致高胰岛素血症和胰岛素抵抗，从而使血糖升高。

(4) 血浆（血清）甘油三酯（TG）、总胆固醇（TC）　铁是生物体内最重要的脂质过氧化反应促进剂。铁缺乏和铁过量，都会影响脂质代谢，从而影响血脂水平。一些学者认为，脂质代谢及脂质过氧化过程中需要铁的参与，所产生的一系列变化可能与肝功能活动的增减有关。缺铁时血液TC、TG含量减少；铁过量时，血液TC、TG含量增加。缺铁时，催化自由基产生和清除的酶活性都降低，导致自由基清除障碍，过多的自由基可攻击细胞膜、线粒体膜与溶酶体膜等，且与不饱和脂肪酸反应产生脂质过氧化物。

(5) 血清谷丙转氨酶（GPT）、谷草转氨酶（GOT）活性　肝脏是铁代谢的重要器官，也是最大的储铁器官。血清 GPT 和 GOP 活性是反映肝细胞和心肌细胞膜损伤程度的敏感指标。一般来说，血清中 GPT、GOT 活性与肝、心等组织细胞结构的稳定性存在负相关关系。在一定范围内，体内铁含量与血清中 GPT、GOT 活性呈正相关关系。

5. 铁的营养需要量、缺乏与过量后果

人体对铁的营养需要量参见表 9-17。

表 9-17　人体对铁的适宜摄入量

生理阶段	日摄入量/mg	生理阶段	日摄入量/mg
0～0.5 岁	10 以下	18～50 岁	15(男)～20(女)
0.5～1 岁	10	50 岁以上	15
1～4 岁	12	孕妇(早期)	15
4～7 岁	12	孕妇(中期)	25
7～11 岁	12	孕妇(后期)	35
11～14 岁	16(男)～18(女)	乳母	25
14～18 岁	20(男)～25(女)		

人体缺铁的主要后果是贫血——小细胞性低色素性贫血，这是因为血红蛋白合成量不足的结果。缺铁可引起心理活动和智力发育的损害以及行为的改变，能损害儿童的认知能力，即使补铁后也难以恢复。缺铁可导致肌肉病理性变化，肌红蛋白浓度下降。长期铁缺乏，明显降低身体耐力，免疫力下降，在寒冷环境中保持体温的能力受损。

但是，人体摄入的铁过多，又导致铁中毒。急性铁中毒多发生在儿童。当儿童过量口服铁补充剂 1h 左右，就可出现急性中毒症状：其腹部不适、腹痛、恶心呕吐、腹泻黑便，甚至面部发紫、昏睡或烦躁，急性肠坏死或穿孔，最严重者可出现休克而导致死亡。慢性铁中毒多发生在 45 岁以上的中、老年人中。由于长期服用铁制剂或从食物中摄铁过多，使体内铁量超过正常的 10～20 倍，就可能出现慢性中毒症状：肝、脾有大量铁沉着，可表现为肝硬化、骨质疏松、皮肤呈棕黑色或灰暗、胰岛素分泌减少而导致糖尿病。青少年摄入铁过多，还可使生殖器官的发育受到影响。

人体内铁过量时，铁沉积于肝脏、胰腺、心脏和皮肤，从而损害各种器官，严重时表现出器官纤维化。研究表明，铁过多，可损害心血管、内分泌、肝脏、肾脏、神经系统等，导致多种疾病。

二、锌

对锌的研究表明，锌是许多酶的组分或与酶活性有关，为骨骼发育、免疫和生殖机能所必需，参与蛋白质（氨基酸）、核酸、脂肪、糖类和维生素等营养物质的代谢，与生物膜的稳定性和血凝有关。

1. 锌在食品中的分布情况

植物源性食品正常含锌量为 25～150mg/kg（以风干计）。其含量常随植物种类及品种不同而有差异。谷实类含锌量一般为 20～50mg/kg。其中，玉米、高粱等平均含锌量为 23.7mg/kg。豆实类平均含锌量为 45.5mg/kg。缺锌地区的食品含锌量低，如玉米、高粱中含锌量少于 15mg/kg。一般来说，动物源性食品和绿色多叶蔬菜中含锌量较多，谷实类、块根、块茎类食品中含锌量较少。植物各部位的含锌量也不同，锌多分布在茎尖和幼嫩的叶片中。表 9-18 列出了一些食品中锌含量。

表 9-18　一些食品中锌含量　　单位：mg/kg

食品	锌	食品	锌	食品	锌
大米	15	绿豆	25	甲鱼	44
黄玉米	14	豆腐渣(干物质计)	26	鲈鱼	28
大麦	30	槐树叶粉	29	鲤鱼	21
小麦	17	紫云英(干物质计)	45	鳝鱼	20
高粱	17	银耳	41	鲍鱼	18
燕麦	26	黄花菜	39	河鳗	12
小米	8	莲子	28	牛奶	33
糯米	15	紫菜	23	狗肉	31
山芋粉丝	5	黑木耳	17	羊肉(瘦)	60
山芋(风干计)	6	胡椒	12	牛肉(瘦)	18
蚕豆粉	24	牡蛎	1000	乌鸡肉	16
香菇	85	河蟹	36	兔肉	13
芝麻	62	海蟹	33	鸡肉	13
葵花子	60	海螺	29	猪肉(瘦)	8
大豆	13	田螺	27	猪肝	8
豌豆	42	鱿鱼	150	鸭蛋	17
蚕豆	28	鲫鱼	27	鸡蛋	10

2. 人体内锌的代谢

(1) 锌的吸收　人体吸收锌的主要场所是小肠，对锌的吸收率只有7%～15%。锌的吸收机理与铁的吸收机理类似。一般认为，锌在肠与胰腺分泌的小分子配体结合，形成复合体，然后进入小肠上皮黏膜细胞内。该复合体很快被转运到小肠黏膜浆膜面的受体上，而后锌和血浆中的白蛋白或运铁蛋白结合，随血流进入门脉循环，再输送给全身各组织(图9-9)。

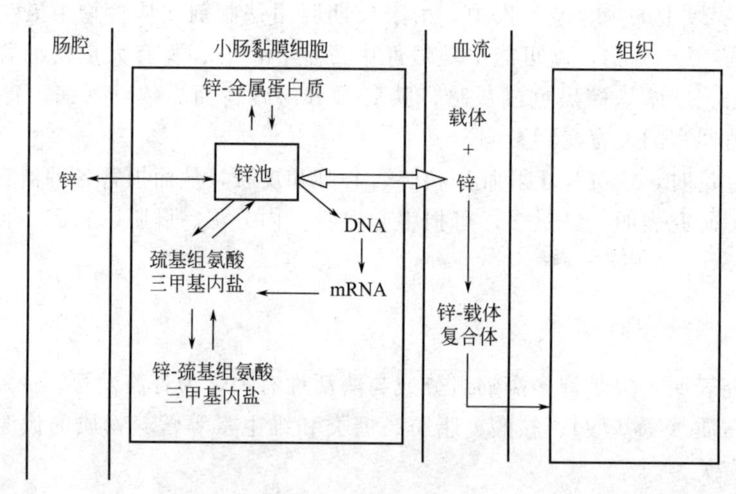

图 9-9　锌的吸收和转运机制

体内锌含量、体内锌平衡状况和吸收细胞内束缚锌的物质对锌吸收起着调节作用，如锌的吸收率与体内锌含量成反比关系。另外，膳食中的成分也影响锌吸收。可与锌形成螯合物的有机酸、乳糖、小肽和氨基酸等有机配位体能促进锌吸收，而钙、铜、植酸等拮抗锌的吸收。锌与铁也存在拮抗作用，因此，用锌和铁混合补充，不如单独补锌的效果好。

(2) 锌在人体内的含量、分布与代谢　人体内含锌在10～100mg/kg范围内，平均

30mg/kg。骨骼肌中锌占体内总锌的50%～60%；骨骼锌约占30%。锌广泛分布于组织中，以肝脏、骨骼、前列腺、毛发与精液中的含量最丰富。吸收的锌与血浆白蛋白结合，通过血流转运到各组织器官。锌在不同组织器官的周转代谢速度不同。肝是锌代谢的主要器官，周转速度较快；骨和神经系统中锌周转代谢较慢；毛发中的锌基本不存在分解代谢。

（3）锌的排泄　代谢后的锌主要经胆汁、胰液等消化液从粪中排泄。少量内源锌通过尿排泄，尿中锌的排出几乎不受锌摄入量的影响（Ziegler，1989）。乳母随乳汁排出一定量的锌。成年男性随精液排出大量的锌。

3. 不同锌源生物学效价及其影响因素

常用的锌补充剂有硫酸锌、碳酸锌、氧化锌、氯化锌等无机锌源以及蛋氨酸锌等有机锌源。不同来源的锌，其有效性不同。无机锌源的效价相差不大，但都低于有机锌源。表9-19总结了一些锌源的相对生物学效价。几种常用锌源的生物学效价大小顺序：蛋氨酸锌>乳酸锌>硫酸锌>氧化锌。

表9-19　一些锌源对实验动物鼠的相对生物学效价　　单位：%

锌源	相对生物学效价	锌源	相对生物学效价	锌源	相对生物学效价
碳酸锌	100	乙酸锌	84	玉米胚	54
七水硫酸锌	93	氧化锌	66	稻米	39
一水硫酸锌	65	高赖氨酸玉米	55	小麦	38
碳酸锌	100	高赖氨酸玉米胚	56	蛋黄	76
氯化锌	86	玉米	5	无脂乳	79

影响锌有效性的因素主要是食品类型和组成。一般来说，植物源性食品中锌的有效性低于动物源性食品中锌的有效性。在鼠中的研究也表明：分离大豆蛋白中锌的有效性较酪蛋白和其他动物蛋白中锌的有效性差。有机酸、氨基酸等低分子量配位体可与锌形成螯合物，促进锌吸收。钙、磷、锰、植酸或植酸盐、铜、膳食纤维、葡萄糖硫苷等与锌有拮抗作用，降低锌吸收。食品加工方法以及人体营养状况也影响锌的生物学效价。

4. 锌的营养生理作用

锌的生物学作用十分广泛，因此被称为生命元素。这里主要介绍其营养生理作用。

（1）锌与酶的关系　研究发现，锌与300多种酶有关（O'Dell，1984）：或者是酶的组分，或者是酶的激活剂，这些酶是代谢所必需的。表9-20列举了一些与锌结合的酶。

表9-20　与锌结合为复合体的一些酶

酶名	研究者	酶名	研究者
双甘氨酸二肽酶	Linderstrom，1934	氨基肽酶	Robinson 等，1953
精氨酸酶	Edlbaclier 等，1973	组氨酸脱氨基酶	Suda 等，1953
脱氢肽酶	Yudkin 等，1947	碱性磷酸酶	Choeteus，1941
丙氨酰-亮氨酰甘氨酸三肽酶	Berger 等，1938	卵磷脂酶	Zamacnik，1947
三肽酶	Johnson，1941	烯醇化酶	Zamacnik，1947
甘氨酸-亮氨酸二肽酶	Maechmann 等，1948	酵菌与梭菌醛缩酶	Warburg 等，1943
肌肽酶	Hanson，1949	草酰乙酸脱羧酶	Speck，1948

（2）锌与生物膜的关系　锌参与维持上皮细胞的正常形态、生长和健康，这是因为锌参与半胱氨酸和黏多糖代谢。缺锌后，这些代谢受阻，从而使上皮细胞角质化。锌能维持生物膜的正常结构与功能，防止生物膜遭受氧化损害和结构变形，还对膜中受体有保护作用。研究表明：缺锌时，红细胞膜的完整性受到破坏；补充锌可保护红细胞膜。

锌对生物膜作用的机制尚不甚清楚。锌对与生物膜有关的脂蛋白和蛋白质有特殊的亲和力，人的肝细胞中的微粒体（microsome）的膜中锌浓度很高。在精子细胞中，锌在膜成分和脂蛋白中的含量特别高，在脑、骨骼肌、白细胞与小肠细胞中锌主要结合在膜上。锌能与硫醇结合，阻断硫醇与铁结合，从而抑制铁的破坏性的催化氧化作用和形成自由基。锌还能抑制脂肪的过氧化作用，稳定细胞膜，使其对自由基的攻击具有抵抗力。锌能增加溶酶体膜的稳定性，保护各种膜系统，锌能通过稳定肥大细胞的膜结构，防止诱生的组胺从肥大细胞中释出。锌能降低红细胞的渗透脆性。锌能提高膜脂质双层的热稳定性。而在膜转运金属离子时，锌又能产生去稳定性作用。

锌能控制生物膜中的ATP酶活性和一些受体的作用。锌以不同的方式影响下述的生物膜结合酶：Mg^{2+}-Ca^{2+}-ATP酶、鸟苷酸环化酶、腺苷酸环化酶与线粒体膜的NADH氧化酶等。锌与酶相互作用，维持生物膜的完整性。

（3）*锌与生殖机能的关系*　锌是肾上腺皮质的固有成分，并在垂体、性腺中的含量很高。锌不仅影响垂体促性腺激素的释放，而且对丘脑下部-垂体-性腺轴的功能活动起着协调作用。例如，睾酮的合成需依赖睾丸中的锌含量。缺锌时，睾酮的生物合成和分泌量明显减少。缺锌可降低小鼠垂体促性腺激素的释放，锌也能影响促卵泡素和促黄体素的活性。睾丸、附睾、输精管、前列腺等器官中都含有大量的锌。当缺锌时，性腺发育成熟时间推迟，性腺萎缩。组织学研究表明：缺锌时，曲细精管萎缩、变性、管壁变薄、塌陷、受损，生殖细胞数量减少。电镜观察发现，缺锌猪的睾丸间质细胞滑面内质网降解，胞质中出现螺纹状纤维。

精子尾部具有浓集锌的能力，且锌与巯基和二硫化合物连接酶关系密切。锌与精子头部的DNA、RNA聚合酶、胸腺嘧啶核苷酸酶等的合成与激活都有关。研究表明，锌直接参与精子的生成、成熟、激活和获能过程，并能延缓精子膜的脂质氧化，维持细胞膜的渗透性和稳定性，从而使精子保持良好的活力。锌还能有效地抑制精子体内的代谢过程，防止早衰。

由于锌对男性的内分泌功能、睾丸、精子生成、副性器官发育等都起着重要作用，故近些年来人们越来越重视锌与男性不育的关系。许多研究表明，不育患者精浆中缺乏锌，缺锌是不育的主要病因之一。目前，已有许多锌制剂用于男性不育的治疗，且疗效良好。

（4）*锌与营养物质代谢的关系*　缺锌对蛋白质、氨基酸、脂肪、糖类化合物、核酸和维生素等营养物质代谢都有显著的影响。

① 锌对蛋白质、氨基酸代谢的影响：缺锌时，许多氨基酸如色氨酸、亮氨酸、甘氨酸、蛋氨酸和胱氨酸等在体内异化过程增强，排泄量增多。表9-21总结了用同位素法所做的试验结果。

表9-21　锌营养状况对^{14}C标记的氨基酸在鼠体内存留率的影响

锌营养状况	^{14}C标记的氨基酸	注射后时间/h	从粪-尿中累积回收率/%	存留率/%	差异显著性
缺锌			6.66±1.14	93.32	
补锌	DL-色氨酸-2-^{14}C	3	2.75±0.12	97.23	极显著($P<0.01$)
缺锌			40.4±1.4	69.6	
补锌	L-亮氨酸-1-^{14}C	9	18.0±0.2	81.9	极显著($P<0.01$)
缺锌			24.9±5.2	75.1	
补锌	L-甘氨酸-1-^{14}C	2	14.9±2.5	85.1	显著($P<0.05$)
缺锌			14.8±2.6	85.2	
补锌	DL-胱氨酸-1-^{14}C	1	7.1±0.5	92.9	极显著($P<0.01$)
缺锌			10.13±1.97	89.87	
补锌	L-蛋氨酸-甲基-^{14}C	3	1.43±0.48	98.57	极显著($P<0.01$)

② 锌对脂类代谢的影响：Koo 等（1977）报道，缺锌时，脂肪掺入乳糜微粒及转运到血液的过程受阻，并认为，缺锌时，蛋白质合成障碍，因而脂蛋白乳糜微粒合成受阻。大鼠严重缺锌，必需脂肪酸缺乏症状加重，四肢皮肤脂类中二十碳四烯酸含量增多（Bettger，1979）。

③ 锌对核酸代谢的影响：许多学者报道，锌参与核酸代谢。缺锌时，同位素标记的胸腺嘧啶掺入到 DNA 的量显著下降。Prasad 等（1974）认为，DNA 合成过程障碍的原因可能是胸腺嘧啶核苷激酶活性降低。表 9-22 列举了锌营养状况对核酸代谢的影响情况。

表 9-22 锌营养状况对鼠睾丸核酸成分和肝中 RNA 聚合酶活性的影响

锌营养状况	睾丸锌/(μg/g)	睾丸 RNA/(mg/g)	睾丸 DNA/(mg/g)	RNA 聚合酶活性/酶活单位
缺锌	21.0	3.2	3.0	60.4
补锌(配对喂养)	32.5	5.0	4.5	107.8
补锌(自由采食)	30.5	5.3	4.7	107.4

④ 锌对糖类化合物代谢的影响：Hove（1937）报道，缺锌时，葡萄糖耐量曲线图形发生变化。研究表明，健康鼠胰脏中锌含量很高，但糖尿病鼠胰脏中锌含量较低。若供其锌化合物，则胰岛素活性增强。

⑤ 锌对维生素代谢的影响：缺锌时，维生素 A 代谢异常（Underwood，1977；Smith，1982）。Apagar（1985）报道，鼠缺锌时，体内维生素 A 含量下降。研究发现，缺锌鼠、猪、绵羊和山羊日粮中的维生素 A 虽充裕，但它们血浆中维生素 A 含量总是很低。日粮补锌后，这些动物血浆维生素 A 含量就恢复到正常水平。其原因是，缺锌时，作为维生素 A 载体的视黄醇结合蛋白合成受阻，因而肝内储存的维生素 A 不能动员和转运出来，致使血浆维生素 A 含量低，引起暗适应机能下降（Jacob 等，1978；Morrlson 等，1978）。

（5）*锌与免疫机能的关系* 在一些试验中发现，动物感染和外科手术时，血清锌急剧减少，小肠对锌的吸收量增多；肝对锌和氨基酸的摄取量提高，白细胞和巨噬细胞的吞噬、趋化与杀菌作用增强（Burch，1975）。Beisel（1980）认为，感染时体内锌的重新分布和调整，有助于人体抗御感染；肝对锌的摄取量增加，能使其机能更好；血液含锌量减少，更有利于吞噬细胞的抗菌作用。

（6）*锌与创伤组织再生的关系* 动物缺锌后，DNA 和 RNA 合成量减少，创伤处组织中胶原蛋白含量减少，肉芽组织易被破坏，使得创伤及烧伤、瘘管、溃疡等愈合困难。

创伤时，反射性引起内分泌活动增强，促进组织中锌储库的动用，转运创伤处，从而参与损伤组织的修复（图 9-10）。

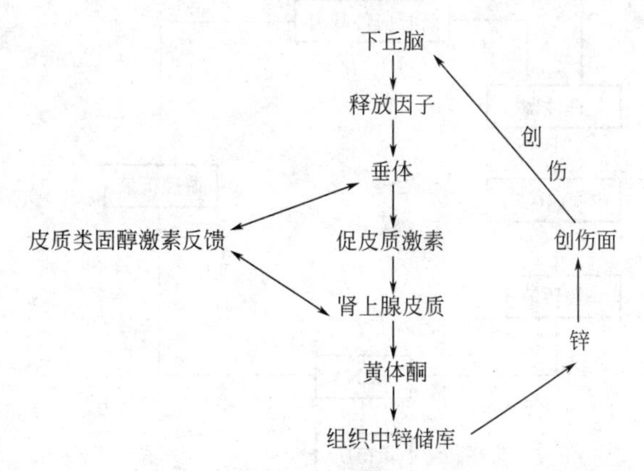

图 9-10 创伤时内分泌活动和锌动用的关系

（7）*锌与骨骼生长发育、血液生理等的关系* 鸡缺锌时，骨骼生长发育受阻，出现腿骨粗短症。Miller 等（1965）报道，仔猪缺锌时，股骨变小，强度减弱。犊牛缺锌时，后肢弯曲，关节僵硬。缺锌对骨骼生长发育影响的机制尚不清楚。缺锌可能直接或间接地抑制了原始软骨细胞的分裂和分化。

动物缺锌时，血清碱性磷酸酶活性下降（姜树林，1986；周明，1987），红细胞脆性增大（Bettger 等，1978；周明，1989）。缺锌鼠在分娩时出血量多于不缺锌鼠。鼠缺锌时，血凝时间延长，但口服锌 4h 后，血凝时间就明显缩短。血凝异常的原因是，动物缺锌时，血小板凝集过程受阻，致使血凝减慢。

另有资料报道，锌维持激素的正常作用，如锌对胰岛素有保护和促进作用。

（8）锌与基因表达的关系　锌通过“锌指蛋白”把激活子蛋白结合到 DNA 的增强子上，调节几种基因的表达。

锌主要通过两种基本途径调控基因表达（图 9-11）：①锌与细胞内成分，通常是转录因子直接相互作用，调控特定基因的转录速率和 mRNA 丰度，在转录水平上调控特定基因的表达；②锌可能通过刺激各种信号转导途径、激素和细胞因子等中间调控物质，间接调控基因表达。

锌通过以下三种方式调控基因表达。

a. 参与遗传物质的构成，稳定染色质结构，在转录前水平调控基因的表达。锌能与 DNA 骨架链上的磷酸基团、碱基结合，稳定 DNA 双螺旋结构，维持其转录活性，保护 DNA 免受氧化损伤。

b. 锌以酶的辅基形式通过酶的催化作用，调控基因表达。依赖锌的核酸酶主要有 RNA 聚合酶、DNA 聚合酶、dNT 终端转移酶、tRNA 合成酶、逆转录酶等。核酸酶结构和功能的正常为基因转录所必需。锌能通过维持酶的正常结构和功能参与基因表达的调控。锌是 DNA 聚合酶、RNA 聚合酶的重要辅基，锌缺乏影响这两种酶的正常功能，从而影响 DNA 的复制和 mRNA 的合成。锌缺乏后，细胞中 DNA 聚合酶活性降低，补充锌后 DNA 聚合酶活性恢复。

c. 锌以锌指蛋白（图 9-12）中锌指结构的方式参与基因表达。锌在细胞中能广泛地结合蛋白质，形成具有重要生理功能的锌结合蛋白。大多数锌结合蛋白含有锌指结构，这些锌指结构都与基因表达的调控有关。

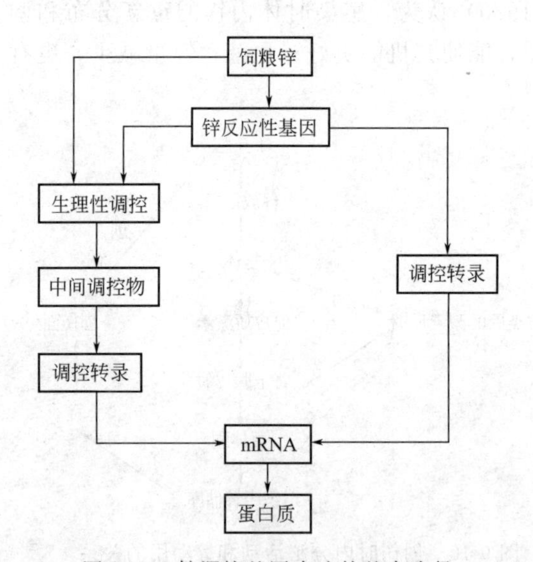

图 9-11　锌调控基因表达的基本途径

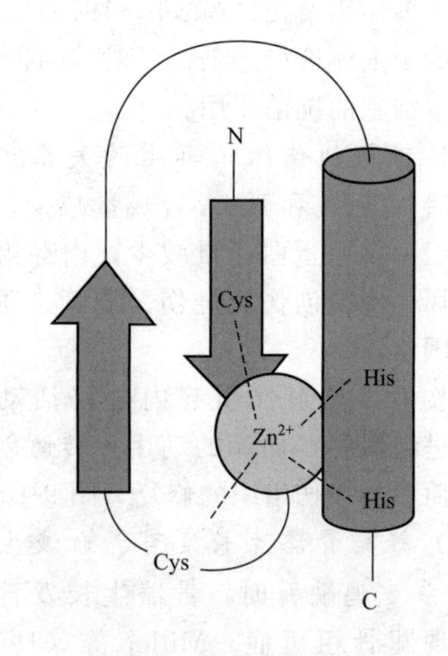

图 9-12　锌指蛋白的结构

已发现，锌对金属硫蛋白（MT）基因的启动子有特异的调节作用，并使 MT 基因的表达量增加十几倍。因此，可将 MT 基因启动子与生长激素基因的编码区重组，后通过转基因技术，将该重组基因导入动物体内，并在饲料中添加较高剂量的锌，通过锌的调节，可产生大量的生长激素，从而使动物快长（图 9-13）。

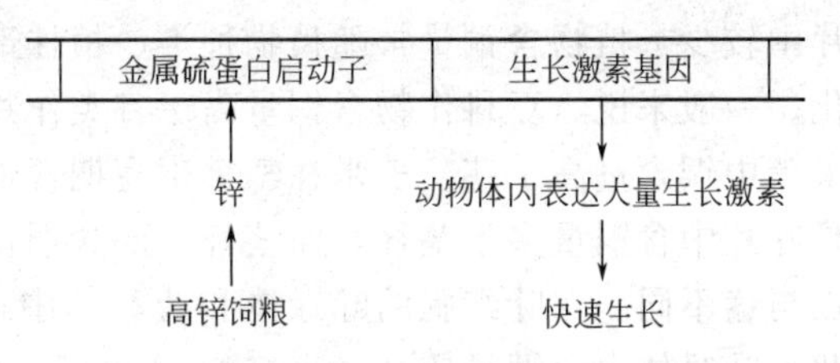

图 9-13 用基因重组技术使动物快长

5. 人体对锌的营养需要量与缺乏后果

（1）人体对锌的营养需要量 如表 9-23 所示。

表 9-23 人体对锌的适宜摄入量

生理阶段	锌的需要量/(mg/d)	生理阶段	锌的需要量/(mg/d)
6 月龄以下	1.5	14～17 岁	15.5(女)～19(男)
7～12 月龄	8	18～50 岁	15～19
1～3 岁	9	孕妇(前期)	19
4～7 岁	12	孕妇(中期)	19～25
7～10 岁	13.5	孕妇(后期)	25～30
11～13 岁	15(女)～18(男)	乳母	25～30

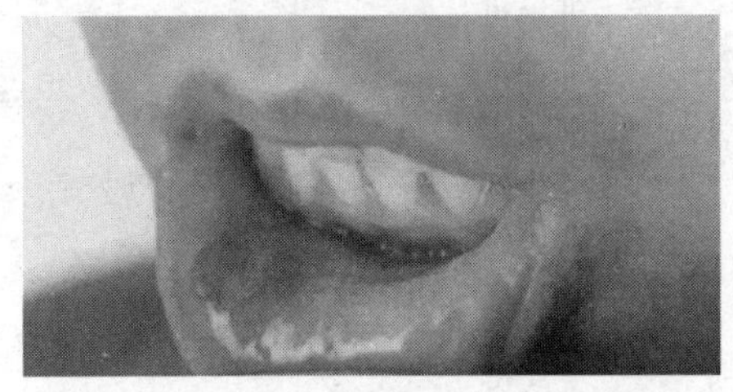
图 9-14 人体缺锌症状

（2）正常情况下，人的血清锌含量为 0.55～1.50mg/L。人体缺锌后，味觉能力与食欲下降，食量减少。青少年：厌食、偏食或异食；易患口腔溃疡（图 9-14），受损伤口不易愈合，青春期痤疮等；身材矮小、瘦弱；免疫力下降，经常感冒、发烧；智力发育落后。孕妇：嗜酸，呕吐加重；流产，宫内胎儿发育迟缓，早产，胎儿畸形率增高，低体重儿等。成年男性：少精，弱精或精液不液化，前列腺炎等。

（3）人长期或大量服用硫酸锌，可出现不良反应，如食欲不振、胃肠不适、恶心呕吐与腹痛等，还有些人口唇与四肢麻木、胃出血甚至胃穿孔。硫酸锌对人的最小致死量为 50mg/kg 体重。有人一次摄入 80～100mg 即可中毒，儿童更为敏感。当测定尿锌含量为 1mg/L 以上时，说明人体已处于锌中毒状态。

大量的锌能抑制吞噬细胞的活性和杀菌力，从而降低人体的免疫功能，抗病能力减弱，对疾病的易感性增加。过量的锌能抑制铁的利用，致使铁参与造血机制发生障碍，使人体发生顽固性缺铁性贫血，即使服用铁制剂，也很难使贫血治愈。长期大剂量摄入锌可诱发人体的铜缺乏，从而引起心肌细胞氧化代谢紊乱、单纯性骨质疏松、脑组织萎缩、低色素小细胞性贫血等。

三、铜

铜是人体必需的微量元素。铜作为酶的组分参与代谢，维持铁的正常作用，为皮肤及毛发生长与骨骼形成等所必需。

1. 食品中铜含量及其变化情况

植物源性食品中含铜量不多，大多数植物源性食品中含铜量在 5～25mg/kg（以风干计）。豆科叶菜含铜量（≥10mg/kg）较多，谷实类含铜量较少，一般为 4～10mg/kg。植物营养器官中铜含量较生殖器官中多，土壤类型、施肥制度和植物生长阶段也影响植物源性食品的含铜量。铜多集中于幼嫩叶片、种子胚等生长活跃的组织中，而铜在茎秆和成熟的叶片中较少。植物含铜量常随植物种类、植株部位、成熟状况、土壤条件等因素的不同而有变化。一般来说，豆科作物含铜量高于谷类作物。大豆在幼苗期含铜较少，而在结荚期叶片和果荚中铜含量高于茎。玉米在整个生育期含铜量都较平稳，但不同部位仍有明显差异：通常是叶片中含铜量多于茎秆，而茎秆上部含铜量多于基部。铜在叶片中的分布是均匀的，这一点与锰不同。在叶细胞的叶绿体和线粒体中都含有铜，约有70％的铜结合在叶绿体中。因此，叶绿体中含铜量较高。表9-24列出了一些食品中的铜含量。

表9-24　一些食品中的铜含量

食品	铜/(mg/kg)	食品	铜/(mg/kg)	食品	铜/(mg/kg)
籼米	2.3	鲜蚕豆	3.9	猪肉(瘦)	1.1
粳米	1.9	鲜豆角	1.5	猪肝	6.5
干面条	1.7	鲜四季豆	1.1	猪肾	5.8
干挂面	3.9	茄子	1.0	猪舌	1.8
小米	5.0～5.4	西红柿	0.6	猪心	3.7
黄玉米	3.5～5.3	辣椒	1.1	猪蹄	0.9
大麦	6.3	冬瓜	0.7	猪肚	1.0
小麦	4.8	黄瓜	0.5	乌骨鸡肉	2.6
高粱	5.9	南瓜	0.3	鸭肉	2.1
荞麦面	8.9	红胡萝卜	0.8	鹅肉	4.3
干山芋粉丝	5.0	黄胡萝卜	0.3	牛里脊肉	1.1
马铃薯粉	10.6	山药	2.4	牛肝	13.4
藕粉	2.2	韭菜	0.8	牛肚	0.7
芝麻	16	大白菜	0.5	羊肉(瘦)	1.2
花生仁	8.8	小白菜	0.7	羊肝	45.1
葵花子仁	5.6	荠菜	0.8	兔肉	1.2
南瓜子仁	11.1	菠菜	1.0	牛奶	0.2
西瓜子	18.2	苋菜	0.7～1.3	羊奶	0.4
莲子	13.3	空心菜	1.0	土鸡蛋	3.2
栗子	13.4	莴笋	0.7	鸭蛋	1.1
核桃	11.7	干蘑菇	10.5	鹅蛋	0.9
干黄豆	14	干木耳	3.2	青鱼	0.6
干绿豆	10.8	干香菇	10.3	草鱼	0.5
干蚕豆	9.9	干银耳	0.8	鲤鱼	0.6
干扁豆	12.7	干紫菜	16.8	黄鳝	0.4
干豌豆	5.7	干海带	14	黑鱼	0.5

2. 铜在人体内的代谢

铜在人体内的代谢过程包括吸收、转运、分布和排泄等，其代谢概况参见图9-15。

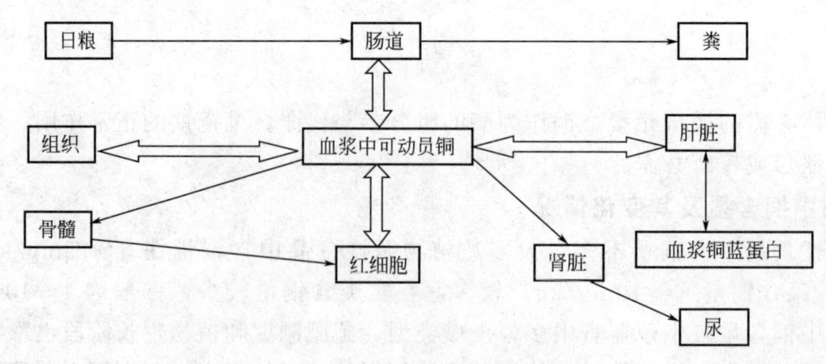

图9-15　人体内铜代谢概况

(1) 人体对铜的吸收　铜在整个胃肠道都能被吸收，但绝大多数铜通过小肠吸收。更确切地说，铜主要在十二指肠被吸收，而后经纹状缘进入肠细胞。

当膳食中铜浓度低时，铜主要通过易化扩散被吸收；当膳食中铜浓度高时，可通过简单扩散被吸收。人体对膳食中铜的吸收率较低，成年人约为5%～10%，婴幼儿为15%～30%。

膳食成分为影响铜吸收率的主要因素。铁、锌、硫、钼、汞、镉与植酸等均能降低铜的吸收率。

(2) 铜在人体内的含量与分布　人体平均含铜量为2～3mg/kg，其中50%～70%分布在肌肉和骨骼中，20%储存在肝脏中，5%～10%存在于血液中，微量的铜分布在酶系统中。肝、脑、心、肾、眼、毛发中含铜量最多，胰腺、脾脏、肌肉、皮肤和骨骼含铜量次之，甲状腺、前列腺和胸腺中含铜量最少。肝是铜的主要储存器官。据此可将器官分为三类：高铜器官——肝、脑、脾、骨、指甲、毛发；中铜器官——肌肉、肾脏、胰脏、心脏；低铜器官——内分泌腺、性器官。血浆铜含量和血浆铜蓝蛋白有相关性，且血浆铜蓝蛋白含量和肝中铜含量有相关性。正常情况下，成年男性血清铜含量为0.7～1.4mg/L，成年女性血清铜含量为0.8～1.55mg/L，儿童血清铜含量为0.27～1.53mg/L。

(3) 铜在人体内的转运　对于细胞表面铜的转运和铜运输到细胞内，铜转运蛋白家族发挥了非常重要的作用。铜进入血液后与血浆白蛋白结合，随后被运输到全身各组织细胞。胞外铜可被一种或多种对铜有强亲和力的跨膜蛋白（如Ctr 1和DMT1）转运至细胞内。铜一旦进入细胞质，就会与一组广泛存在的蛋白质受体——胞内铜转运蛋白或铜伴侣蛋白（如Coxl7、ATOXI等）结合。Coxl7是位于细胞质和线粒体中的分子伴侣蛋白，可将铜转运至电子链末端的细胞色素c氧化酶（CCO），有助于线粒体的呼吸；铜可经过分子伴侣蛋白转运至抗氧化物酶形成铜锌超氧化物歧化酶（CuZn-SOD)；铜还可结合ATOX1，ATOX1转运铜离子至铜依赖性ATP酶，在肝脏ATP酶参与铜蓝蛋白的合成和分泌，在肠上皮细胞ATP酶将细胞内的铜转运至血管经过血液循环到达全身。在铜转运过程中，二价金属元素（铜、镉、锌）可促进肠壁组织合成金属硫蛋白（MT），与肠黏膜细胞内的铜结合形成Cu-MT，滞缓铜向血液转运。

(4) 金属硫蛋白的功能　金属硫蛋白（MT）是一类广泛存在于细胞内的分子量较小、金属含量高、无芳香氨基酸、富含半胱氨酸的金属结合蛋白，通过调节细胞质内Cu^{2+}浓度（$<10^{-18}$mol/L）维持细胞代谢的平衡。MT含“Cys-X-Cys”三肽序列，与重金属结合的顺序由强到弱依次为：Hg＞Ag＞Cu＞Cd＞Zn。MT参与铜、镉、锌等微量元素的代谢调节，可和肝细胞中的铜结合形成Cu-MT来降低细胞内铜的毒性。过量的铜可诱导肠黏膜上皮细胞合成MT，部分铜与MT形成Cu-MT多聚体，随上皮细胞的死亡和脱落排到体外。肝中的MT与铜浓度成正比，MT表达水平随肝细胞中铜浓度的升高而上调。

(5) 人体对铜的排泄　成年人对铜的表观吸收率很低，铜的排泄是主动过程，食物中的铜被吸收后，其中80%随胆汁进入消化道，与氨基酸结合后经粪排到体外。少量铜经肾和肠壁排出，排出量约占5%和10%。粪和尿内的铜均以氨基酸、多肽、烟酸与其他小分子化合物的形式排出。组织中的铜由铜蓝蛋白介导转运回肝脏代谢或从胆道排出，有极小部分的铜由汗腺排出。

(6) 铜与其他养分代谢的关系　动物饲养实验结果表明：铜、铁、锌等金属元素存在着明显的竞争性作用。对人体的研究表明：膳食中高锌，会降低铜和铁的吸收，同时，膳食中铜和铁的浓度又影响锌的吸收。铜能维持铁的正常代谢，有利于Hb合成和红细胞成熟。

食物高铜影响铁、锌生物学有效性的可能原因是：铜与铁、锌在吸收水平上竞争（与蛋白质载体结合的）结合位点。

3. 铜的营养需要、生理作用与缺乏后果

（1）人体对铜的营养需要量　如表 9-25 所示。

表 9-25　人体对铜的适宜摄入量

生理阶段	适宜摄入量/(mg/d)	生理阶段	适宜摄入量/(mg/d)
6 月龄以下	0.5～0.7	4 岁以上	1.5～2.0
0.5～1 岁	0.7～1.0	7 岁以上	2.0～2.5
1 岁以上	1.0～1.5	11 岁～成年	2.0～3.0

（2）铜的营养生理作用　铜的主要营养生理作用可被归纳为：作为酶的组分；参与造血过程；促进骨与胶原的形成；增强免疫能力；参与色素沉着等。

① 铜作为许多金属酶的组分或激活因子，直接参与体内代谢。这些酶包括细胞色素 c 氧化酶、含铜超氧化物歧化酶、尿酸氧化酶、氨基酸氧化酶、酪氨酸酶、赖氨酰氧化酶、二胺氧化酶、铁氧化酶、铜蓝蛋白等。含铜超氧化物歧化酶和细胞色素 c 氧化酶是最早被发现的重要含铜酶，广泛分布于人体内，在清除体内自由基与维持细胞能量代谢方面具有重要的作用。铜是酪氨酸酶的辅助因子，缺铜时，酪氨酸酶活力下降，酪氨酸转化为黑色素的过程受阻，造成皮肤和毛色减退，毛质下降。赖氨酰氧化酶能催化弹性蛋白与胶原的合成，在维持心血管正常的结构与骨胶原的形成中起重要作用。组织内铜的主要存在形式与作用见表 9-26。

表 9-26　组织内铜的主要存在形式与作用

名称	分子量	含铜量/%	作用及作用产物
丁酰辅酶 A 脱氢酶	120000	0.35	在脂肪的氧化中参与脱氢
酪氨酸氧化酶	110000	0.25	酪氨酸,二羟苯丙氨酸
尿酸氧化酶	220000	0.06	尿酸
铜蓝蛋白	150000	0.34	参与铁代谢
肝铜蛋白	350000	0.34	储存铜
血铜蛋白(红细胞铜蛋白)	350000	0.34	储存铜,红细胞组分参与铁代谢
乳铜蛋白	尚不清楚	0.19	储存形式

② 铜可维持铁的正常代谢，有利于血红蛋白的合成和红细胞的成熟。铜是铜蓝蛋白的组分，铜蓝蛋白具有转运铜与亚铁离子氧化作用。铜蓝蛋白实际上是一种氧化酶——亚铁氧化酶，参与铁的利用，能提高血浆转铁蛋白中铁饱和作用的速度，也是合成血红素与清除体内过多自由基所必不可少的。缺铜时红细胞脆性增加、存活时间缩短而导致贫血。

③ 铜参与骨骼形成。铜是骨细胞、胶原蛋白和弹性蛋白合成不可缺少的元素。婴儿或胎儿缺铜时，可表现出成骨细胞形成减慢或停止。

④ 铜可增强免疫功能。铜对免疫机能的影响表现在以下几个方面：与免疫球蛋白结构有关；与补体机能有关；与免疫球蛋白合成有关。缺铜可引起体液免疫、细胞免疫与非特异性免疫功能下降。铜缺乏也使单核细胞数和 T 细胞数减少，淋巴细胞对抗原反应的能力减退。

⑤ 铜对皮肤和毛发的作用。铜是酪氨酸酶的辅基，酪氨酸酶可催化酪氨酸的羟化过程，产生多巴，多巴氧化生成苯二酮，可促进黑色素的增加。铜缺乏时，酪氨酸酶的活力下降，使酪氨酸转化为黑色素的过程受阻，因而皮肤、毛发的色泽减退。如果体内完全缺乏酪氨酸

酶，则产生白化病。铜缺乏还可引起角质化过程受阻，使皮肤和毛发在生长和外观上都发生改变（图 9-16）。

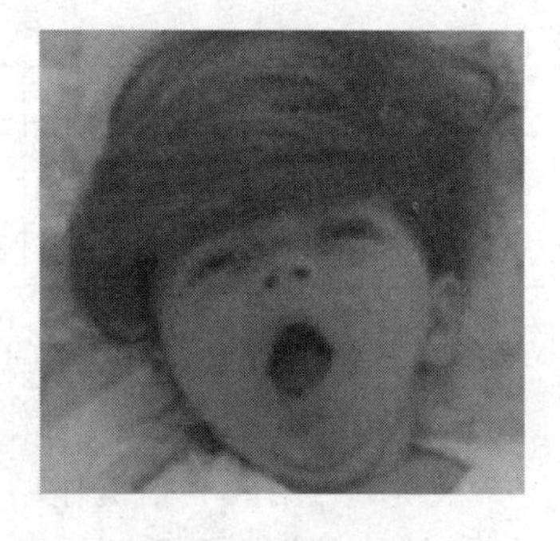

图 9-16　人体缺铜症

（3）铜营养状况的标识　反映人体铜营养状况的标识主要有毛发铜、血浆铜、血浆铜蓝蛋白和红细胞过氧化物歧化酶等。

① 毛发铜：毛发铜含量与肝中铜储存有关。Kellaway 等（1975）认为，在肝铜含量低于 20μg/g 时，毛发铜是反映铜营养状况的一个灵敏的标识。Suttle 等（1983）认为，同时分析红细胞过氧化物歧化酶（ESOD）活性、毛发铜和血浆铜含量，能灵敏地诊断缺铜的时间和程度。

② 血浆铜：Suttle 等（1976）认为，血液或血浆铜可作为人体铜营养状况的标识。

③ 红细胞过氧化物歧化酶（ESOD）活性：ESOD 是一种含铜、锌的金属酶。缺铜时，该酶活性下降（Bohnenkamp 等，1977）。Suttle 等（1983）认为，ESOD 是反映人体铜营养状况的一个灵敏的标识。

④ 铜蓝蛋白：铜蓝蛋白为含铜酶。当缺铜时，铜蓝蛋白活性下降。Mills 等（1976）报道，当实验动物表现缺铜前几个月，铜蓝蛋白活性就下降。这表明该酶的活性可作为铜营养状况的标识。

（4）人体缺铜的后果　人体铜缺乏，可引起如下疾病。

① 贫血：其临床表现为头晕、乏力、易倦、耳鸣、眼花。皮肤黏膜与指甲等颜色苍白，体力活动后感觉气促、心悸。严重贫血时，即使在休息时也出现气短和心悸，在心尖和心底部可听到柔和的收缩期杂音。

② 骨骼病变：骨质疏松，易发生骨折。

③ 可能引发冠心病：对大鼠的试验表明，缺铜可显著升高血浆胆固醇，改变胆固醇与脂蛋白的结合形式，增加动脉粥样硬化的危险。缺铜可引起大鼠的心脏生理异常，与人类冠心病的一些病症相似。

④ 可能引发白癜风病：缺铜时，酪氨酸酶活力下降，酪氨酸转化为黑色素的过程受阻，黑色素的生成就减少或不能生成，皮肤的颜色就变浅或变白。可见，这也是白癜风的病因之一。

⑤ 可能引发女性不孕症：体内含铜不足，既影响卵泡的生长和成熟，又抑制输卵管的蠕动，且不利于卵子的运行，并导致不孕。此外，铜缺乏对于怀孕女性的影响更大。孕妇体内铜不足，可使母体羊膜厚度异变，造成羊膜早破而导致早产。母体铜不足导致胎儿缺铜，影响胚胎的发育，可能造成胎儿畸形或先天性发育不良。

⑥ 缺铜可使神经系统的抑制功能失调，因而神经系统处于兴奋状态而失眠，引发神经衰弱。

四、锰

锰是人体必需的微量元素。锰作为酶的组分和激活剂，与骨骼发育、生殖机能、造血等密切相关。

1. 锰在食品中的分布情况

植物源性食品中锰的含量较多，且变幅很大，如以禾本科的水稻、小麦和豆科作物为例分析锰含量时就可发现这一特点（表 9-27）。

表 9-27　几种植物体含锰量（以风干计）　　单位：mg/kg

植物种类	籽粒	茎秆
水稻	20～250	280～900
麦类	16～140	30～350
豆类	14～80	110～130

造成植物源性食品中含锰量变幅较大的原因可能有以下几种。

① 锰的吸收受植物代谢作用的控制，在吸收过程中其他阳离子与锰有竞争作用，如 Mg^{2+} 与 Mn^{2+} 之间有拮抗作用，能降低植物对 Mn^{2+} 的吸收。

② 植物吸收锰常受环境条件的影响，尤其是土壤 pH 值的影响更大。在 pH＞7 的土壤中生长的植物含锰量低；在 pH＜7 的土壤中生长的植物含锰量偏高。随着土壤 pH 值上升，土壤中可提取态锰的数量明显减少，这必然影响植物对锰的吸收，使植物体内锰的含量较低。

③ 植物各生育期以及各器官中锰含量也有较大变化。如玉米植株中锰含量常随着株龄的增大而降低，且累积在叶片的边缘，玉米叶缘含锰量可高出叶片本身的 1 倍。甜菜叶柄中锰浓度只有叶片中的 50%。这说明锰在植物组织中的分布是不均匀的。

一般来说，在植物源性食品中，叶菜中含锰量丰富；豆类含锰量较多；但谷实与块根、块茎类中含锰量较少。锰在食品中的一般分布情况是：植物源性食品中锰含量多于动物源性食品中锰含量。表 9-28 总结了一些食品中锰含量。

表 9-28　一些食品中锰含量

食物	含锰量/(mg/kg)	食物	含锰量/(mg/kg)	食物	含锰量/(mg/kg)
黄玉米	7.8	莲子	82	河蚌	596
大麦	26.3	南瓜子	43.8	干紫菜	43.2
小麦	35.6	葵花子	34.8	干香菇	54.7
高粱	10.6	红茶	498	干冬菇	50.2
小米	10.0	花茶	169	黑大豆	28.3
荞麦	20.4	铁观音茶	140	干白菜	26.5
燕麦片	33.6	茶砖	465	干香菜	24.6
莜麦片	38.6	绿茶	326	肉桂	106

2. 人体内锰的代谢

小肠各段都能吸收锰，但主要是十二指肠，摄入的含锰化合物在消化道内被酶分解，以二价锰离子形式被吸收。人体对锰的吸收率低，平均仅为 5%～10%。影响锰吸收的因素很多。膳食低锰、吸收部位存在低分子配位体、怀孕等，均可提高锰的吸收率；膳食中高铁、钙和磷，可降低锰的吸收率。

进入吸收细胞内的锰以游离形式或与蛋白质结合成复合物后转运到肝。氧化态锰与转铁蛋白结合后再进入循环，由肝外细胞摄取。

锰主要经胆汁和胰液从消化道排泄，在排出前还可能以胆汁结合锰的形式被重吸收。每个锰原子在排出体外之前可在体内循环几次，有利于胃肠道中的锰始终保持在一定水平，从而保证了组织中锰含量的相对稳定性。小肠黏膜上皮和肾也可排出一部分锰。

3. 锰的营养生理作用

(1) 锰为人体内许多酶的组分和特异性激活剂或非特异性激活剂　例如，锰是含锰超氧化物歧化酶（Mn-SOD）、丙酮酸羧化酶（PC）、精氨酸激酶的组分；Mn^{2+} 为水解酶类、激酶类的非特异性激活剂，为精氨酸酶的特异性激活剂。丙酮酸羧化酶每个分子含有4个锰原子。丙酮酸羧化酶是肝糖原异生的关键酶，它的生物学作用是催化丙酮酸生成草酸乙酸。但锰原子可被镁原子代替，所以锰的缺乏并不显著影响此酶的活性。锰还和脂肪代谢有关。罗绪刚（1991）用缺锰饲料（16mg/kg）饲喂实验鸡发现，鸡血浆总胆固醇浓度显著降低，胆固醇的合成代谢受阻，脂肪代谢也受影响。

（2）锰为骨骼发育所必需　研究表明，锰影响骨骼的发育，主要是由于锰参与构成骨骼基质的硫酸软骨素的形成，硫酸软骨素是有机质黏多糖的组分，而锰是多糖聚合酶和半乳糖转移酶的特异性激活因子。缺锰会导致黏多糖合成障碍，硫酸软骨素不能正常合成。用缺锰饲料饲喂雌性大鼠，所生幼鼠的骨骼生长不成比例：四股骨骼缩短，脊骨弯曲，颅骨也变形。

（3）锰与生殖机能　锰可维持人的正常生殖机能。其作用机制可能有两种：一是锰作为垂体合成性激素所需酶的组分，调节垂体的性激素分泌；二是锰参与胆固醇的合成，而胆固醇是性激素的前体，从而调节性激素的合成，维持正常的生殖功能。缺锰后，性激素合成受阻，因而生殖机能下降。

（4）锰与生长发育　在低锰饲料中添加适量的锰，能促进鸡的生长。

（5）锰与智力发育、思维、情感和行为有关　人体缺锰可引起神经衰弱综合征。癫痫病人、精神分裂症病人的头发和血清中锰含量均低于正常人。

4. 含锰超氧化物歧化酶

1970年，Keele等首次从大肠杆菌中分离得到含锰超氧化物歧化酶（Mn containing superoxide dismutase，Mn-SOD），随后相继从多种需氧菌中分离得到Mn-SOD。1986年，Martom等在兼性厌氧菌中发现一种名为cambialistic（源于拉丁语cambialis，意为“变化”）的酶，它在一级结构上类似于Mn-SOD，但在化学性质上又类似于Fe-SOD，被视为两者之间的过渡形式，可分别利用Mn、Fe作为辅因子。在无氧条件下，只表现为Fe-SOD，而在有氧条件下培养，SOD总活力增加，且Mn-SOD占优势。在真核生物中，Mn-SOD先是以无活性形式从鸡肝中被分离得到，随后又从鸡肝中分离到该酶的活性形式，在人肝细胞的胞液中也发现有Mn-SOD的存在。迄今为止，已分离出近10余种真核生物的Mn-SOD。

据报道，人体以及哺乳类动物的衰老可能与Mn-SOD减少引起抗氧化作用的降低有关，因而衰老可能与锰存在着某些关联。体内过氧化物可使磷脂等分子中不饱和脂肪酸氧化生成过氧化脂质，从而损伤生物膜。过氧化脂质与蛋白质结合成脂褐素，存于皮下，习称老年斑。在人体内，Mn-SOD与Cu、Zn-SOD是防御超氧离子对组织细胞损伤的重要酶类。我国广西巴马县的长寿老人，毛发锰含量明显地高于其他地区。另外，在流行病学的调查中发现，癌症患者的毛发锰含量显著地低于正常人。

5. 人体对锰的适宜摄入量与缺锰后果

人体对锰的适宜摄入量如表9-29所示。

表9-29　人体对锰的适宜摄入量

生理阶段	适宜摄入量/(mg/d)	生理阶段	适宜摄入量/(mg/d)
6月龄以下	0.5～0.7	4～6岁	1.5～2.0
0.5～1岁	0.7～1.0	7～10岁	2.0～3.0
1～3岁	1.0～1.5	11岁以上	2.5～5.0

给人体补充锰的剂型包括蛋氨酸锰（Mn-Met）、$MnSO_4 \cdot H_2O$、$MnCl_2$ 等，不同锰源的相对生物学效价的一般顺序是 Mn-Met＞$MnCl_2$＞$MnSO_4 \cdot H_2O$＞MnO（试剂级）＞$MnCO_3$＞MnO。Baker 等（1987）报道，锰的蛋白质络合物与 $MnSO_4 \cdot H_2O$ 有相似的生物学效价。

人体缺乏锰，可能影响生殖能力，并可能使后代先天性畸形，骨骼发育异常，还可能引起神经衰弱综合征，影响智力发育。锰缺乏还可导致胰岛素合成和分泌受阻，从而影响糖的代谢。

据报道，在骨质疏松、糖尿病、动脉粥样硬化、癫痫、创伤愈合不良的患者中存在膳食锰摄入量少，血锰、组织锰量低的问题。

禽类缺锰时，发生滑腱症，主要表现是：腿关节肿大畸形、腿骨粗短，腓长肌腱滑出骨突，严重时无法站立，甚至死亡。

五、硒

1. 硒在土壤中的分布

硒的赋存状态大概可被分为 3 类：独立矿物形式存在；类质同相形式存在；黏土矿物吸附形式存在。全世界有 40 多个国家和地区属于缺硒地区。中国是一个缺硒大国：从东北三省起斜穿至云贵高原，占中国国土面积 72％的地区存在一条低硒地带，其中 30％为严重缺硒地区，粮食等天然食品硒含量较低。华北、东北、西北等大中城市都属于缺硒地区。根据土壤中硒含量，大致可把我国分为以下几个地区：①严重缺硒地区：黑龙江、吉林、辽宁、河北、山东、山西、陕西、四川、云南、新疆、西藏、内蒙古、河南部分地区等；②缺硒地区：天津、北京、江苏、浙江、安徽、湖北、江西北部、福建、广东、甘肃、宁夏、河南部分地区等；③相对不缺硒地区：广西、海南、台湾、贵州大部、湖北东部、江西南部、新疆东部、甘肃西部等；④少数几个富硒市县：湖北的恩施（被誉为世界硒都）、陕西的紫阳、江西的丰城、安徽的石台、江苏的如皋、浙江的龙游、广西的巴马、新疆的天山北坡等。

2. 硒在食品中的分布情况

硒并不为植物所必需，但所有植物器官都含有硒。硒在植物体内的存在形式为含硒氨基酸、亚硒酸盐离子、硒酸盐离子。动物源性食品如动物肝脏、鱼类等含硒量较多，参见表 9-30。

表 9-30　一些食品中硒含量

食物	含硒量/(μg/kg)	食物	含硒量/(μg/kg)	食物	含硒量/(μg/kg)
炒白南瓜子	270.3	白菜薹	66.8	羊肉(瘦)	71.8
红花豆	190.5	黄胡萝卜	28.0	鹌鹑蛋	254.8
虎皮芸豆	97.5	木耳菜(落葵)	26.0	白皮鸡蛋	165.5
花豌豆	97.2	青豆	24.8	红皮鸡蛋	149.8
黄豆	61.6	猪肾	1117.7	海虾	564.1
红芸豆	46.1	牛肾	702.5	鲅鱼	481.0
蚕豆	42.9	鸭肝	522.7	大黄鱼	425.7
绿豆	42.8	鸡肝	385.5	青鱼	376.9
花生仁	39.4	火鸡肝	360.0	带鱼	365.7
北豆腐	26.2	牛肉(瘦)	105.5	鲈鱼	330.6
南豆腐	15.5	鸡胸肉	105.0	河虾	296.5
苜蓿	85.3	猪肉(瘦)	95.0	海鳗	258.5

3. 硒在人体内的代谢

硒的吸收部位是小肠。硒逆浓度梯度被吸收，表明其吸收方式是主动转运。正常膳食条件下，硒的吸收率比其他微量元素高。提高膳食粗蛋白质水平，能促进硒的吸收。人体缺硒时，对硒的吸收率提高。

人体所有组织器官中均含有硒，平均含量为0.05～0.20mg/kg，以肝、肾、肌肉中的含量最多。体内总硒量的50%存在于肌肉中，15%分布于皮肤及毛发中，10%分布于骨中，8%在肝中，其余的分布在其他组织中。硒摄入量增加时，各组织器官的含硒量亦相应增加。

硒的代谢较复杂。所有形式的硒都须先转变成硒化合物，以负二价形式才能形成有机硒而发挥生物学作用。一些重金属影响硒代谢：砷能促进硒经胆汁排泄，防止硒中毒；镉、银等既使硒经肺的排泄量减少，又不增加硒经胆汁的排泄量，从而使硒留在体内；银阻止含硒酶的合成。

体内硒主要通过胆汁、胰液、肠液由粪排出，通过尿液排泄次之，少量硒由汗排出。尿中硒含量与硒摄入量成正相关，因此，尿中硒含量可作为人体硒缺乏或硒中毒的确诊指标。

4. 硒与维生素E的互作关系

硒与维生素E有协同关系：①维生素E可保持硒处于活性状态。②维生素E可减小或消除硒的毒性（副作用）。③硒能促进维生素E的吸收和在人体内的存留。④硒能通过GSH-Px，催化被氧化了的维生素E转化为还原形式，从而继续发挥作用。⑤硒与维生素E在减少人体内过氧化物方面有协同作用：维生素E阻止过氧化物的产生；硒通过GSH-Px，清除过氧化物。⑥在膳食中，硒与维生素E处于临界水平或其以上时，两者的补充量可相互节省；但当它们各自的含量低于临界水平时，则不能相互代替。

5. 硒的营养生理作用

① 硒在人体内最主要的营养生理作用是参与谷胱甘肽过氧化物酶（GSH-Px）的组成，对体内氢或脂过氧化物有较强的还原作用，保护生物膜结构完整和功能正常。每一分子GSH-Px由4个亚单位组成，每一亚单位含有1个硒原子。另外，硒是5′-脱碘酶（5′-DI）的组分，5′-DI是催化四碘甲腺乙酸（T_4，活性弱）转化为三碘甲腺乙酸（T_3，活性强）的酶。

② 硒对胰腺组织结构完整和功能有保护作用。

③ 硒能维持肠道脂肪酶活性，促进乳糜微粒的正常形成，从而促进脂类包括脂溶性维生素物质的消化吸收。

④ 硒参与辅酶A和辅酶Q的合成。

⑤ 硒能促进蛋白质的生物合成。

⑥ 硒能增强生殖功能。缺硒能引起射精障碍，精子活力低下、发生畸形，受胎率降低，子宫炎发病率升高等症状。

6. 人体对硒的需要量

按照世界卫生组织要求，人类每日从膳食中硒的最低摄入量为40μg，而营养补充量以每日50～250μg硒为宜。

7. 硒对人体健康的影响及缺硒后果

（1）*硒与心脑血管疾病*　调查发现，食品中含硒量低的地区，死于心脏病、中风及其他心血管疾病的人数要比含硒高的地区高出3倍。缺硒与贫硒地区人群，不仅心脏病发生率高，而且在全国许多地区已形成以心脏损害为主要病变的所谓“克山病”的流行。

辅酶Q能促进高能物质的生成，保证心肌能量供给，改善心肌代谢，保护心脏功能。硒直接参与辅酶Q的合成。因此，补硒对提高心脏功能、预防心脏疾病有益。

（2）*硒与视力* 据测定，人类的眼睛特别是视网膜、虹膜、晶状体等与视力有关的组织含硒量多。硒被确定为视力不可缺少的元素。缺硒能引发近视、白内障、视网膜病、眼底疾病、老年黄斑变性等疾病。调查研究发现，视力不好的少儿，血中硒含量均低于正常水平，尿中含硒量也低于正常含量。对上述视力不好的少儿食物补硒与保健品补硒，1年后，他们近视、远视、斜视的好转率达到85%。

（3）*硒与肝脏* 硒可通过GSH-Px清除自由基。硒不足时，GSH-Px活性就显著降低，清除自由基的作用就削弱，自由基对肝细胞的破坏作用增大。大量肝细胞被破坏后，造成“肝坏死”“肝硬化”。

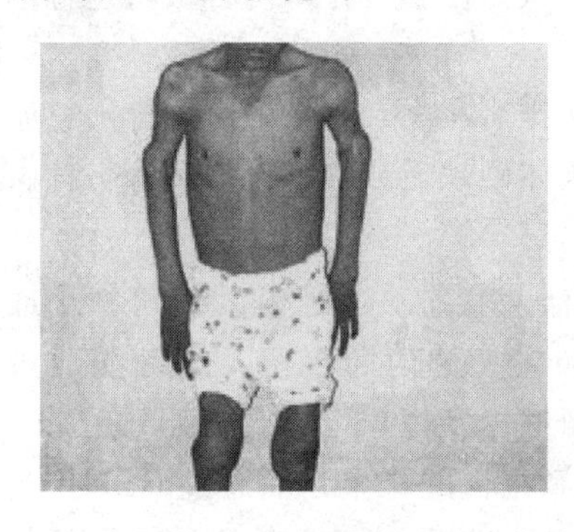

图9-17 缺硒症状

另外，硒可通过4种方式抑制癌细胞的发生、发展。一是硒能降低致癌因子的诱变性，二是硒直接影响致癌物的代谢，三是通过GSH-Px防止自由基损伤，四是硒通过干扰肝细胞内的能量代谢，抑制DNA、RNA和蛋白质的合成，有效地杀伤和抑制癌细胞。人体缺硒，易患肝癌、肺癌、胃癌、食管癌、肾癌、前列腺癌、膀胱癌、宫颈癌、白血病等。缺硒症状见图9-17。

（4）*硒与克山病* 克山病（Keshan disease）是一种原因不明的心肌病，亦称地方性心肌病（endemic cardiomyopathy），始见于我国黑龙江省克山县，故命名为克山病。20世纪50～60年代，病区年发病率超过50/10万，病死率达98%。克山病全部发生在低硒地带，患者头发和血液中的硒明显低于非病区居民，口服亚硒酸钠可预防克山病的发生，说明硒与克山病的发生有关。鉴于病区虽普遍低硒，但发病人数仅占居民的一小部分，因此还应考虑克山病的发生除低硒外尚有其他多种因素参与的可能。

克山病可分四型：急型、亚急型、慢型和潜在型。发病类型由以急型、亚急型为多，转为以潜在型和慢型为主。可突然发病，也可从潜在型或慢型基础上急性发作。在北方，急型多发生于冬季，常可因寒冷、过劳、感染、暴饮、暴食或分娩等诱因而发病。起病急骤。重症者可表现为心源性休克、急性肺水肿和严重心律失常。初始常感头晕、反复恶心呕吐，继而烦躁不安。严重者可在数小时或数天内死亡。体检见患者面色苍白，四肢厥冷，脉细弱，体温不升，血压降低，呼吸浅速。

8. 硒摄入过量的后果

硒的毒性很强，且中毒剂量与需要量较接近，安全范围小。硒摄入过多，可引起中毒，分急性中毒和慢性中毒。

急性中毒的特征性症状为呼气有大蒜味或酸臭味、恶心、呕吐、腹痛、烦躁不安、流涎过多和肌肉痉挛。急性硒中毒的患儿一般都有头晕、头痛、无力、嗜睡、恶心、呕吐、腹泻、呼吸和汗液有蒜臭味、上呼吸道和眼结膜有刺激症状。重者有支气管炎、寒战、高热、出大汗、手指震颤以及肝肿大等表现。

慢性硒中毒往往是每天从食物中摄取硒2mg以上，数月后发生。表现为脱发、脱指甲、皮肤黄染、口臭、疲劳、龋齿易感性增加、抑郁等。一般慢性硒中毒都有头晕、头痛、倦怠无力、口内金属味、恶心、呕吐、食欲不振、腹泻、呼吸和汗液有蒜臭味，还可有肝肿大，肝功能异常，自主神经功能紊乱，尿硒增高。

六、碘

1. 缺碘的主要地区分布

碘缺乏病主要流行在山区、丘陵以及远离海洋的内陆，但平原甚至沿海也有散在的病区。

亚洲的喜玛拉雅山区、拉丁美洲的安第斯山区、非洲的刚果河流域等都是有名的碘缺乏病的重病区。

我国除上海市外，各省、市、自治区都有不同程度的碘缺乏病流行。碘缺乏病的病区主要分布在东北的大小兴安岭、长白山山脉；华北的燕山山脉、太行山、吕梁山、五台山、大青山一带；西北的秦岭、六盘山、祁连山和天山南北；西南的云贵高原、大小凉山、喜马拉雅山山脉；中南的伏牛山、大别山、武当山、大巴山、桐柏山等；华南的十万大山等地带。这些地带的共同特点是地形倾斜，洪水冲刷严重；有的降雨量集中，水土流失大，碘元素含量极少。除上述山区外，一些内陆丘陵、平原地带也有不同程度的流行。

2. 碘在食品中的分布情况

① 碘在土壤中的含量相当少，仅 0.0004%。②碘在植物源性食品中的含量是很少的。例如，以每千克干物质计，在谷实中为 50～300μg，在块茎类为 200～500μg。③动物源性食品尤其是鱼类中含碘量较多。④海产品含碘量最多。一些食品中碘含量见表 9-31。

表 9-31　一些食品中碘含量

食品	含碘量/(mg/kg)	食品	含碘量/(mg/kg)	食品	含碘量/(mg/kg)
干紫菜	43.23	大豆	0.097	小麦富强粉	0.029
鲜海带	9.23	青椒	0.096	花生仁	0.027
虾皮	2.65	杏仁	0.084	番茄	0.025
虾酱	1.67	方便面	0.084	香蕉	0.025
虾米	0.83	白胡椒	0.082	莲藕	0.024
豆腐干	0.46	小赤豆	0.078	稻米	0.023
开心果	0.38	冻豆腐	0.077	猪肉(瘦)	0.017
鹌鹑蛋	0.38	羊肉(瘦)	0.077	香菜	0.015
火鸡腿	0.34	黑鱼	0.065	鹿肉	0.015
鸡蛋	0.27	青鱼	0.065	鸡肝	0.013
牛腱子肉	0.25	柿子	0.063	洋葱(白皮)	0.012
菠菜	0.24	小黄鱼	0.058	豆(黄皮)	0.012
羊肝	0.19	带鱼	0.055	酱牛肉	0.012
雏鸽	0.16	橘子	0.053	茄子	0.011
金枪鱼	0.14	鸭蛋	0.050	山竹	0.011
墨鱼	0.14	芸豆	0.047	豌豆	0.009
花椒粉	0.14	鲤鱼	0.047	酸奶	0.009
鸡肉	0.12	菠萝	0.041	橙子	0.009
松子仁	0.12	八宝菜	0.038	平菇	0.008
南瓜子(炒)	0.11	紫糯米	0.038	四棱豆	0.007
干鱼翅	0.11	小米	0.037	梨	0.007
核桃	0.10	火腿	0.036	芹菜	0.007
牛肉(瘦)	0.10	野鸡	0.035	牛里脊肉	0.005
小白菜	0.10	小麦面粉	0.029	西葫芦	0.004

3. 人体内碘的代谢

膳食中的碘化物，在消化道内转变为离子碘后，能很快被肠上皮细胞吸收，进入血液。

正常人血浆无机碘浓度为0.8～6.0mg/L。经过血液循环，碘离子分布到全身的组织器官。在血液中，离子碘与蛋白质结合，被甲状腺腺泡上皮细胞摄取和浓集。这个转运过程是一个依靠能量的主动转运，需 Na^+-K^+-ATP 酶和磷脂参与。甲状腺是富集碘能力最强的组织，24h 内可富集摄入碘的15%～45%。在碘缺乏地区，其富集能力更强，可达到80%。硫氰酸盐、过氯酸盐和铅能抑制甲状腺摄取碘，促甲状腺素（TSH）则促进这一作用。碘化物在腺泡上皮细胞内，经氧化酶作用被氧化成元素碘，后在碘化酶的作用下，碘被置换到酪氨酸苯环的第三位碳原子上，形成一碘酪氨酸（T_1），T_1 再被碘化为二碘酪氨酸（T_2），最后两分子 T_2 缩合成具有生理功能的 T_4；1 分子 T_1 与 T_2 缩合成比 T_4 活性高 3～8 倍的 T_3，同时各脱去一分子丙氨酸。多余的 T_1 与 T_2，在脱碘酶的作用下，能再生成碘离子重新被利用。T_4 在 5′-脱碘酶催化下，转化为 T_3。

碘在人体内的含量与分布情况为：①体内平均含碘量为50～200μg/kg 体重。②正常膳食条件下，碘在各器官中的分布比例（%）如下：甲状腺 70～80，肌肉 10～12，皮肤 3～4，骨骼 3，其他器官 5～10。③碘在体内的存在形式为有机碘（甲状腺素及其代谢物）和无机碘。

碘主要通过肾脏由尿排出，少部分由粪排出，极少部分可经乳汁、毛发、皮肤汗腺和肺呼气排出。正常情况下，每日由尿排出的碘，占排出量的40%～80%。通过唾液腺、胃腺分泌与胆汁排泄等从血浆中清除碘，最后由粪排出，这部分占10%左右。通过乳汁分泌方式排出的碘，对于由母体向哺乳婴儿供碘有重要的作用，使哺乳婴儿能得到所需的碘。乳汁中含碘量为血浆的20～30倍，母体泌乳会丧失较多的碘。通常，用尿碘排出量来估计碘的摄入量。

4. 碘的营养生理作用

碘最主要的作用是作为甲状腺素的组分，调节代谢和维持体内热平衡，对生殖、生长、发育、红细胞生成和血液循环起着调控作用。具体表现在以下几个方面。

① 促进糖、脂代谢。甲状腺素能加速糖的吸收利用，促进糖原和脂肪分解，调节血清胆固醇和磷脂浓度等。

② 调节蛋白质合成和分解。当蛋白质摄入量不足时，甲状腺素能促进蛋白质的合成；当蛋白质摄入量充足时，甲状腺素可促进蛋白质的分解。另外，体内一些特殊蛋白质代谢（如毛发角质蛋白代谢）离不开甲状腺素。

③ 增强酶的活性。甲状腺素能活化体内100多种酶，如细胞色素酶系、琥珀酸氧化酶系、碱性磷酸酶等，在物质代谢中发挥作用。

④ 调节水、盐代谢。甲状腺素可促进组织中水、盐进入血液并由肾排出。碘缺乏可引起组织内水、盐潴留，发生黏液性水肿。

⑤ 促进维生素的吸收和利用。甲状腺素可促进烟酸的吸收和利用、胡萝卜素转化为维生素 A 以及核黄素合成核黄素腺嘌呤二核苷酸等。

⑥ 维持中枢神经系统的正常结构，保持正常的精神和形体状态。

5. 人体对碘的营养需要量以及碘缺乏与过量的后果

中国营养学会在2000年推荐，人体每日从膳食对碘的适宜摄入量为：婴幼儿，50μg；儿童，90～120μg，安全上限800μg；成年人150μg。

世界卫生组织在2001年推荐每日碘的供给量为：0～59月龄学前儿童，90μg；6～12岁，120μg；12岁至成人：150μg；孕妇和乳母：200μg。

人体缺乏碘时，主要表现以下症状（图9-18）：①胎儿：流产，死胎，先天性畸形，出生死亡率上升等。②婴儿：甲状腺功能低下，甲状腺肿大等。③少儿：甲状腺功能低下，甲状腺肿大，大脑功能受损、发育迟缓、呆小病等。④成人：甲状腺肿大，甲状腺功能低下，大脑功能受损等。

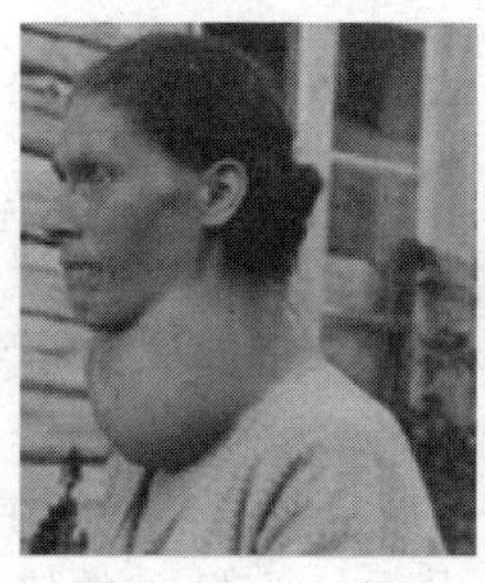
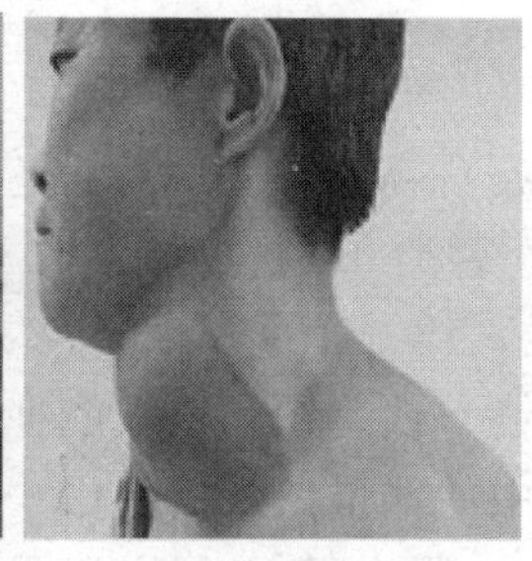
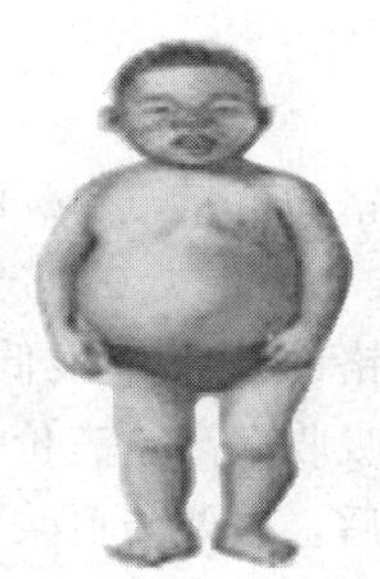

图 9-18　碘缺乏症状

成年人日摄取碘量超过 1000μg，则会导致高碘性甲状腺肿大、甲状腺功能亢进等病症。此外，碘摄入量过高还可能导致急性碘中毒症状，包括腹部绞痛、十二指肠溃疡和肾衰竭等。

七、钴

（1）钴在食品中的分布　海产品与蜂蜜中含钴量最多，每千克都超过 1mg。每千克蘑菇含钴 0.61mg，每千克牛肉含钴 0.52mg，每千克甜菜、荞麦、卷心菜、洋葱、梨、菠菜、西红柿约含钴 0.2mg，每千克苹果、香蕉、杏、樱桃、咖啡、胡萝卜、茄子、燕麦、胡椒、土豆、稻谷、小麦、红薯、玉米含钴量低于 0.05mg。

（2）人体内钴的代谢　①钴以维生素 B_{12}、含钴蛋白质和无机盐形式被人体摄入，一般从普通膳食中摄入钴 150～450μg/d，吸收部位是小肠，可溶性钴盐以离子形式被吸收，维生素 B_{12} 及其类似物在同胃黏膜蛋白质（内在因子）形成复合物后被吸收，吸收率 63%～97%，每日吸收钴 190～290μg。正常成人体内含钴 1.1～1.5mg。进入血液的钴与三种运钴蛋白（transcobalbmin Ⅰ、Ⅱ、Ⅲ）结合，运至肝脏与全身。内在因子和运钴蛋白缺乏、钴摄入量不足或消化系统疾病，可造成人体钴乃至维生素 B_{12} 缺乏。正常情况时，血液含钴量为 (10.8±6.0)ng/mL。

钴主要通过胃肠道（主要是胆汁）和肾被排泄，每日排泄量约等于吸收量。

（3）钴的营养生理作用　①钴的主要作用是它为维生素 B_{12} 的组分，并通过维生素 B_{12} 发挥生理作用。消化道微生物合成维生素 B_{12} 时，需要较多量的钴。②钴还是磷酸葡萄糖变位酶、精氨酸酶等的激活剂。③参与造血。钴至少在两个方面参与造血过程：一方面促进铁的吸收，加速体内铁储的动用；另一方面，钴增强骨髓的造血机能，促进血红蛋白的合成，增加红细胞的数量。另观察到，钴可使血管扩张和脸色发红，乃因肾释放舒缓肌肽的结果。动物实验结果显示，甲状腺素的合成可能需要钴，钴能减轻碘缺乏产生的影响。

（4）缺乏与过量的后果　关于人体的钴缺乏与过量的后果，尚未见资料报道。动物钴缺乏导致维生素 B_{12} 缺乏而发生贫血。牛、羊易发生钴缺乏。钴缺乏，影响反刍动物瘤胃微生物合成维生素 B_{12}，导致反刍动物体内糖异生过程障碍，临床表现为食欲减退、精神不振、消瘦和生长停滞、异食癖、贫血等。长期钴缺乏，可导致反刍动物死亡。

与碘类似，钴中毒的剂量远高于需要量。钴摄入量超过需要量的 300 倍时，才导致中毒，因此，钴的安全范围也较宽。例如，饲料中含钴 0.11mg/kg 可满足奶牛的需要，而中毒量为10mg/kg。肉鸡对钴的耐受量为饲料含钴70mg/kg，仔猪为150mg/kg。反刍动物钴中毒症状为食欲减退、消瘦和贫血；肉鸡钴中毒症状为红细胞增多和腹水症；仔猪钴中毒症状为食欲减退、运动失调和贫血。

八、铬

一些食品中铬的含量（mg/kg）：海产品0.46、坚果0.43、奶类0.37、谷类0.35、豆类0.27、肉类0.19、蛋类0.18、薯类0.14、蔬菜0.14。

人体对无机铬的吸收率很低，约0.1%～1.0%；对有机铬的吸收率较高，约10%～25%；六价铬的吸收率高于三价铬。铁、锌、植酸能抑制铬的吸收。

铬进入血液后，主要与血浆中的球蛋白、白蛋白、r-球蛋白结合。铬在人体内的含量约为7mg，主要分布于骨骼、皮肤、肾上腺、大脑和肌肉中。头发中的铬浓度最高，约为0.2～2.0mg/kg。

铬有二价、三价和六价三种化合物，只有三价铬在代谢中具有活性。铬的主要生理功能是与尼克酸、谷氨酸、胱氨酸和甘氨酸等形成有机螯合物，又称葡萄糖耐受因子，发挥类似胰岛素的生物学作用，调节糖类化合物、蛋白质和脂肪的代谢：①促进葡萄糖进入细胞分解代谢而产生能量；②促进氨基酸进入细胞而被用于蛋白质的合成，从而促进肌肉和其他组织中的蛋白质沉积；③降低血液中胆固醇和甘油三酯含量，降低腹脂率。此外，铬还有抗应激、增强免疫机能的作用。

铬的缺乏症状为血液中葡萄糖和胆固醇增高。另外，美国学者对许多青少年近视眼病例研究后指出，体内缺乏铬与近视的形成有一定的关系：缺铬时，眼睛晶体渗透压变化，使晶状体变凸，屈光度增加，因而产生近视。

三价铬对人体几乎不产生有害作用，未见有中毒资料的报道。六价铬的毒性远大于三价铬，六价铬的毒性比三价铬高约100倍。六价铬可通过消化道、呼吸道、皮肤和黏膜侵入人体，主要积聚在肝、肾和内分泌腺中。通过呼吸道进入的铬则易积存于肺部。六价铬有强氧化作用，损伤体组织。铬中毒的主要表现是皮炎、胃炎、鼻炎、咽炎、喉炎、支气管炎等，甚至引发肺癌。

九、其他微量元素

1. 钼

钼是人体不可缺少的元素。体重70kg的健康人，体内约含钼9mg，主要分布在骨骼、皮肤、毛发、肌肉和肝脏中。

钼的主要生理作用是：①作为黄嘌呤氧化酶、醛氧化酶、亚硫酸氧化酶和硝酸还原酶的组分而参与体内氧化还原反应，包括尿酸代谢等。②参与铁代谢，促进铁储的动用和铁向肝脏、骨髓的运输。③钼还有明显的防龋作用。④钼对尿结石的形成有强烈的抑制作用，人体缺钼后易患肾结石。

2000年，中国营养学会制订了我国居民膳食钼的参考摄入量：成人适宜摄入量为60μg/d，最高可耐受摄入量为350μg/d。过量地食入钼会加速动脉壁中弹性物质缩醛磷脂的氧化。土壤含钼过高的地区，癌症发病率较低，但痛风病、全身性动脉硬化的发病率较高。

2. 硅

硅是人体必需的微量元素，约占体重的0.026%。硅在体内能将黏多糖相互连接，并将黏多糖结合到蛋白质上，形成纤维性结构，从而增加结缔组织的弹性和强度，维持结构的完整性；硅参与骨的钙化作用，能提高钙化的速度。胶原蛋白中约含21%的羟脯氨酸，硅通过提高脯氨酸羟化酶的活力而促进羟脯氨酸的形成。

通过实验动物的试验结果推算，人体每天对硅的需要量可能为2～5mg。但膳食中大部分的硅不易被吸收，因此推荐每天摄入量为5～10mg。

食物中硅缺乏，可导致头发、指甲易断裂，皮肤失去光泽。血管壁中硅含量与人和动物粥样硬化程度成反比。

但是，人体摄入过量的硅有不良后果。高硅饮食的人可能发生局灶性肾小球肾炎。曾有报道，人服用大量的硅酸镁，可能诱发尿路结石。

硅及含硅的粉尘对人体最大的危害是引起硅肺（silicosis），又称硅沉着病，是严重的职业病，为尘肺中最为常见的一种，由长期吸入大量的二氧化硅粉尘所引起，是以肺部广泛的结节性纤维化为主的疾病。硅肺病人易并发其他疾病，导致病情恶化，甚至死亡。

3. 氟

人体内氟含量一般为0.02～0.05mg/kg，正常成年人体内含2～3g，平均含氟约2.6g。氟主要分布在骨骼和牙齿中，在这两者中积存了约90%的氟，每毫升血液中含有0.04～0.4μg。

氟虽是有毒元素，但氟也是必需的微量元素。氟的主要生理作用是参与骨骼和牙齿的形成，可将骨骼和牙齿中的羟磷灰石转化为氟磷灰石，从而增强骨骼的硬度，提高牙齿的耐磨性和抗酸腐蚀力，氟能抑制口腔内的细菌将糖分解为酸，防止龋齿，保护牙齿健康。此外，氟可刺激成骨细胞生长，促进骨骼生长发育。氟还是鼠生长发育的必需因子。

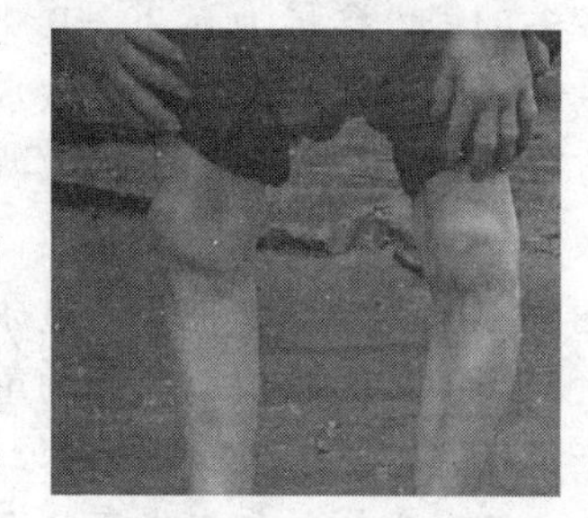

图9-19　氟中毒症状

氟离子在人体内有渗透性。可和钙离子结合而使人发生中毒。氟中毒的主要表现为氟骨症和氟斑牙。长期摄入低剂量的氟，引起的不良反应为氟斑牙（牙齿畸形、软化、牙釉质失去光泽、变黄）；长期摄入高剂量的氟，可引起氟骨症（骨骼变厚变软、骨质疏松、容易骨折）。氟中毒的早中期表现为氟中毒和氟骨症。氟中毒晚期往往有慢性咳嗽，腰背及下肢疼痛，骨质硬化，肌腱、韧带钙化和关节囊肥厚，骨质增生，关节变形等（图9-19）。

4. 硼

硼（boron）约占地壳组成的0.001%，在自然界中的主要矿石是硼砂、白硼钙石等。我国西藏有许多含硼盐湖，干涸后有大量的硼砂晶体堆积。表9-32列举了一些食品中的硼含量。

表9-32　一些食品中的硼含量

食物	含硼量/(mg/kg)	食物	含硼量/(mg/kg)	食物	含硼量/(mg/kg)
大米	0.49	牛肉(瘦)	0.37	马铃薯	1.15
燕麦	3.13	猪肉(瘦)	0.31	冬瓜	0.77
面粉	0.97	鱼肉	0.46	葡萄	4.50
黄豆	21.83	鸡蛋白	0.50	芒果	1.48
绿豆	11.92	鸡蛋黄	0.47	香蕉	1.36
红豆	10.74	火腿	0.75	桃子	1.93
豆角	1.79	豆腐	3.08	萝卜	1.62

人体较易从食物中吸收硼，大部分硼由尿排出。硼可在骨中蓄积。

硼主要有以下积极作用：①能维持钙、磷、镁的正常代谢和骨的健康，可防止停经后女性的钙流失，预防骨质疏松症。硼的缺乏，会加重维生素D的缺乏。②硼有助于提高男性睾酮的分泌量，可强健肌肉，是运动员不可或缺的物质。③硼能改善脑功能，提高反应能力。④硼可维持细胞膜功能的稳定，通过调节阴离子或阳离子的跨膜运动，影响细胞膜对激素等的响应。⑤硼还有助于核酸的稳定。⑥硼是高等植物的必需元素，对植物的生殖有重要作用，与花粉形成、花粉管萌发和受精有密切关系。缺硼时，花药和花丝萎缩，花粉发育不良。

在以下情况时可能发生硼中毒：用含有硼酸的爽身粉、硼酸粉或硼酸软膏等涂布大面积创伤、湿疹与尿布疹，乳母多次应用硼酸溶液洗擦乳头而被婴儿吮吸。

5. 锂

锂对人体有以下积极作用：①能改善造血功能，提高免疫机能。②对中枢神经活动有调节作用，能镇静、安神，控制神经紊乱。人类流行病学的研究资料显示，饮水中的锂浓度与精神病发生率、暴力犯罪率等呈显著的负相关。③可置换钠，防治心血管疾病。

人体对锂的需要量一般为60～100μg/d。

动物缺锂时，寿命缩短，生殖异常，行为异常。

6. 锶

锶为银白色金属。土壤中约含锶300mg/kg，每升海水含有7mg锶。一些矿泉水中含有较多的锶，含量为0.20～0.40mg/L。含锶5mg/L以下的矿泉水，有益于人体健康。

人体主要通过食物与饮水摄取锶，锶也可通过呼吸道与皮肤进入人体。锶在小肠的吸收方式为主动吸收和被动扩散两种。体内99.0%的锶存在于骨骼中，仅0.7%可溶解于细胞外液中。骨锶和血锶不断交换，处于动态平衡中。体内高锶高钙对身体有益，但高锶低钙对代谢有不利影响。锶主要通过尿液排至体外，肾排泄锶的速率大于排泄钙的速率，原因是肾小管对钙的重吸收快于对锶的重吸收。幼儿肾小管吸收功能发育尚不健全，对锶的排泄能力弱于成年人。

锶对人体的积极作用如下。①骨骼方面：锶可促进骨髓间充质干细胞向成骨细胞分化，并促进骨基质蛋白的合成和沉积；锶能促进前成骨细胞和多功能干细胞增殖；锶可改善骨代谢，提高骨质量；锶能取代骨骼和牙齿羟基磷灰石晶体中少量的钙，从而提高骨、牙的硬度和机械性能。②心血管方面：饮用水中锶水平越低，人心血管疾病的死亡率越高。饮用水、尿液中的锶水平与高血压性心脏病成显著的负相关。饮用水中钠/锶比值与中枢神经系统血管损伤、动脉硬化、退行性心脏病、高血压性心脏病的发生率成显著的正相关；尿钠/锶比值与全身性动脉硬化成显著的负相关。③皮肤方面：缺锶会导致头发变白，皮肤免疫力下降。每天在皮外适量补充锶有助于修复细胞、皮肤再生，同时会提高皮肤的抗氧化能力与免疫能力，帮助皮肤排出毒素。

7. 锡

锡（stannum，Sn）是一种有银白色光泽的低熔点的金属元素，在地壳中，锡的含量是较少的，平均含量为0.004%，主要以二氧化物（锡石）和各种硫化物（如硫锡石）的形式存在。

锡的作用主要体现在抗肿瘤方面。锡在胸腺中能产生抗肿瘤的锡化合物，可抑制癌细胞的生成。乳腺癌、肺癌、结肠癌等患者的肿瘤组织中锡含量较少，低于其他正常的组织。锡还能促进蛋白质和核酸的合成。

人体一般对锡的摄入量为 2～3mg/d，普通膳食和饮用水中的锡含量就已足够。

人体缺乏锡，可导致蛋白质和核酸的代谢异常，生长发育受阻。但是，人体摄入过多的锡，就会出现头晕、腹泻、恶心、胸闷、呼吸急促、口干等症状。

8. 砷

砷（arsenic），俗称砒。

砷过量可抑制细胞内酶的活性，干扰细胞的正常代谢、呼吸与氧化过程，出现发育不良、消化和呼吸器官炎症、肝和肾功能损害，甚至休克死亡。

单质砷无毒性，砷化合物均有毒性。三价砷的毒性比五价砷大 60 倍左右。人口服三氧化二砷（砒霜）的中毒剂量为 5～50mg，致死量为 70～180mg（体重 70kg 的人，为 0.76～1.95mg/kg 体重，个别敏感者 1mg 可中毒，20mg 可致死）。人吸入三氧化二砷的致死浓度为 0.16mg/m^3（吸入 4h）。在含砷化氢为 1mg/L 的空气中，呼吸 5～10min，可发生致命性中毒。砷中毒症状见图 9-20。

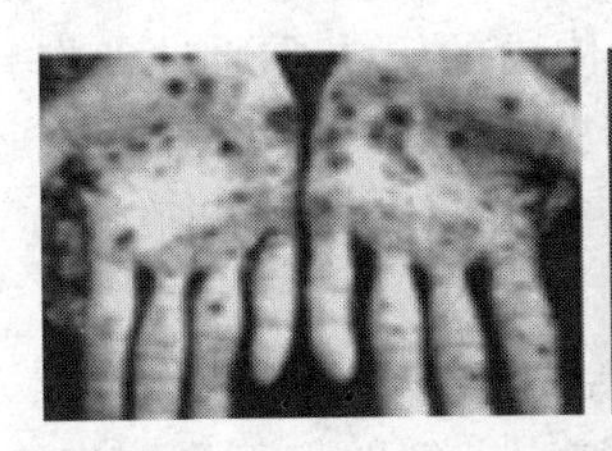
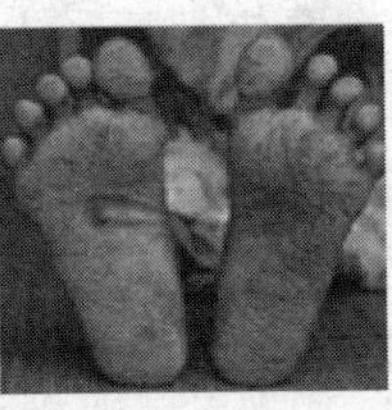

图 9-20　砷中毒症状

雄黄是四硫化四砷（As_4S_4）的俗称，通常为橘黄色或橘红色固体或橙黄色粉末，质软，性脆。雄黄主要分布于贵州、湖南、湖北、甘肃、云南、四川、安徽、陕西、广西，多集散于天津、武汉。

雄黄有抗肿瘤、杀虫，抑制金黄色葡萄球菌、人体结核杆菌、变形杆菌、绿脓球菌与多种皮肤真菌等作用。

雄黄的毒性较三氧化二砷（砒霜）要小得多，但是久服易发生砷中毒。雄黄加热时被氧氧化成剧毒的三氧化二砷，药用的雄黄也含有 1%左右的三氧化二砷，在使用时要特别注意。

雌黄是一种矿物，其成分为三硫化二砷（As_2S_3），柠檬黄色，片状或柱块状或肾状等，多为珍珠光泽。雌黄的主要产地为湖南省的慈利县和云南省的南华县等地。

在我国古代，常用雌黄修改错字。这是因为，古时人们写字用的是黄纸，若字写错了，用雌黄涂抹，就可重写字。这也是成语“信口雌黄”的由来。雌黄也是一种中药，有杀虫、消肿等作用。还可把雌黄用作绘画的黄色颜料，敦煌莫高窟壁画里面就有雌黄。但要强调的是，雌黄有毒。

9. 矾

我国浙江苍南县矾山镇盛产明矾［十二水合硫酸铝钾，$KAl(SO_4)_2 \cdot 12H_2O$］，其产量和品位均居世界之首。此外，安徽省庐江县矾山镇也盛产明矾（镇名因此而得）。

明矾有以下几个方面的作用。

（1）抗菌作用　明矾对金黄色葡萄球菌、大肠杆菌、绿脓杆菌、炭疽杆菌、伤寒杆菌和副伤寒甲杆菌、变形杆菌、绿色链球菌、溶血性链球菌、肺炎球菌、白喉杆菌、牛型布氏杆菌、百日咳杆菌、脑膜炎球菌、红色毛癣菌等有抑制作用。

（2）收敛作用　多外用，明矾可止汗，治疗溃疡以及白带过多。

（3）净水作用　明矾溶于水后电离产生 Al^{3+}，后者与水电离产生的 OH^- 结合生成氢氧化铝，氢氧化铝粒子带有正电荷，与带负电的泥沙相遇，两者的电荷被中和，失去电荷的胶粒很快就会聚结在一起，粒子越结越大，终于沉入水底。这样，水得到了净化。但是，明矾中的铝对人体是有害的。长期饮用明矾净化的水后，会导致老年痴呆症。因此，现已不主张将明矾作为净水剂。

（4）膨松作用　以前，常用明矾作为食品添加剂（膨松剂），用于油炸食品（油条、油饼、麻花等）、膨化食品中。但是，明矾中含铝，长期食用这类食品，可能患老年性痴呆症。中华人民共和国国家卫生健康委员会等五部门规定，从 2014 年 7 月 1 日起，不允许使用含铝的食品添加剂。

10. 镉

镉不是人体必需元素，在以下情况下，人体可能发生镉中毒：从事与镉有关的行业（镉的冶炼、喷镀、焊接和浇铸）而吸入镉；食入镀镉容器内的酸性食物；镉污染土壤，致使该地生产的植物源性食品镉超标。人体内的镉主要通过食物、水和空气摄入而蓄积。镉进入血液，主要与红细胞结合。肝和肾是储存镉的两大器官。体内的镉主要通过肾经尿排出，但也有相当数量由肝经胆汁随粪排出。镉的排出很慢，镉在人体内的生物学半衰期是 10～30 年。

镉对组织的毒害作用是镉和钙竞争与钙调素结合，干扰钙调素及其所调控的生化过程；抑制 Ca^{2+}-ATP 酶和磷酸二酯酶活性，使细胞微管解聚而影响细胞骨架，刺激动脉血管平滑肌细胞导致血压升高；增强儿茶酚胺合成酶的活性而使多巴胺增多；抑制 Na^+-K^+-ATP 酶、含锌的酶、氨基酸脱羧酶、组氨酸酶、淀粉酶、过氧化酶等的活性，特别是抑制亮氨酰基氨肽酶，使蛋白质分解。镉可损害肝、肾组织和功能，诱发肺气肿，对血管有原发性损伤，引起组织缺氧和损伤。

据日本报道，因水源被镉污染，引起一种慢性镉中毒，被称为“痛痛病”。临床表现为背和腿疼痛、腹胀和消化不良，严重患者发生多发性病理性骨折。镉可造成牙龈黄斑或渐成黄圈。镉还可导致骨骼病变，如骨质疏松和软化、骨痛、自发性骨折等。镉中毒症状见图 9-21。

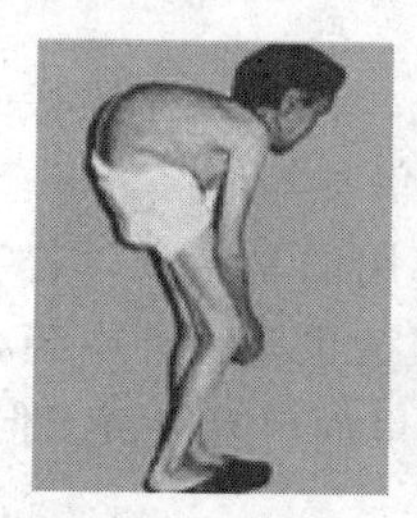
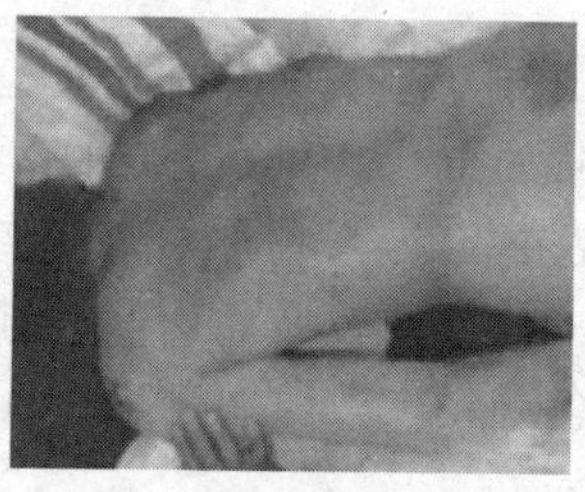
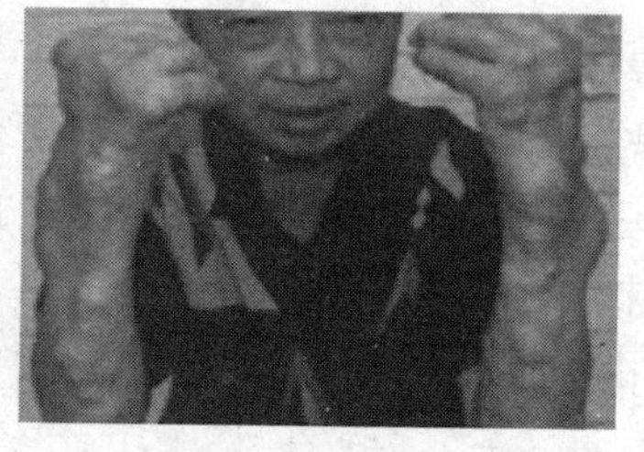

图 9-21　镉中毒症状

十、日常生活中如何保障膳食中矿物质的供量

人类日常膳食中一般含有人体所需的各种矿物元素，只是有时某种或某些矿物元素含量不足。人类膳食中可能不足的矿物元素包括钙、锌、碘、硒等。由此可见，人类日常生活中，在矿物质营养方面，重点注意钙、锌、碘、硒等的摄入量。豆类及其制品、牛奶及其制品、叶菜、加醋烧制的鱼汤、骨头汤、食用菌等都是良好的补钙食物；海产品（如海鱼、海带等）、叶菜等是碘、硒、锌的较好供源。

因此，在人类日常膳食中，保证以上食物的适当份额，一般不会缺乏矿物质。儿童和老年人易缺钙。这类人群在日常生活中，更要保证膳食中富钙食物的适当份额。1个鸡蛋（重量60g）的蛋壳含钙量约2g。

（周　明）

第十章
营养素之间的相互关系

人体内糖、脂、蛋白质、维生素、矿物质和水等的代谢不是彼此孤立的，而是相互依从和制约，部分营养物质还可相互转化。

第一节　营养物质之间的相互关系

一、有机营养物质之间的相互关系

(1) 三大有机营养物质代谢的交汇点与主要分工　人体内糖、脂和蛋白质三大有机营养物质尽管代谢途径各不相同，但有一个共同的代谢途径，即三羧酸循环，分解释出的能量均以三磷酸腺苷（ATP）的形式储存。糖、脂和蛋白质虽都可作为能源物质，但实际上它们在体内有主要的分工，即蛋白质主要作为人体的构造物质和活性物质，如肌肉组织主要含蛋白质，抗体、受体、载体、酶、许多激素和神经递质等活性物质都是蛋白质；糖在体内主要作为供能物质；脂类物质虽在膳食中含量较少，但在人体内含量较多或很多，含量可占体重的20%～40%，甚至更高，又因脂的能值高，所以它是人体内主要的能储物质。虽然糖原也是能储物质，但其量少，能值又不高，作速效能源，以备短暂的应急之需。

(2) 糖、脂代谢的相互关系　糖在体内富余时，通过分别转化为甘油和乙酰辅酶A而转化为脂肪。相反，脂肪又通过甘油异生为糖。

(3) 糖、氨基酸代谢的相互关系　糖通过丙酮酸分别转化为丙氨酸、丝氨酸等，通过α-酮戊二酸转化为谷氨酸，再转化为谷氨酰胺。另外，丙氨酸、丝氨酸和色氨酸可通过丙酮酸，精氨酸、组氨酸、脯氨酸经谷氨酸通过α-酮戊二酸，缬氨酸、蛋氨酸、异亮氨酸、苏氨酸通过琥珀酸，酪氨酸、苯丙氨酸通过延胡索酸，天冬氨酸通过草酰乙酸，分别异生为糖。

(4) 脂、氨基酸代谢的相互关系　脂肪中的甘油可转化为丙酮酸，进而可分别转化为丙氨酸、丝氨酸、谷氨酸和谷氨酰胺等。另外，氨基酸无论是生糖，还是生酮（亮氨酸、赖氨酸），或是生糖并生酮氨基酸（异亮氨酸、苏氨酸、酪氨酸、苯丙氨酸、色氨酸），分解后均可生成乙酰辅酶A，最终可合成为脂肪。此外，氨基酸（如丝氨酸）可作为合成磷脂的原料。

(5) *核酸、氨基酸、糖代谢的相互关系* 氨基酸是核酸（DNA、RNA）合成的原料，如嘌呤的合成需要甘氨酸、天冬氨酸和谷氨酰胺；嘧啶的合成需要天冬氨酸和谷氨酰胺，合成核苷酸时又需要核糖和脱氧核糖（由磷酸戊糖途径提供）。

(6) *维生素与其他有机养分的关系* 维生素 C 可使被氧化了的维生素 E 转变为还原状态而继续发挥作用；维生素 E 和维生素 C 都是抗氧化剂，维生素 C 在水相中起抗氧化作用，维生素 E 在脂相中起抗氧化作用。

维生素 E 可保护对氧敏感的维生素 A 和类胡萝卜素，免受氧化破坏而失效；维生素 E 可促进维生素 A 在肝中沉积，抑制肝中维生素 A 的消耗；维生素 E 还可预防过量维生素 A 所产生的有害作用。

当膳食中含硫氨基酸不足时，体内还原型谷胱甘肽的合成量减少，维生素 E 的损耗量增多，因此，维生素 E 的需要量增大。

(7) *有机营养物质之间的其他关系* 如维生素 C 可促进氧化型叶酸转化为有活性的还原型叶酸；色氨酸可在体内被合成为烟酸。

(8) *有机营养物质代谢的精细调节* 有机营养物质在体内代谢既相互联系，又相对独立，有条不紊地进行，这是因为受到精细的调节。代谢调节可分为两级水平，即细胞水平调节和神经-内分泌水平调节。细胞水平调节主要通过细胞内物质代谢的区域化的隔离分布（图 10-1）和改变关键酶的活性等来实现；神经-内分泌水平调节主要通过对靶细胞或靶组织等施加影响以保证物质代谢正常进行。

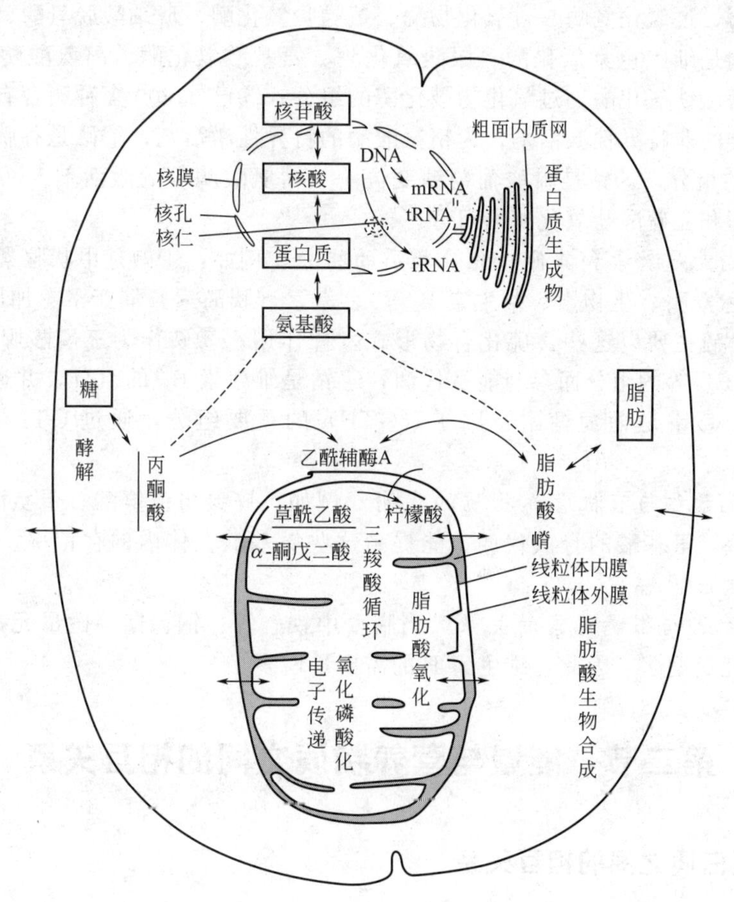

图 10-1 细胞内营养物质代谢的区域化定位

二、无机营养物质之间的相互关系

钙、磷同为骨骼的基本组分，两者在膳食中含量充足且比例适宜［(1～2)∶1］，可使骨骼生长发育良好。但是，钙、磷超出适宜范围，如高钙低磷，它们在肠道中的吸收和在骨骼中的沉积就会相互制约。膳食中钙和锌存在着拮抗关系，钙和锌两者任一水平过高或过低，均不利于另一元素的吸收和利用。

铜能维持铁的正常代谢，有利于血红蛋白（Hb）合成和红细胞成熟。膳食中铜不足，铁吸收受阻；铜过量时，铁吸收也受阻。铜蓝蛋白中含有铜，铜蓝蛋白的主要作用之一是使铁从铁蛋白中释放出来，并使三价铁转变为二价铁。因此，在 Hb 合成中，如果缺铜或铜蓝蛋白不足，铁蛋白中的铁就不能释放出来而造成小细胞性贫血。

其他矿物元素如钾、钠、镁、氯、硫、锰、钴、碘、硒、钼、氟、硅、铬、砷、镍、矾、镉、锡、铅、锂、硼、溴等在体内既具有独特的生理作用，但它们又并非孤立地发挥作用，而是多存在着互作：或协同，或拮抗。这种相互作用可能发生于消化吸收过程，也可能发生于中间代谢过程。因此，应注意膳食中各种矿物元素间的相互比例。

三、无机营养物质与有机营养物质之间的相互关系

(1) *矿物元素是酶的组分和激活剂*　例如：①钙是血凝过程中一系列酶的激活剂；②镁作为磷酸酶、氧化酶、激酶、肽酶、精氨酸酶等的活化因子或直接参与酶组成；③铁是细胞色素氧化酶、过氧化氢酶、过氧化物酶、黄嘌呤氧化酶、琥珀酸脱氢酶、延胡索酸脱氢酶的组分；④铜是细胞色素氧化酶、尿酸氧化酶、氨基酸氧化酶、酪氨酸酶、赖氨酰氧化酶、二胺氧化酶、铁氧化酶、过氧化物歧化酶的组分；⑤已知 200 多种酶含有锌；⑥锰为水解酶类、激酶类的非特异性激活剂，为精氨酸酶的特异性激活剂；⑦硒是谷胱甘肽过氧化物酶、5′-脱碘酶的组分；⑧钴是磷酸葡萄糖变位酶、精氨酸酶等的激活剂；⑨钼是黄嘌呤氧化酶、醛氧化酶和亚硫酸盐氧化酶的组分。

(2) *矿物元素是激素和其他功能性物质的组分*　例如：①碘是甲状腺素的组分；②硫是维生素（维生素 B_1、生物素、维生素 B_6 等)、激素（胰岛素、催产素、加压素等)、谷胱甘肽等的组分，硫主要以这些含硫化合物形式发挥作用；③磷作为三磷酸腺苷（ATP）和磷酸肌酸（C～P）等的组分而参与能量代谢；④钴是维生素 B_{12} 的组分，并通过维生素 B_{12} 发挥生理作用；⑤铬是葡萄糖耐量因子（GTF）的重要组分，通过 GTF 增强胰岛素的作用。

(3) *矿物元素参与有机营养物质的代谢*　例如：锌参与色氨酸、蛋氨酸、半胱氨酸、亮氨酸、甘氨酸等氨基酸的合成代谢，能提高这些氨基酸在体内的存留率。锌也参与核酸代谢。

(4) *维生素 E 与微量元素的关系*　当膳食中铁、锌、铜、锰等微量元素含量增多时，维生素 E 的损耗量增多，因此，维生素 E 的需要量增多。

第二节　能量与营养物质之间的相互关系

一、能量与蛋白质之间的相互关系

膳食中能量和蛋白质应保持适宜的比例。比例不当会影响人体健康和养分利用效率。人

体对膳食能量浓度有一定的敏感性，在某种程度上具有按能量调节进食量的本能，若食物高能，进食量会相应减少，这样就会降低蛋白质以及其他养分的食入量而造成营养不足。另外，食物高能，可导致人体肥胖。

二、能量与维生素、矿物质之间的相互关系

（1）*能量与维生素之间的相互关系* 几乎所有的B族维生素都与能量代谢有关：多数B族维生素作为辅酶参与人体内三大有机营养物质的代谢。例如，维生素 B_1 以辅酶焦磷酸硫胺素（TPP）的形式参与丙酮酸、α-酮戊二酸氧化脱羧反应；维生素 B_2 以黄素腺嘌呤二核苷酸（FAD）的形式参与琥珀酸脱氢反应；烟酸以辅酶Ⅰ的形式参与异柠檬酸脱氢反应、苹果酸脱氢反应；泛酸以辅酶A的形式参与脂肪代谢。

（2）*矿物质* 磷对能量的有效利用起着重要作用，这是因为在物质代谢过程中，释放的能量能以高能磷酸键的形式储存在三磷酸腺苷（ATP）与磷酸肌酸（C～P）中，用时再释放出来。镁也是能量代谢所必需的矿物元素，乃因镁是焦磷酸酶、三磷酸腺苷酶等的活化剂，并能促使三磷酸腺苷的高能键断裂而释放出能量。此外，还有其他的矿物元素（如铁是顺乌头酸酶、琥珀酸脱氢酶的辅助因子）参与能量代谢。

综上所述，人体内各种物质代谢是相互联系、相互制约的。营养物质代谢的特点是：①整体性；②在精细调节下进行；③有共同的代谢池；④释放的能量以ATP形式储存；⑤营养物质各代谢途径能通过共同枢纽（三羧酸循环）中间产物相互联系和转化。对营养物质精细的调节主要是通过细胞水平调控和神经-内分泌水平调控来实现的。

第三节　生物体的分子组装

20世纪20年代，苏联生物化学家奥巴林（Oparin）提出，甲烷、氨和水可能是原始大气的成分。这些气体被太阳的辐射或闪电时的放电激活而相互作用，形成简单的有机物，凝结并溶解于原始海洋中。这样，海洋就逐渐充实了大量不同的有机化合物。原始的生物分子包括20种氨基酸（即构成蛋白质的20种氨基酸）、5种含氮碱基（腺嘌呤、鸟嘌呤、胸腺嘧啶、胞嘧啶、尿嘧啶）、2种糖（葡萄糖、核糖）、1种醇（甘油）、1种胺（胆碱）、1种脂肪酸（棕榈酸）或多种脂肪酸。第一个活细胞就自发地源于这种温热的含有原始生物分子的溶液中。一个简单的细菌细胞（如大肠杆菌等）可用3种简单的前体物（葡萄糖、氨和水）合成数千种不同的物质分子。一个活细胞是一个自我组合、自我调节、自我复制、等温的、开放的有机分子系统。

（原始）生物分子氨基酸、单糖、甘油、脂肪酸、碱基（嘌呤和嘧啶）、磷酸等以共价键构成蛋白质、多糖、脂类、核酸等生物大分子，这些生物大分子通过非共价键力（如氢键、二硫键、疏水基相互作用、Van Der Waals力等）构成核糖体、多酶复合体、染色质、微管、微丝、生物膜、微梁网格、应力纤维等超分子体，这些超分子体组装成线粒体、内质网、高尔基体、溶酶体等细胞器，由功能关联的多种细胞器组装成细胞（图10-2）。

由细胞群和细胞间质等构成组织，由若干个组织组装成系统，最终由许多系统组装成人等生物体。

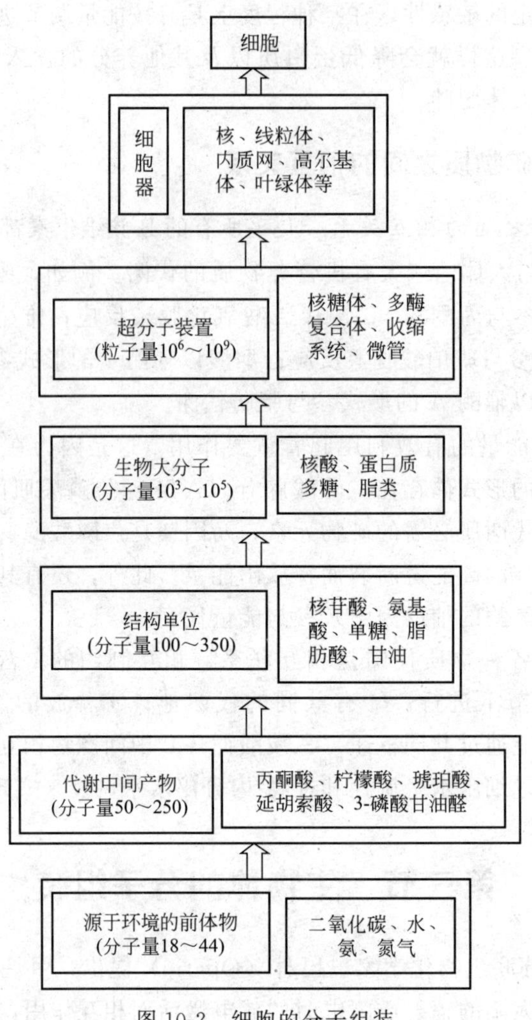

图 10-2 细胞的分子组装

（周 明）

第十一章

各类食品的营养特点

人类常用的食品主要有谷实类、蛋白质类、叶菜类、块根块茎瓜果类和菌类食品等。

第一节　谷实类食品的营养特点

谷实类食品是指禾本科作物的籽实。谷实类食品富含淀粉等无氮浸出物，大多在70%以上；膳食纤维含量较少，多在5%以内，仅带颖壳的大麦、燕麦、水稻和粟可达10%左右；粗蛋白质含量一般不及10%，但也有一些谷实如大麦、小麦等可达12%；谷实蛋白质的品质较差，乃因其中的赖氨酸、蛋氨酸、色氨酸等含量较少；其所含灰分中，钙少磷多，但磷多以植酸磷形式存在；谷实中维生素E、维生素B_1较丰富，但维生素C、维生素D贫乏；谷实的口感较好；谷实的消化率较高，因而有效能值也高。正是由于上述营养特点，谷实是人体最主要的能量来源。

一、大米

稻谷中所含淀粉等无氮浸出物在60%以上，但粗纤维达8%以上，粗纤维主要集中于稻壳中，且半数以上为木质素等。稻谷中粗蛋白质含量为7%～8%，粗蛋白质中必需氨基酸如赖氨酸、蛋氨酸、色氨酸等较少。

稻谷由谷壳、果皮、种皮、胚乳、糊粉层和胚等部分构成。糙米（roughrice）是指稻谷脱去谷壳、保留其他各部分的制品。精制大米（即常说的大米）是指仅保留胚乳，而将其余部分脱去的制品。大米（rice）包括籼米、粳米和糯米三类。籼米的米粒一般呈长椭圆形或细长形，又分为早籼米和晚籼米。粳米的米粒一般呈椭圆形，也分为早粳米和晚粳米。糯米由糯性稻谷制成，乳白色，黏性大，分为籼糯米和粳糯米。

糙米中无氮浸出物多，主要是淀粉。糙米中蛋白质含量（8%～9%）及其氨基酸组成与玉米相似。糙米中脂质含量约2%，其中不饱和性脂肪酸的比例较高。糙米中灰分含量（约1.3%）较少，其中钙少磷多，磷仍多以植酸磷形式存在。

大米是我国的主粮之一。大米的一些营养成分含量如下：能量13.9～14.5MJ/kg，糖类化合物77.9%，粗蛋白质7.4%～8.8%，粗脂肪0.8%～1.8%，膳食纤维0.7%～1.0%，钙0.03%，磷0.35%。

二、小麦及面粉

小麦（wheat）是人类的主要粮食之一。小麦的化学组成如表 11-1、表 11-2 所示。小麦的主要营养特点为：粗蛋白质含量居谷实类之首位，在 12%以上，有的达 14%以上，但必需氨基酸尤其是赖氨酸不足，因而小麦蛋白质品质较差。无氮浸出物多，在其干物质中可达 75%以上。

表 11-1　小麦中主要成分含量　　单位：%

干物质	粗蛋白质	粗脂肪	无氮浸出物	膳食纤维	粗灰分	钙	磷	植酸磷	钠	钾
87.0	13.9	1.7	67.6	1.9	1.9	0.17	0.41	0.19	0.06	0.50
赖氨酸	蛋氨酸	色氨酸	亮氨酸	异亮氨酸	苏氨酸	缬氨酸	苯丙氨酸	精氨酸	组氨酸	胱氨酸
0.30	0.25	0.15	0.80	0.44	0.33	0.56	0.58	0.58	0.27	0.24

表 11-2　小麦中部分维生素和微量元素含量　　单位：mg/kg

硫胺素	核黄素	烟酸	泛酸	胆碱	叶酸	生育酚	吡哆素
5.2	1.1	56.1	13.5	778.0	0.4	15.5	2.1
生物素	铁	铜	锰	锌	硒	钴	钼
0.02	88.0	7.9	45.9	29.7	0.05	0.1	0.8

将小麦磨成面粉后，可制作面条、面包、馒头、包子、方便面、水饺、馄饨、油条、烧饼、饼干、蛋糕、煎饼、蛋卷、年糕等食品；将小麦发酵后可制成啤酒、白酒、生物质燃料等。

在小麦中，阿拉伯木聚糖约占整粒的 6%，β-葡聚糖占 0.5%左右。它们都是具有黏性的非淀粉多糖。可能正是由于这个原因，可将面粉做成很细的面条。

三、玉米

玉米的主要营养特点如下：①糖类化合物在 70%以上；主要是淀粉，单糖和二糖较少，膳食纤维含量（约 2%）也较少。②蛋白质含量一般为 7%～9%；其品质较差，乃因赖氨酸、蛋氨酸、色氨酸等必需氨基酸含量相对贫乏。③粗脂肪含量为 3%～4%，但高油玉米中粗脂肪含量可达 8%以上；其粗脂肪主要是甘油三酯，构成脂肪的脂肪酸主要为不饱和性脂肪酸，如亚油酸占 59%，油酸占 27%，亚麻酸占 0.8%，花生四烯酸占 0.2%，硬脂酸占 2%以上。④维生素含量较少，但维生素 E 含量较多，为 20～30mg/kg。⑤黄玉米中含有较多的色素，主要是胡萝卜素、叶黄素和玉米黄素等。

四、粟

粟的一些养分含量如表 11-3 所示。粟中含较多的叶黄素和胡萝卜素，对动物皮肤、蛋黄有着色效果，因此，粟也是观赏鸟类的良好饲料。

表 11-3　一些谷实的养分含量　　单位：%

食品	干物质	粗蛋白质	粗脂肪	无氮浸出物	膳食纤维	粗灰分	钙	磷
皮大麦	87.0	11.0	1.7	67.1	4.8	2.4	0.09	0.33
裸大麦	87.0	13.0	2.1	67.7	2.0	2.2	0.04	0.39

续表

食品	干物质	粗蛋白质	粗脂肪	无氮浸出物	膳食纤维	粗灰分	钙	磷
高粱	86.0	9.0	3.4	70.4	1.4	1.8	0.13	0.36
燕麦全粒	87.0	10.5	5.0	58.0	10.5	3.0	—	—
除壳燕麦	87.0	15.1	5.9	61.6	2.4	2.0	—	—
粟	86.5	9.7	2.3	65.0	6.8	2.7	0.12	0.30
除壳粟	86.8	8.9	2.7	72.5	1.3	1.4	0.05	0.32
甜荞麦	83.2	9.6	1.8	59.2	9.7	2.9	0.07	0.26
苦荞麦	88.9	10.1	2.3	60.3	14.0	2.2	0.08	0.26
黑麦	88.0	11.0	1.5	71.5	2.2	1.8	0.05	0.30

五、其他谷实

我国其他常见的谷实有大麦、高粱、燕麦，它们的养分含量见表 11-3。

高粱籽实中含有单宁（tannins）。单宁又被称为单宁酸、鞣质、鞣酸，是一种多元酚类化合物，分子量为 500～3000，具有较多的羟基和羧基。单宁味苦涩，影响高粱的口感。单宁分子中羟基在消化道中可与蛋白质结合，形成不被消化的单宁-蛋白质复合物，从而降低蛋白质的消化率。单宁能抑制胰蛋白酶、淀粉酶和脂肪酶活性，因而阻碍营养物质的消化。单宁在消化道中可与钙、锌、铁、铜等金属离子结合而使其沉淀，因而降低这些矿物元素的利用率。单宁具有收敛性。它进入胃肠道后，可与胃肠道黏膜的蛋白质结合，在肠黏膜表面形成不溶性的鞣酸蛋白膜，使胃、肠的运动机能减弱而发生胃肠弛缓。同时，单宁还可使肠壁毛细血管收缩而引起肠液分泌量减少。这些作用都会致使肠道内容物后移减慢而发生便秘。

脱除高粱中单宁的方法：脱壳就可除去大部分的单宁。用冷水浸泡 2h 或用开水煮沸 5min，就可脱去高粱中约 70%的单宁。

第二节　蛋白质类食品的营养特点

蛋白质类食品主要包括豆类及豆制品、肉类、禽（鸟）蛋类和奶类等。

一、豆类及豆制品

1. 大豆

大豆中蛋白质和脂肪含量均较多，因而在某种程度上说，它是一种高能、高蛋白食品。大豆中养分含量参见表 11-4，其主要营养特点是：①大豆中粗蛋白质含量高，达 33%～38%，并且氨基酸组成较合理，但含硫氨基酸相对不足。②粗脂肪含量多，达 18%；其中亚油酸比例高，占大豆油的 50%，占大豆的 10%；卵磷脂含量较多，为 1.5%～2.0%。③磷、硫、铁等矿物元素含量较多。④维生素 E、胆碱、叶酸、生物素等维生素含量较多。⑤膳食纤维主要来自大豆皮，无氮浸出物主要是蔗糖、棉籽糖、水苏糖等，而淀粉少。人体本身不产生消化棉籽糖、水苏糖等低聚糖的酶，这些低聚糖在大肠中被微生物酵解。正因为如此，食入较多的豆类，消化道产气较多。

表 11-4 大豆的养分含量 单位：%

成分	含量	成分	含量	成分	含量	成分	含量
水分	10～11	硫	0.22～0.30	组氨酸	0.87～1.01	维生素 B_2/(mg/kg)	2.6
粗蛋白质	33～38	赖氨酸	1.9～2.4	甘氨酸	1.53～2.00	维生素 B_6/(mg/kg)	10.4
粗脂肪	17.5～18.5	蛋氨酸	0.50～0.58	铁/(mg/kg)	75～90	生物素/(mg/kg)	11～16
膳食纤维	4.1～6.0	色氨酸	0.32～0.55	铜/(mg/kg)	15	泛酸/(mg/kg)	22～23
粗灰分	4.2～4.7	苏氨酸	1.44～1.69	锰/(mg/kg)	25～30	叶酸/(mg/kg)	3.5～4.2
钙	0.25	缬氨酸	1.78～2.02	锌/(mg/kg)	16～40	烟酸/(mg/kg)	22～33
磷	0.57～0.60	亮氨酸	2.36～2.85	碘/(mg/kg)	0.55	胆碱/(mg/kg)	2.0～2.9
钠	0.04～0.12	异亮氨酸	1.64～2.18	硒/(mg/kg)	0.1～0.5	总能/(MJ/kg)	23.4
氯	0.02～0.03	苯丙氨酸	1.74～2.63	维生素 E/(mg/kg)	31～55		
镁	0.21～0.29	精氨酸	1.88～2.80	维生素 B_1/(mg/kg)	6.1～11.0		

大豆作为食物时，要熟化处理，以破坏其中的抗胰蛋白酶因子等有害物质。

2. 其他豆类

① 黑大豆（black soybeans），俗称黑豆，在我国陕西、山西等省盛产，含粗蛋白质34%～39%，粗脂肪约 15%，膳食纤维 5%～6%，无氮浸出物 23%～26%，粗灰分4.1%～4.3%。生黑豆含有脲酶等有害因子，因此应熟化处理后食用。

② 豌豆（peas），主要在四川、甘肃、陕西、云南、贵州、湖北、内蒙古、安徽、江苏、青海等省区种植。豌豆含粗蛋白质 20%～24%，粗脂肪约 1.7%，膳食纤维 7%～8%，无氮浸出物 52%左右，粗灰分 3.5%～4.0%。豌豆中含有胰蛋白酶抑制因子、肠胀气因子等，因此不能生食。

③ 蚕豆（broad bean），又名胡豆、佛豆等，主要在云南、四川、江苏、安徽、湖南等省种植。蚕豆含粗蛋白质 21%～27%，粗脂肪约 1.7%，膳食纤维 8%～11%（带壳），无氮浸出物 48%左右，粗灰分约 3.0%。蚕豆中还含少量的单宁（子叶含 0.04%，壳中含 0.18%）。

3. 豆制品

豆制品主要是大豆的豆浆凝固而成的豆腐及其再制品，包括豆腐、豆干、豆浆、豆腐皮、腐竹、发酵大豆制品等。汉代淮南王刘安发明了豆腐。豆制品的营养价值主要体现在含量较多的蛋白质上。豆制品中氨基酸组成较合理，也含有较多的钙、磷、铁等人体需要的矿物质（表 11-5），豆制品中不含胆固醇，因此，豆制品是营养价值较高的食品。但是，豆制品含有较多的嘌呤，因此，痛风病人应少食豆制品。

表 11-5 豆腐的营养组成

成分	含量	成分	含量	成分	含量
水分/%	82.8	钙/%	0.16	铜/(mg/kg)	2.7
蛋白质/%	8.1	磷/%	0.12	锰/(mg/kg)	4.7
无氮浸出物/%	4.2	钾/%	0.13	硒/(μg/kg)	23
脂肪/%	3.7	镁/%	0.03	维生素 E/(mg/kg)	27.1
膳食纤维/%	0.4	钠/(mg/kg)	72	硫胺素/(mg/kg)	0.4
能量/(MJ/kg)	3.43	铁/(mg/kg)	19	核黄素/(mg/kg)	0.3
灰分/%	1.2	锌/(mg/kg)	11.1	烟酸/(mg/kg)	2.0

二、肉类

肉类是动物的皮下组织与肌肉，富含蛋白质（一般为 10%～20%）和脂肪（一般为

10%～30%），属于酸性食物。肉类蛋白质中氮基酸种类较齐全，且比例较恰当。此外，肉类也含有较多的矿物元素和维生素。表 11-6 总结了一些常用肉的成分含量。

表 11-6　一些常用肉的部分成分含量

肉别	蛋白质/%	氨基酸/%	铁/(mg/kg)	锌/(mg/kg)	胆固醇/(mg/kg)
猪肉	13.2	<12.0	16	20.6	800
鸡肉	19.3	<17.5	14	10.9	1060
鸭肉	15.5	<14.2	22	13.3	940
鹅肉	17.9	<16.5	30	11.6	740
牛肉	19.0	<17.5	23	32.2	920
羊肉	19.9	<18.0	33	47.3	840
兔肉	19.7	<18.0	20	13.0	590
鲫鱼	17.1	<15.6	13	19.4	1300
对虾	18.6	<16.9	15	23.8	1930

由表 11-6 可看出，羊肉中蛋白质、氨基酸、铁和锌含量均最多；对虾中胆固醇含量最高，其次是鲫鱼，再次是鸡肉。

目前，在我国消费的肉食品主要是猪肉。现以猪肉为例，介绍正常猪肉与劣质猪肉的区别。正常猪肌肉的颜色为红色，质地坚实。活体猪肉的 pH 值为 7.0 左右，宰杀后猪肉 pH 值逐渐降低，至 24h 可降到 5.4～6.0；随着 pH 值的降低，猪肌肉的颜色由鲜红色变为浅红色。正常猪肉表面渗水少，失水率<5%。

异常猪肉主要有以下三种。

① PSE 猪肉：PSE（pale，soft，exudative）肉，是指颜色苍白（pale）、质地松软（soft）、表面有汁液渗出（exudative）的肉，为常见的劣质肉。

产生 PSE 猪肉的主要原因是：猪在宰杀前受到很大应激，肾上腺素的分泌量增多，激活了磷酸化酶系统，使得肌肉的糖原酵解过程加快，在短时间肌肉内就生成大量的乳酸，因而宰后肌肉 pH 值迅速降低，肌红蛋白质变性加快，肌纤维急剧皱缩，肌细胞膜破裂而致肌浆渗出，肌球蛋白也发生变性，最终形成了 PSE 肉。

② DFD 猪肉：DFD（dark，firm，dry）肉，是指颜色暗黑（dark）、质地坚硬（firm）、表面干燥（dry）的肉，为劣质肉，但较少见。

产生 DFD 肉的主要原因可能是对屠宰前猪的饲养管理不当。猪在屠宰前一段时间可能经受了消耗糖原的慢性应激，到屠宰时肌肉糖原已较少，宰后肌肉内乳酸生成量较少，不能使 pH 值降低到足够低的水平。DFD 肉的 pH 值最终超过 6.0。

③ RSE 猪肉：RSE（reddish-pink，soft，exudative）肉，是指颜色为红色或浅红色（reddish-pink）、质地松软（soft）、表面有汁液渗出（exudative）的肉，为劣质肉。

产生 RSE 肉的原因尚不太清楚，可能是由于肌肉中肌糖原含量过多，最终导致 pH 值过低，以及与肌浆蛋白变性程度高有关。

鱼肉（fish meat）的种类很多，共同的营养特点是肉质细嫩鲜美、消化性好、蛋白质含量多、氨基酸平衡、矿物质丰富、维生素较多、脂肪少，但不饱和性脂肪酸相对较多。部分鱼肉的一些营养成分含量参见表 11-7。

表 11-7　鱼肉营养成分含量（每 100g 含量）

类别	水分/g	蛋白质/g	脂肪/g	胆固醇/mg	钙/mg	磷/mg	维生素 A/mg	维生素 E/mg
鲢鱼肉	77.4	17.8	3.6	99	53	190	20	1.23
青鱼肉	73.9	20.1	4.2	108	31	184	42	0.81

续表

类别	水分/g	蛋白质/g	脂肪/g	胆固醇/mg	钙/mg	磷/mg	维生素 A/mg	维生素 E/mg
草鱼肉	77.3	16.6	5.2	86	36	203	11	2.03
鲤鱼肉	76.7	17.6	4.1	84	50	204	25	1.27
鲫鱼肉	75.4	17.1	2.7	130	79	193	17	0.68
鲶鱼肉	78.0	17.3	3.7	163	42	195	—	0.10
乌鳢肉	76.7	18.5	1.2	91	152	232	16	0.97
罗非鱼肉	76.0	18.4	1.5	78	12	161	—	1.91

食用肉类时，除要将其充分煮熟外，至少还应注意以下几点：①皮破的手不宜触碰生的牛、羊肉等，以预防布氏杆菌病感染。②禽头（脑）、禽臀（腔上囊）一般含有较多量的有害物质，不宜食用。

三、禽（鸟）蛋类

到目前为止发现，禽（鸟）蛋中蛋白质的营养价值可能是最高的。禽（鸟）蛋类主要包括鸡蛋、鸭蛋、鹅蛋、鹌鹑蛋、鸽蛋等。

禽（鸟）的种类不同，其蛋重有显著的差异（表 11-8）。

表 11-8 各种禽（鸟）蛋的重量

单位：g

蛋类	鸡蛋	鸭蛋	鹅蛋	鹌鹑蛋	鸽蛋	火鸡蛋
蛋重	56～60	60～80	110～180	10.0～12.5	17～19	70～80

各种禽（鸟）蛋的成分如表 11-9 所示。各种禽（鸟）蛋成分的百分含量相近，如蛋壳占全蛋的 12%以上，蛋黄约占 1/3，蛋白质为 13%左右，水分达 70%以上。蛋壳中无机成分在 95%以上，且绝大多数是碳酸钙（表 11-10）。

表 11-9 各类蛋成分百分含量

单位：%

蛋类	蛋壳	蛋清	蛋黄	水分	蛋白质	脂质	糖类	灰分	能量/kJ
鸡蛋	12.3	55.8	31.9	73.6	12.8	11.8	1.0	0.8	400
鸭蛋	12.0	52.6	35.4	69.7	13.7	14.4	1.2	1.0	640
鹅蛋	12.4	52.6	35.0	70.6	14.0	13.0	1.2	1.2	1470
火鸡蛋	12.8	55.9	32.3	73.7	13.7	11.7	0.7	0.8	675
鸽蛋	8.1	74.0	17.9	—	—	—	—	—	—

注：蛋白质、脂质、糖类、灰分为占除壳蛋的百分率。

表 11-10 鸡、鸭、鹅蛋壳组分

单位：%

组分	鸡蛋壳	鸭蛋壳	鹅蛋壳
有机物	4.0	4.3	3.5
碳酸钙	93.0	94.4	95.3
碳酸镁	1.0	0.5	0.7
碳酸钙镁	2.8	0.8	0.5

蛋中成分的分布规律如下：①绝大部分钙、磷和镁存在于蛋壳中；②几乎所有的脂质、大部分维生素和微量元素含存于蛋黄中；③蛋中蛋白质含量高，且氨基酸组成平衡。见表 11-11～表 11-13。

表 11-11　鸡、鸭蛋蛋白质中必需氨基酸含量　　单位：%

蛋类	赖氨酸	蛋氨酸	色氨酸	亮氨酸	异亮氨酸	苏氨酸	缬氨酸	苯丙氨酸	精氨酸	组氨酸
鸡蛋	7.20	3.40	1.50	9.20	8.00	4.90	7.30	6.30	6.40	2.10
鸭蛋	5.68	2.79	—	8.34	4.61	6.32	11.80	7.29	4.08	2.19

表 11-12　鸡蛋蛋黄中维生素和矿物质含量（蛋黄以 19g 重计）

维生素	含量/μg	矿物质	含量/mg
A	200～1000IU	Na	10.5
D	20IU	K	17.9
E	15000	Ca	25.7
K_1	25	Mg	2.6
B_1	49	Fe	1.5
B_2	84	S	29.8
烟酸	3	Cl	24.7
B_6	58.5	P	98.4
泛酸	580		
叶酸	4.5		
B_{12}	342		

表 11-13　每枚鹌鹑蛋（以平均蛋重 11g 计）营养成分含量

成分	含量	成分	含量
水分/g	8.02	铁/mg	0.42
蛋白质/g	1.44	维生素 A/IU	110
脂肪/g	1.35	维生素 B_1/mg	0.012
糖/g	0.17	维生素 B_2/mg	0.095
能量/kcal	18.26	维生素 pp/mg	0.033
钙/mg	7.92(不包括蛋壳)	全蛋胆固醇/mg	74.14
磷/mg	26.18		

少数人喜生食蛋清，这并不科学。这是因为，除有生物安全隐患外，生蛋清中还含有生物素酶，对生物素有破坏作用。

第三节　叶菜类食品的营养特点

叶菜类食品主要是指绿色多叶类蔬菜，主要包括小白菜、大白菜、甘蓝、芥菜、蕹菜、芹菜、菠菜、苋菜、韭菜、香菜、荠菜、苦荬菜（苦菜）、牛皮菜（厚皮菜）等。

叶菜类食品的主要营养特点如下：①含水量均很多，一般为 60%～85%，其中水生叶菜（如水芹菜等）含水量可达 90%以上。②粗蛋白含量一般较高，一般为 1.5%～4.5%。以干物质计，为 13%～24%。并且，叶菜类蛋白质营养价值较高，其中各种必需氨基酸，尤其是赖氨酸、蛋氨酸和色氨酸含量较多。蛋白质的生物价可达 80%。但是，叶菜类粗蛋白质中非蛋白氮（如硝酸盐等）的比例也较高。③是维生素的良好供源，其中富含胡萝卜素、维生素 C 、维生素 E 、维生素 K 和大多数 B 族维生素。但是，叶菜中缺乏维生素 D 和维生素 B_{12}。④矿物质含量较多，如豆科叶菜中含较多的钙。大多数叶菜中都含有较多量的微量元素。⑤叶菜类鲜嫩多汁，口感好，也较易被消化。一般地，其中有机物消化率在 60%以上。

一些叶菜的成分含量参见表 11-14～表 11-16。

表 11-14　一些蔬菜中养分含量

类别	干物质/%	能量/(MJ/kg)	粗蛋白质/%	可消化粗蛋白/(g/kg)	膳食纤维/%	钙/%	磷/%
大白菜	6.0	0.25	1.4	9.0	0.5	0.03	0.04
小白菜	4.0	0.16	1.1	9.0	0.4	0.09	0.03
菠菜	10.0	0.36	1.6	11.0	1.7	0.13	0.06
芥菜	15.0	0.52	3.2	22.0	1.6	—	0.14
韭菜	8.0	0.39	2.3	17.0	0.9	0.06	0.05
蕹菜	11.7	—	1.9	—	1.2	—	—
水芹菜	10.0	0.40	1.1	7.0	1.1	0.12	0.05

表 11-15　甘蓝中养分含量

单位：%

部位	干物质	粗蛋白质	粗脂肪	膳食纤维	无氮浸出物	灰分
全株	9.4	2.2	0.3	1.0	5.0	0.9
叶球	7.6	1.4	0.2	0.9	4.4	0.7
外叶	15.8	2.6	0.4	2.7	7.1	3.0

表 11-16　风干苋菜中养分含量

单位：%

部位	水分	粗蛋白质	粗脂肪	膳食纤维	无氮浸出物	灰分	钙	磷
茎	5.70	8.50	1.80	38.70	35.30	10.00	3.58	0.17
叶	9.90	23.70	4.70	11.70	32.40	17.60	2.31	0.30
全株	6.85	12.68	2.60	31.28	34.50	12.09	3.24	0.22

菠菜、芹菜等叶菜含有较多量的草酸盐。对其较好的食用方法为：先将其洗净，与豆腐混烧后食用。这样做，虽然损失了豆腐中的一些钙，但减少了草酸（盐）进入体组织，可预防结石病。

第四节　块根块茎瓜果类食品的营养特点

块根块茎瓜果类食品主要包括甘薯、木薯、马铃薯、藕、胡萝卜、萝卜、南瓜和各种水果等，其营养特点主要是：水多，干物质少；干物质中主要是无氮浸出物，而蛋白质、脂肪、膳食纤维、钙和磷均贫乏；一般含有较多的维生素 C；胡萝卜和南瓜等中还含有较多量的胡萝卜素。

（1）**甘薯**　学名：*Ipomoea batatas* Pair，英文名：sweetpotato，别名：山芋、红薯、红苕等。在我国山东、河北、河南、江苏、安徽和四川等地栽种较多，其他地区也有种植。

甘薯的薯块富含淀粉，是较好的能量来源（表 11-17）；其叶子及叶柄青绿多汁，口感好，可作为叶菜食用。

表 11-17　甘薯中养分含量

单位：%

样本	水分	粗蛋白质	粗脂肪	膳食纤维	无氮浸出物	粗灰分
鲜甘薯块	75.4	1.1	0.20	0.8	21.7	0.8
干甘薯块	0	4.47	0.81	3.25	88.21	3.26

甘薯块贮藏不当时，会发生黑斑病，由真菌囊子菌或病毒所引起。黑斑病甘薯不能食用。

（2）马铃薯（potato） 主要在我国东北、内蒙古与西北黄土高原栽种，其他地方（如西南山地、华北平原与南方各地）也有栽种。马铃薯块茎含干物质17%～26%，其中80%～85%为无氮浸出物，膳食纤维含量少，粗蛋白质约占干物质的9%，主要是球蛋白，生物学价值高。

对马铃薯块最好是熟化处理后食用。这是因为：①马铃薯含有蛋白质消化酶抑制因子；②马铃薯淀粉多（约75%）为粒性结构。熟化处理可破坏蛋白质消化酶抑制因子，也能松散淀粉的粒性结构，使马铃薯中有机物的消化率由83.1%上升到95.6%。

马铃薯中含有龙葵素，或名龙葵精（solanine）。它在马铃薯各部位的含量（%）差异很大：绿叶中含0.25，芽内含0.5，花内含0.7，果实内含1.0，果实外皮中含0.01，成熟的块茎含0.004。若将发芽的马铃薯块茎放在阳光下，则块茎内的龙葵素含量可增至0.08%～0.50%，芽内可增到4.76%。霉变的马铃薯中龙葵素含量一般可达0.58%～1.34%。随着贮存时间的延长，龙葵素含量亦渐增多。

一般地，成熟的马铃薯中毒素含量较少，食用这种马铃薯不会引起中毒。未成熟的、发芽或腐烂的马铃薯中毒素含量多，大量食用可能引起中毒，导致肠胃炎等症状。预防马铃薯中毒的措施为：①不用发芽、未成熟和霉烂的马铃薯作为食物。若用，须将嫩芽与腐烂部分除去，加醋充分煮熟后食用。②贮藏马铃薯时，应选阴凉干燥的地方，以防其发芽变绿。

（3）胡萝卜（carrot） 在我国各地均有栽种，其营养特点为：①含有大量的无氮浸出物，其中含较多量的果糖和蔗糖，故有甜味。②胡萝卜素含量多。并且，胡萝卜的颜色愈深，其中胡萝卜素含量愈多。一般地，红色胡萝卜中胡萝卜素含量较黄色的多，而黄色胡萝卜又较白色胡萝卜的多。③含有多量的钾、磷和铁盐等。④鲜嫩多汁，有甜味，口感好。

胡萝卜中的养分含量如表11-18所示。

表11-18 胡萝卜中的养分含量

样本	水分/%	粗蛋白质/%	粗脂肪/%	膳食纤维/%	糖分/%	总能/(MJ/kg)
红胡萝卜	89.0	2.0	0.4	1.8	5.0	1.34
黄胡萝卜	90.0	1.9	0.3	0.9	7.0	1.42

样本	无机盐/%	钙/(mg/kg)	磷/(mg/kg)	胡萝卜素/(mg/kg)	维生素 B_1/(mg/kg)	维生素C/(mg/kg)
红胡萝卜	1.4	190.0	230.0	21.1	0.4	80.0
黄胡萝卜	0.8	320.0	320.0	27.2	0.2	80.0

胡萝卜宜生食。熟化处理会破坏胡萝卜素和维生素C、维生素E，因而降低其营养价值。

（4）南瓜 富含无氮浸出物，其中多为淀粉和低聚糖类，并且，南瓜中含有较多的胡萝卜素。南瓜中各养分含量如表11-19。

表11-19 南瓜中的养分含量 单位：%

样本	干物质	粗蛋白质	粗脂肪	膳食纤维	无氮浸出物	灰分	钙	磷
南瓜	9.3	1.2	0.6	1.1	5.8	0.60	0.03	0.01
南瓜藤	17.5	1.5	0.9	5.6	7.7	1.8	0.07	0.04

（5）西瓜 中国是世界上最大的西瓜产地。一般认为，西瓜原产于非洲，由西域传来，故名西瓜。西瓜堪称“盛夏之王”，清爽解渴，味道甘甜多汁。西瓜含有较多量（5%～12%）的糖分（包括葡萄糖、果糖）以及较多量的维生素C等。西瓜不含脂肪和胆固醇。

（6）哈密瓜　圆形或卵圆形，出产于新疆。其味甜，果实大，以新疆哈密所产的瓜最为著名，故称为哈密瓜。哈密瓜以干物质计，含有4.6%～15.8%的糖分，膳食纤维2.6%～6.7%，并含有苹果酸、果胶、维生素C、尼克酸、胡萝卜素以及钙、磷、铁等矿物元素。

（7）黄瓜　一些人喜欢生吃黄瓜。其实，黄瓜中含有维生素C分解酶，是不宜生吃的。

（8）番茄　原产于南美洲，中国南、北方均广泛栽培。番茄的果实营养丰富，具有特殊的风味。每千克番茄的营养成分含量约为：能量460kJ，蛋白质9g，脂肪2g，无氮浸出物33g，膳食纤维19g，胡萝卜素3.75mg，硫胺素0.2mg，核黄素0.1mg，烟酸4.9mg，维生素C 140mg，维生素E 4.2mg，叶酸56μg，钙40mg，磷240mg，钾1.79g，钠97mg，镁120mg，铁2mg，锌1.2mg，铜0.4mg，锰0.6mg，碘25μg。

（9）水果　日常生活中的水果主要包括苹果、香蕉、橘子、葡萄、草莓、菠萝、桃子、猕猴桃、芒果、梨子、杏子、李子、柿子、樱桃、芦柑、脐橙、枇杷、番石榴、荔枝、山楂、桂圆等。水果的主要营养特点是：水多，一般含水80%～90%；含有较多的糖分；含有较多的维生素，如维生素C、叶酸、核黄素、胡萝卜素等；一些矿物元素磷、铁、钾等含量较多。

第五节　菌类食品的营养特点

食用菌（edible fungi）是可供人类食用的大型真菌。常见的食用菌包括香菇、木耳、银耳、金针菇、猴头菇、白灵菇、杏鲍菇、松口蘑、红菇、牛肝菌、草菇、平菇等。

食用菌的蛋白质含量一般为1.5%～6%（以鲜样计）或15%～35%（以干样计），且氨基酸组成较全面，另含有维生素B_1、维生素B_{12}、维生素C、维生素K、维生素D等多种维生素和磷、钠、钾、钙、铁等多种矿物元素。

食用菌不仅富含营养成分，且有保健功效。例如，香菇，又名冬菇等，性平、味甘，有滋阴、润肺、养胃、健脑、强身等功效。它含有蛋白质、糖、多种维生素和矿物质。香菇多糖对小鼠肉瘤的抑制率达98%。猴头菇，又名猴菇，味道鲜美，营养丰富，含蛋白质、碳水化合物、脂肪、膳食纤维、16种氨基酸、矿物质与维生素。由猴头菇内提取的多肽、多糖，对肉瘤有抑制作用，对胃癌、贲门癌和食管癌均有效。银耳，又名白木耳，含蛋白质、脂肪、钙、糖分及膳食纤维等。银耳制剂可提高人体的免疫功能，增强巨噬细胞的吞噬作用，增加免疫球蛋白含量，从而抑制癌细胞的生长，达到治疗的目的。木耳，即黑木耳，主要分布于黑龙江、吉林、福建、台湾、湖北、广东、广西、四川、贵州、云南等地。其色泽黑褐，质地柔软，味道鲜美，营养丰富，内含蛋白质、脂肪、多种糖类、维生素和矿物质等。表11-20～表11-22总结了一些食用菌的营养成分含量。

表11-20　一些食用菌的常规营养成分含量　　单位：%

食用菌	水分	粗蛋白质	粗脂肪	无氮浸出物	膳食纤维	粗灰分
香菇	10.3	20.3	3.4	32.4	13.2	4.2
平菇	12.5	19.1	1.7	22.3	6.1	6.4
金针菇	9.0	17.6	1.9	47.9	3.7	7.4
杏鲍菇	9.7	15.4	5.5	52.1	5.4	5.8
黑牛肝菇	11.8	4.0	4.0	23.9	15.0	9.0
松乳菇	18.3	28.4	16.4	16.8	28.4	4.2
竹荪	15.5	36.0	2.1	40.5	9.1	11.1

表 11-21 一些食用菌的氨基酸含量 单位：%

食用菌	香菇	平菇	金针菇	杏鲍菇	黑牛肝菇	松乳菇	竹荪	东北木耳
赖氨酸	0.81	1.02	0.05	1.02	0.86	1.48	0.03	0.38
蛋氨酸	0.20	0.67	0.09	0.58	0.83	0.41	0.21	0.19
苏氨酸	0.78	0.87	0.15	0.74	0.92	1.01	0.14	0.48
缬氨酸	0.73	1.03	0.03	0.89	1.21	1.35	0.06	0.38
苯丙氨酸	0.62	1.09	0.09	0.67	0.89	0.99	0.09	0.34
亮氨酸	1.02	1.16	0.11	1.02	1.22	2.34	0.11	0.58
异亮氨酸	0.67	0.89	0.21	0.64	0.70	0.96	0.19	0.26
精氨酸	0.84	0.76	—	0.73	0.93	1.84	0.01	0.39
组氨酸	0.36	0.50	0.08	0.33	0.42	0.49	0.16	0.22
甘氨酸	0.74	0.86	0.35	0.81	1.08	1.31	0.22	0.39
酪氨酸	0.52	0.40	0.03	0.15	0.51	0.81	0.07	0.24
胱氨酸	0.26	0.16	0.15	0.24	0.07	0.09	0.07	0.03

表 11-22 一些食用菌的矿物元素含量 单位：mg/kg

食用菌	钙	铁	锌	锰	铜
香菇	19.0	49.2	18.4	12.2	6.4
平菇	22.2	6.4	12.5	19.1	1.7
金针菇	1.0	2.2	3.4	17.6	1.9
杏鲍菇	14.2	6.8	14.5	1.6	3.9
黑牛肝菇	50.0	21.0	9.8	1.9	3.2
松乳菇	10.5	180.0	9.6	13.6	11.8
竹荪	28.3	68.7	60.2	9.7	8.0

食用菌还包括益生菌，如乳酸杆菌类、芽孢杆菌类、酵母菌类等。益生菌在消化道内有以下积极作用：①益生菌处于优势地位，抑制有害菌。消化道排泄物的难闻性物质如硫化氢、粪臭素（3-甲基吲哚）、胺类等，主要源于有害菌对食物的一些成分（如含硫氨基酸、色氨酸等）的腐败（化学改变）作用。②产生抑菌物质。③激活巨噬细胞、B 淋巴细胞和 NK 细胞，促进肠道中 IgA 的产生。④分泌淀粉酶、蛋白酶、脂肪酶、纤维素酶等消化酶。⑤合成多种养分，如 B 族维生素、维生素 K、必需氨基酸、必需脂肪酸等。

第六节 日常膳食搭配

人类日常膳食的合理组成应大致体现在以下几个方面：

（1）日常膳食一般应由①谷实和薯类、②动物源性食品和/或豆类食品、③绿色多叶蔬菜和/或瓜果类等组成。

（2）要保证三大有机营养物质的合理比例，即淀粉等无氮浸出物 60%～70%、蛋白质 10%～20%、脂肪 15%～25%。

（3）淀粉等无氮浸出物主要由谷实、薯类等食品构成，控制食糖及其制品。

（4）蛋白质中应有 1/3 以上的优质蛋白质。如果以氨基酸为基础计算，供给成年人的蛋白质中，20%以上为必需氨基酸；供给 10～12 岁儿童的蛋白质中，35%以上为必需氨基酸，供给婴儿的蛋白质中，40%以上为必需氨基酸。

（5）脂肪要以植物油为主，减少动物脂肪。脂肪中饱和性脂肪酸、单不饱和性脂肪酸、多不饱和性脂肪酸之间较适宜的比例为 1∶1∶1。

(6) 一般认为，淀粉等无氮浸出物在人体内提供60%～70%的能量较为适宜，但不适于高血糖症的人群，更不适于糖尿病患者。脂肪在人体内提供15%（非体力劳动）～25%（体力劳动）的能量较为合适。

(7) 日常膳食中各种维生素含量要满足需要量。特殊情况下，另外补充。维生素A、维生素D之间较适宜的比例为（6～10）∶1；维生素B_1、维生素B_2、烟酸之间较适宜的比例为1∶2∶(10～15)。

(8) 日常膳食中钙、磷之间较适宜的比例为（1～2）∶1。日常膳食中其他必需矿物质含量要满足需要量，但不能过多。

膳食中蛋白质、糖、脂、核酸在消化道内可先被降解为氨基酸、单糖、甘油、脂肪酸、碱基（嘌呤和嘧啶）、磷酸等，然后被吸收。膳食中维生素、矿物质和水等小分子养分在消化道内可直接被吸收。养分在人体内的基本作用如图11-1所示。

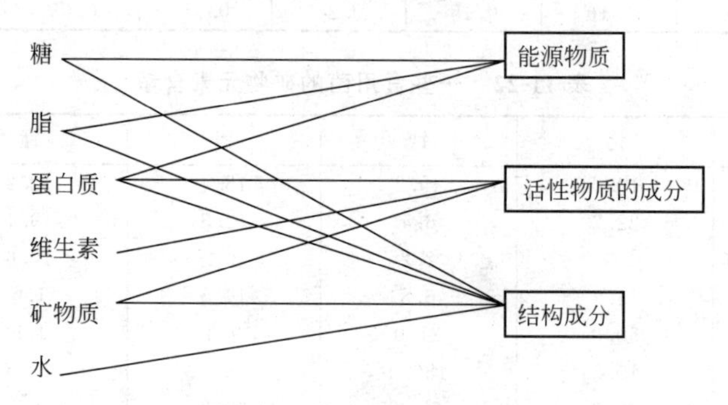

图11-1 养分及其基本作用

人体对养分的摄入量要适宜。养分在人体内产生的效应可用图11-2表示。

当养分摄入量少于图11-2中$C_{低}$时，人体便会发生营养缺乏症。膳食中养分不足或缺乏，人体对养分的摄入量不足，组织发生减饱和作用，导致生化损伤，以至临床损伤和解剖损伤，严重者最终死亡。此时，补充的养分相当于医药，能治疗营养缺乏症。当养分摄入量在图11-2中$C_{低}$～$C_{高}$范围内时，养分发挥的作用是营养作用。养分的种类不同，上述范围的宽窄有异。一般来说，维生素摄入量的适宜范围较宽，而矿物质摄入量的适宜范围较窄。当养分摄入量多于图11-2中$C_{高}$时，摄入的养分可能就是一种有害物质，对人体产生损害作用，养分摄入量越多，损害作用越强，直至引起死亡。因此，日常膳食养分齐全、适量、平衡是人体健康的物质基础。

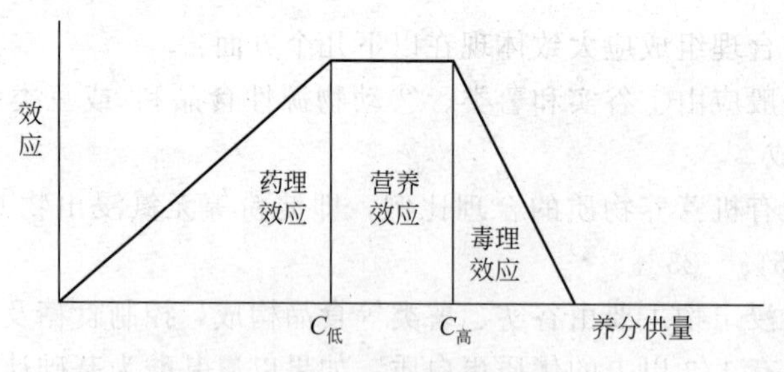

图11-2 养分供量与效应性质

（惠晓红，周　明）

第十二章

食品添加剂

食品添加剂在改善食品的色、香、味、形等方面，以及在食品的保鲜、营养价值的提高和加工工艺的创新等方面均起着重要的作用。本章主要介绍食品添加剂的定义、分类、作用与发展趋势。

第一节　概述

一、食品添加剂的定义

2009 年 6 月 1 日起施行的《中华人民共和国食品安全法》对食品添加剂的定义是“为改善食品品质和色、香、味以及为防腐、保鲜和加工工艺的需要而加入食品中的化学合成或者天然物质。营养强化剂、食品用香料、胶基糖果中基础剂物质、食品工业用加工助剂也包括在内”。

食品添加剂通常具备以下三个特点：①不单独作为食物；②通常包括两类即人工的和天然的食品添加剂；③主要作用是改善食品的色、香、味与防腐、保鲜等。

食品添加剂行业可为食品工业和餐饮业的发展提供技术支持和保障。

二、食品添加剂的分类

按照来源，将食品添加剂分为天然食品添加剂（利用动、植物或微生物的代谢产物等为原料，经提取所获得的天然物质。这种添加剂的品种少，价格较高）和化学合成食品添加剂（通过氧化、还原、缩合、聚合、成盐等合成反应而得到的物质，这种添加剂品种多、价格低、用量少，但毒副作用可能大于天然食品添加剂）。

根据功能，将食品添加剂分为 23 亚类：酸度调节剂、抗结剂、消泡剂、抗氧化剂、漂白剂、膨松剂、胶基糖果中基础剂、着色剂、护色剂、乳化剂、酶制剂、增味剂、面粉处理剂、被膜剂、水分保持剂、营养强化剂、防腐剂、稳定剂、凝固剂、甜味剂、增稠剂、食品用香料、食品工业用加工助剂及其他。可将上述 23 亚类归纳为 4 大类：防止食品腐败变质的食品添加剂：防腐剂、抗氧化剂；改善品质的食品添加剂：色素、香料、漂白剂、增味剂、甜味剂、疏松剂等；便于加工的食品添加剂：稳定剂、乳化剂、消泡剂、助滤剂等；提高营养价值的食品添加剂：维生素、矿物质、氨基酸、脂肪酸等。

三、食品添加剂的作用

食品添加剂的主要作用如下：①防止食品腐败变质，延长其保质期，提高其安全性；②改善食品的感官性状；③保持或提高食品的营养价值；④增加食品的品种和方便性；⑤有利于食品加工操作，适应生产的机械化和连续化；⑥满足不同人群的特殊需要；⑦提高原料的利用率，节省能源。

第二节　食品添加剂简介

一、抗氧化剂

氧化是导致食品变质的重要因素之一。油脂、脂溶性维生素、磷脂和类胡萝卜素等是食品中常见的、易被氧化变质的物质。防止油脂与富含脂类食品的氧化酸败，以及由于氧化导致的褪色、褐变、维生素破坏等，是食品工业生产者的重要任务。抗氧化剂是一类能防止或延缓富含油脂类食品的氧化分解、变质，提高其稳定性的食品添加剂。

（1）作用方式　抗氧化剂的作用方式有多种，如有的抗氧化剂是由于本身极易被氧化，先与氧反应，从而保护了食品，如维生素 E。有的抗氧化剂可放出氢离子，将油脂在自动氧化过程中产生的过氧化物分解破坏，使其不能形成醛或酮的产物如硫代二丙酸二月桂酯等。有些抗氧化剂可能与食品产生的过氧化物结合，形成氢过氧化物，使油脂氧化过程中断，从而阻止氧化过程的进行，而本身则形成抗氧化剂自由基，但抗氧化剂自由基可形成稳定的二聚体，或与过氧化自由基 ROO^- 结合形成稳定的化合物。

有些抗氧化剂的作用方式有多种，如磷脂既能络合金属离子，清除氧化促进剂，又能通过键的断裂析出氢自由基，消除链式反应自由基。美拉德反应的中间产物——还原酮也具有这些双重特性。超氧化物歧化酶（SOD）能将过氧化物自由基催化生成分子态的物质，避免这些自由基参与油脂氧化链式反应的传递，从而起到抗氧化作用。SOD 本身只起催化作用，不同于上述各类抗氧化剂的作用方式。

（2）分类　按溶解性，将抗氧化剂分为脂溶性抗氧化剂［此类抗氧化剂可溶于油脂，对油脂和含油脂的食品具有很好的抗氧化作用，如丁基羟基茴香醚（BHA）、二丁基羟基甲苯（BHT）、没食子酸丙酯（PG）、特丁基对苯二酚（TBHQ）与维生素 E 等］和水溶性抗氧化剂（此类抗氧化剂能溶于水，用于一般食品的抗氧化作用，如抗坏血酸及其盐类、异抗坏血酸及其盐类、亚硫酸盐类、茶多酚、植酸、氨基酸类和香辛料类等）。

按来源，将抗氧化剂分为天然抗氧化剂（指从动、植物体或其代谢产物中提取的具有抗氧化能力的物质，它们一般都具有较强的抗氧化能力且大多安全无毒，如愈创树脂、米糠油、生育酚混合浓缩物、茶多酚、芦丁等）和合成抗氧化剂（指经人工合成，具有抗氧化能力的物质，如 BHA、BHT、TBHQ 等）。

按作用方式，将抗氧化剂分为自由基吸收剂、金属离子螯合剂、氧清除剂、单线态氧淬灭剂、甲基聚硅氧烷和固醇抗氧化剂、过氧化物分解剂、紫外线吸收剂、多功能抗氧化剂与酶类抗氧化剂等。

自由基吸收剂主要指在油脂氧化中能阻断自由基连锁反应的物质，其作用方式是捕捉活性自由基，故又被称为自由基捕捉剂。它们一般为酚类化合物，具有电子供体的作用，如

BHA、BHT、维生素E等。酶类抗氧化剂有葡萄糖氧化酶、超氧化物歧化酶（SOD）、过氧化氢酶、谷胱甘肽氧化酶等酶制剂，其作用是除去氧（如葡萄糖氧化酶）或消除源于食物的过氧化物（如SOD）等。目前，我国尚未将这类抗氧化剂列入食品抗氧化剂，但编入了酶制剂。

按化学结构，将抗氧化剂分为酚类、醌类、芳胺类、多不饱和烃类、有机酸类、硫醇类以及多极性基团类等。

(3) 抗氧化力的评价方法 抗氧化剂一般都是通过阻断脂质过氧化的链式反应实现其抗氧化目的的。Huang等（2005）认为，抗氧化力的评价方法可被粗略地分为两类：氢的转移反应（hydrogen atom transfer，HAT）和电子转移反应（electron transfer，ET）。HAT的反应主要表现为抗氧化剂与底物竞争体系中产生的过氧自由基。ET反应主要表现为抗氧化剂的还原能力，包括铁还原力法（ferric ion reducing antioxidant power）等。还有单线态氧、超氧阴离子、羟基自由基等试验方法。Re等人（1999）建立的Trolox当量抗氧化活力（Trolox equivalence antioxidant capacity，TEAC）实验方法被广为应用。

(4) 常用抗氧化剂的简介

① 丁基羟基茴香醚（butyl hydroxyanisole，BHA）：其化学分子式为$C_{11}H_{16}O_2$。由于BHA的热稳定性好，所以它是被广泛使用的一种抗氧化剂。BHA与增效剂如柠檬酸等联用，抗氧化效果更好。一般认为，BHA毒性很小，较为安全。我国规定BHA的使用范围为：食用油脂、油炸食品、饼干、方便面、方便米制品、果仁罐头、腌腊肉制品等，最大用量为0.2g/kg。

② 二丁基羟基甲苯（butylated hydroxytoluene，BHT）：其化学分子式为$C_{15}H_{24}O$。与其他抗氧化剂相比，BHT的稳定性较强，耐热性好，普通烹调温度对其抗氧化效果的影响不大，用于长期保存食品与焙烤食品的效果好，是被广泛应用的廉价抗氧化剂。一般与BHA联用，并以柠檬酸为增效剂。我国规定，在食品中的最大使用量为0.2g/kg。

③ 没食子酸丙酯（propyl gallate，PG）：其化学分子式为$C_{10}H_{12}O_5$。PG对热较稳定，对猪油的抗氧化作用较BHA和BHT强些，毒性较低。我国规定，PG适用于食用油脂、油炸食品、饼干、方便面、方便米制品、果仁罐头、腌腊肉制品、干水产品、膨化食品等，最大使用量为0.1g/kg。

④ 特丁基对苯二酚（tert-butylhydroquinone，TBHQ）：其化学分子式为$C_{10}H_{14}O_2$。TBHQ是较新的一种酚类抗氧化剂，抗氧化效果较好。我国规定，TBHQ适用于食用油脂、油炸食品、饼干、方便面、方便米制品、果仁制品、腌腊肉制品、干水产品、膨化食品等，最大使用量为0.2g/kg。

⑤ L-抗坏血酸类：L-抗坏血酸是一种维生素，即维生素C，可保护维生素A、维生素E与其他多种天然物质免受氧化破坏。L-抗坏血酸钠盐，又称维生素C钠盐。目前应用较多的是异抗坏血酸钠盐。

二、防腐剂

许多食品中糖类物质、蛋白质等营养物质组成相对平衡，利于微生物的生长繁殖，因而食品较易腐败。为了防止食品腐败，常用干燥、盐渍、糖渍、加热、发酵和冷冻等方法保存食品。随着食品工业的发展，真空、罐装、气调等多种包装方法，高温、高压、辐照等新型杀菌技术被应用于食品保存，较好地增强了食品的保存效果。但是，上述方法对食品的色、香、味可产生不同程度的影响。防腐剂是指防止由微生物引起的食品腐败变质，延长食品保存期的食品添加剂。

(1) 作用方式　一般认为，防腐剂对微生物的抑制作用主要是通过影响微生物细胞亚结构而实现的，微生物细胞亚结构包括细胞壁、细胞膜以及与代谢有关的酶、蛋白质合成系统和遗传物质。由于每种亚结构对菌体都是必需的，所以防腐剂只要作用于其中的一种亚结构就能达到杀菌或抑菌的目的。例如，苯甲酸能抑制微生物细胞内呼吸酶的活性以及阻碍乙酰辅酶的缩合反应而使三羧酸循环受阻，代谢受影响，并可降低细胞膜的通透性。山梨酸可与微生物酶系统中的巯基结合，从而破坏许多酶系统，起到抑菌作用。

(2) 分类　按照防腐作用大小，可将防腐剂大致分为杀菌剂和抑菌剂两类。杀菌或抑菌，并无绝对界限，常因浓度高低、作用时间长短和微生物种类等不同而难以区分。同一种防腐剂，浓度高时可杀菌，而浓度低时只能抑菌；作用时间长可杀菌，作用时间短只能抑菌。由于不同微生物性质的差异，同一防腐剂对一种微生物有杀菌作用，而对另一种微生物可能仅有抑菌作用。

按照来源和性质，可将防腐剂分为有机防腐剂、无机防腐剂和生物防腐剂等。有机防腐剂主要包括苯甲酸及其盐类、山梨酸及其盐类、对羟基苯甲酸酯类、丙酸盐类等。无机防腐剂主要包括二氧化硫、亚硫酸及其盐类、硝酸盐类、二氧化碳等。生物防腐剂主要是指由微生物产生的具有防腐作用的物质，如乳酸链球菌素和纳他霉素等；另外，包括源于其他生物的甲壳素、鱼精蛋白等。

(3) 常用防腐剂的简介　常用的防腐剂一般包括酸型防腐剂、酯型防腐剂和生物型防腐剂等。

① 酸型防腐剂：包括丙酸、山梨酸、苯甲酸、乙酸等。它们主要以未电离的形式破坏微生物细胞及细胞膜或细胞内的酶，使酶蛋白失活而不能参与催化，以抑制微生物的增殖和毒素的产生，从而保护食品的品质。例如，苯甲酸能抑制微生物细胞内呼吸酶的活性以及阻碍乙酰辅酶的缩合反应而使三羧酸循环受阻，代谢受影响，并可降低细胞膜的通透性。山梨酸可与微生物酶系统中的巯基结合，从而破坏许多酶系统，达到抑菌作用。上述有机酸中，丙酸最常用，乃因其最有效，价格低。但又因其腐蚀性和刺激性较强，故其应用受到一定的限制。

a. 苯甲酸及其钠盐：苯甲酸为无色或白色针状或鳞片状结晶，稍溶于水，是目前使用量最多的防腐剂之一。每吨食品中的添加量为0.1～0.3kg。苯甲酸钠（安息香酸钠），白色颗粒或结晶性粉末，无臭或微带安息香的气味，味微甜而有收敛性，在空气中稳定，易溶于水。苯甲酸及其盐的优点是价格低、来源广泛、应用效果好、无蓄积作用、毒性小（但大于山梨酸及其盐）。缺点是它对pH值的要求很窄，只能在酸性条件下发挥作用，pH值大于4时防霉作用开始下降，有苦涩等不良味道。由于苯甲酸钠有一定的毒性，目前已逐步被山梨酸钾替代。

b. 山梨酸及其钾盐：山梨酸又名2,4-已二酸，为化学合成品，白色结晶粉末或无色针状结晶，无臭或少有刺激性气味，溶于水。山梨酸的优点是：防腐效果好，对霉菌、酵母菌、好气性细菌均有抑制作用，毒性小、价格低。缺点是防腐效果受pH值的影响，pH值大于7.5时，几乎无抑制作用，对乳酸菌几乎无效；在水中易氧化，在塑料容器中其活性会降低。山梨酸钾，白色或无色的鳞片状结晶或结晶性粉末，无臭或稍有臭气，在空气中不稳定，能被氧化着色，有吸湿性，易溶于水。山梨酸钾对霉菌的抑制作用有选择性，即对有害霉菌可发挥抑制作用，而对有益微生物的生长却无影响。每吨食品中的添加量为0.3kg。

c. 丙酸及其盐：丙酸为无色液体，具有挥发性，是应用最早、最为广泛的防腐剂之一。

目前市场上用的露保丝、万路保、克霉霸与诗华抗霉素等的主要成分均是丙酸。丙酸作为挥发性液体，在食品贮存中可挥发产生丙酸气体，与食品表面充分接触，因此抑菌均匀，效果好。对食品混合均匀度要求不高，有效用量低，见效快。对好气性芽孢杆菌、黄曲霉等有较好的抑制作用。缺点是热稳定性不好，食品 80℃制粒过程中丙酸挥发量达 40%，用于制粒时损失大；在贮存过程中损失快，药效持力小，不利于长期保存；易受食品中钙盐或蛋白质的中和而失去活性。因此，要求及时起作用、防腐时间不需要太长时，丙酸是较好的防腐剂。丙酸盐的有效作用成分是丙酸分子而非丙酸盐类。丙酸盐释放丙酸分子受食品中水分和 pH 值的影响，pH=7 时丙酸盐溶于水，游离出的丙酸分子仅为 0.8%，pH=4.9 时游离酸含量为 50%。且丙酸盐离解后形成弱碱性，阻碍进一步离解。丙酸盐的抑菌效果不如丙酸，不具有熏蒸作用，对食品混合均匀度要求高；用量大，并因此影响适口性；对食品含水量、pH 值要求严格，且不能及时起作用。丙酸盐的优点是不挥发、耐高温，不受食品中成分的影响，腐蚀性低，刺激性小，且适合持续贮存。

② 酯型防腐剂：中国目前仅限于应用丙酯和乙酯。酯型防腐剂对霉菌、酵母与细菌有广泛的抗菌作用。对霉菌和酵母的作用较强，但对细菌特别是革兰阴性杆菌及乳酸菌的作用较差。其抑菌能力随烷基链的增长而增强；溶解度随酯基碳链长度的增加而下降，但毒性则相反。

③ 生物型防腐剂：主要是乳酸链球菌素。乳酸链球菌素是乳酸链球菌属微生物的代谢产物，在消化道内可为蛋白水解酶降解，是一种较安全的防腐剂。乳酸链球菌素不改变肠道正常菌群，也不会产生耐药性。

④ 其他防腐剂：

a. 双乙酸钠（SDA）：SDA 是目前研究最热的新型防腐剂之一，为白色易吸湿性晶体，略带醋酸味，150℃以上分解。饱和水溶液的 pH 值为 4～5，具有较强的杀菌力，主要的有效作用菌是霉菌、酵母菌，在食品中的添加量为 0.7%～3.0%，最适 pH 范围在 6.0 以下。SDA 抑菌的有效成分是乙酸，其机理为乙酸分子穿过真菌、霉菌、细菌等的细胞壁，干扰细胞内酶的作用，引起细胞内蛋白质变性，达到抑菌的目的。SDA 适合高湿条件下水分高的各种原料的防霉，其防霉效果优于同剂量的丙酸盐。

b. 仲丁胺：不应添加于加工食品中，只在水果、蔬菜储存期被用作防腐剂。市售的保鲜剂如克霉灵、保果灵等均是以仲丁胺为有效成分的制剂。

三、食品色泽调节剂

色泽是评价食品质量的重要感官指标。食品的品质风味和色泽密切相关，外观良好的食品更易被消费者接受。食品色泽调节剂在增强食品外观品质方面起着重要作用，许多食品如糖果、果冻、小吃、饮料等本身并无色泽，通过添加色素就可使其呈现良好的色泽。食品色泽调节剂不仅使食品的种类更加丰富，而且能满足现代食品加工技术所不能达到的食品外观要求。

1. 色素（着色剂）

根据来源，可将色素分为人工合成色素和天然色素。人工合成色素是指用化学合成方法制得的有机色素，目前主要是以煤焦油中分离的苯胺染料为原料制得的。天然色素主要指源于植物、动物组织、微生物和天然矿石原料的一些色素。根据溶解性，可将色素分为脂溶性色素（如类胡萝卜素）、水溶性色素（如花色苷）。根据化学结构，可将色素分为吡咯类色素（如叶绿素、血红素）、多烯类色素（异戊二烯衍生物，如类胡萝卜素）、酚类色素（如花色苷、黄酮类色素）、醌酮类色素（如红曲红、姜黄素、虫胶红）等。

天然色素的成分较为复杂，经纯化后的天然色素，其作用有可能和原初的不同；在精制过程中，其化学结构也可能发生变化；在加工过程中，还有可能被污染。因此，天然色素并非一定纯净无害。

合成色素的特点是色彩鲜艳、性质稳定、着色力强、牢固度大、色彩多种、成本低廉、使用方便。但是，多数合成色素有安全隐患，对人体可能有害。一些合成色素本身就对人体有毒性。另一些合成色素在代谢过程中可能产生有害物质。

目前，我国允许使用的合成色素包括苋菜红、胭脂红、樱桃红、新红、诱惑红、柠檬黄、日落黄、亮蓝、人工合成的β-胡萝卜素、叶绿素铜钠、二氧化钛等。

为了保障食品安全，必须对合成食用色素进行严格的毒理学评价，包括其化学结构、理化性质、纯度、在食品中的存在形式、降解过程及其产物；被人体吸收后，在组织内的存留、分布、代谢转化和排泄情况；色素本身及其代谢产物在人体内的生物学变化，以及对人体的可能毒性：急性毒性、慢性毒性、生殖毒性、胚胎毒性、致畸性、致突变性、致癌性、致敏性等。

2. 护色剂

护色剂又被称为发色剂。在食品加工过程中，为了改善或保护食品的色泽，除了使用色素对食品进行着色外，有时还需要添加适量的护色剂，使食品呈现良好的色泽。

为了使肉制品呈现鲜艳的红色，在加工过程中往往添加硝酸盐（硝酸钠或硝酸钾）或亚硝酸盐。硝酸盐在细菌硝酸盐还原酶的作用下，被还原成亚硝酸盐。亚硝酸盐在酸性条件下生成亚硝酸。在常温下，也可分解产生亚硝基，此时生成的亚硝基会很快与肌红蛋白反应生成稳定的、鲜艳的、亮红色的亚硝基化肌红蛋白，可使肉品保持稳定的鲜艳的红色。另外，亚硝酸盐在肉制品中，对微生物的增殖有一定的抑制作用。

亚硝酸盐是添加剂中急性毒性较强的物质之一，可使正常的血红蛋白变成高铁血红蛋白，失去携带氧气的能力，导致组织缺氧。另外，亚硝酸盐为亚硝基化合物的前体物，具有致癌性。

抗坏血酸与亚硝酸盐有较强的亲和力，能防止亚硝化作用，从而能抑制亚硝基化合物的生成。因此，在肉类腌制时，添加适量的抗坏血酸，能减少致癌物质的产生。

虽然硝酸盐和亚硝酸盐作为食品添加剂有安全问题，但至今国内、外仍有此人在继续使用这类食品添加剂。

3. 漂白剂

漂白剂均能产生二氧化硫，后者遇水则形成亚硫酸（H_2SO_3）。亚硫酸除有漂白作用，还有防腐性能。此外，由于亚硫酸的强还原性，能消耗果蔬组织中的氧，抑制氧化酶的活性，可防止果蔬中的维生素C的氧化破坏。

亚硫酸盐在人体内可被代谢转化为硫酸盐，通过解毒作用从尿中排出。亚硫酸盐不宜被用于动物源性食品，以免产生不愉快的气味。亚硫酸盐对维生素B_1有破坏作用，故对维生素B_1含量较多的食品如谷物、乳制品与坚果类食品等，也不宜用亚硫酸盐作为添加剂。

四、食品风味添加剂

1. 嗅觉和味觉的生理机制

人体通过分布于鼻腔表面嗅觉上皮的嗅纤毛上的受体与气味物质结合，产生信号并传入大脑，实现对气味的识别。舌等组织分布着味觉乳头，味蕾分布在味觉乳头上。人体通过味蕾绒毛上的受体蛋白与味觉物质结合，实现对味道的识别。

温度能影响味觉机能（表 12-1）。适宜于味觉的温度为 10～40℃，在 30℃时味觉最敏锐。

表 12-1　温度对味觉的影响

呈味物	味觉	阈值/%	
		常温	0℃
盐酸奎宁	苦	0.0001	0.0003
食盐	咸	0.05	0.25
柠檬酸钠	酸	0.0025	0.003
蔗糖	甜	0.1	0.4

2. 酸度调节剂

酸度调节剂是指维持或改变食品酸碱度，调节食品及其加工过程中的 pH，从而改善食品的感官性状，增强口感，并具有防腐和促进钙、磷消化吸收的物质。我国现已批准使用的酸度调节剂有 20 余种。

常用食品的 pH 值为 5.0～6.5。人的唾液 pH 值为 6.7～6.9。因此，人们对常用的大多数食品无酸感。当食物的 pH 值＜5.0 时，人对食物才会有酸感；当食物的 pH 值＜3.0 时，有强烈的酸感。相同 pH 值时，有机酸的酸感比无机酸强。酸感时间长短并不与 pH 值成正比：解离速率小的有机酸的酸感维持时间长，而解离速率大的无机酸的酸味会很快消失。

酸味剂与甜味剂有相互抵消作用。酸度与甜度比例合适，有协调香味的作用。因此，加工食品时要控制一定的糖、酸比。

3. 甜味剂

甜味剂是指赋予食品甜味的食品添加剂。

（1）甜味剂的分类　根据来源，可将甜味剂分为天然甜味剂（包括木糖醇、山梨糖醇、甘露醇、乳糖醇、麦芽糖醇、异麦芽糖醇、赤鲜糖醇等糖醇类和甜菊糖苷、奇异果素、罗汉果素、索马甜等非糖类）和人工合成甜味剂。按营养特性，可将甜味剂分为营养性甜味剂和非营养性甜味剂。蔗糖、葡萄糖、果糖等既是营养物质，又是天然甜味剂。由于这些糖类除赋予食物甜味外，还供给人体能量，通常被视作食品原料，一般不作为食品添加剂。

人工合成甜味剂包括磺胺类（糖精、环己基氨基磺酸钠、乙酰磺胺酸钾）、二肽类［天冬酰苯丙酸甲酯（阿斯巴甜）、1-*α*-天冬氨酰-*N*-（2,2,4,4-四甲基-3-硫化三亚甲基）-D-丙氨酰胺（阿力甜）］和蔗糖的衍生物［三氯蔗糖、异麦芽酮糖醇（帕拉金糖）、新糖（果糖低聚糖）］。甜味剂的相对甜度见表 12-2。

表 12-2　甜味剂的相对甜度

甜味剂	乳糖	麦芽糖	葡萄糖	半乳糖	甘露醇	甘油	蔗糖	果糖
相对甜度	0.27	0.50	0.5～0.7	0.6	0.7	0.8	1.00	1.1～1.5

甜味剂	甘草酸苷	天冬氨酰苯丙氨酸甲酯	糖精	新橙皮苷二氢查耳酮
相对甜度	50	100～200	500～700	1000～1500

注：假定蔗糖的甜度为 1.00。

（2）主要甜味剂简介

① 糖精：学名为邻磺酰苯甲酰，是世界广泛使用的一种人工合成甜味剂，价格低廉，甜度大，其甜度相当于蔗糖的300～500倍。由于糖精在水中的溶解度低，故中国添加剂标准中规定使用其钠盐，量多时呈现苦味。一般认为，糖精钠在人体内不被分解，不被利用，大部分从尿中排出，不损害肾功能，不影响酶活性。数十年来，尚未发现糖精钠对人体的毒害作用。

② 甜蜜素：学名为环己基氨基磺酸钠，1958年，在美国被认为是安全的物质，而被较广泛地使用。但是，在20世纪70年代曾报道，甜蜜素对动物有致癌作用。1982年，FAO/WHO的报告认为其无致癌性。美国国家科学研究委员会和国家科学院仍认为，甜蜜素有促癌和可能致癌作用。因此，美国禁止甜蜜素在食品中使用。

③ 阿斯巴甜：学名为天冬酰苯丙氨酸甲酯，其甜度为蔗糖的100～200倍，味感接近于蔗糖。阿斯巴甜是一种二肽衍生物，食用后在体内分解成相应的氨基酸。我国规定，可将阿斯巴甜用于罐头食品以外的其他食品，其用量按生产需要适量使用。

另外还有其他的天冬氨酸二肽衍生物，如阿力甜，亦属于食品添加剂，其甜度高。

④ 乙酰磺胺酸钾：该品对光、热（225℃）均稳定，甜感持续时间长，被人体吸收后迅速从尿中排除，不在体内蓄积。乙酰磺胺酸钾与天冬氨酰甲酯1∶1合用，有明显的增效作用。

⑤ 糖醇类甜味剂：属于一类天然甜味剂，其甜味与蔗糖近似，多为低能量的甜味剂。糖醇类甜味剂的品种较多，如山梨醇、木糖醇、甘露醇和麦芽糖醇等，有的存在于天然食品中，多数的则是将相应的糖通过氢化而得，其前体物源于天然食品。由于这类甜味剂升血糖指数低，也不产酸，故多被用作糖尿病、肥胖病患者的甜味剂。该类物质多数有一定的吸水性，对改善脱水食品的复水性、控制结晶、降低水分活性均有一定的作用。由于糖醇的吸收率较低，尤其是木糖醇，故大量食用有一定的致泻性。

⑥ 甜叶菊苷：为甜叶菊中的一种甜味成分，是含有二萜烯的糖苷。甜叶菊苷的甜度约为蔗糖的300倍。但是，甜叶菊苷的口感差，有甘草味，浓度高时有苦味，因此往往与蔗糖、果糖、葡萄糖等混合使用，并与柠檬酸、苹果酸等合用以减轻其苦味。

4. 增味剂

增味剂是指为补充、增强、改进食品中的原有口味或滋味的物质，也被称为鲜味剂或品味剂。中国目前允许使用的增味剂包括谷氨酸钠、鸟苷酸二钠和5′-肌苷酸二钠、琥珀酸二钠和L-丙氨酸。

谷氨酸钠（习称味精）为含有1个结晶水的L-谷氨酸钠，易溶于水，在150℃时失去结晶水，210℃时发生吡咯烷酮化，生成焦谷氨酸，270℃左右时分解。谷氨酸钠对光稳定；在碱性条件下加热发生消旋作用，呈味力降低；在酸性条件下加热，易发生吡咯烷酮化，变成焦谷氨酸，呈味力降低；在中性时加热，则很少发生变化。

近年来，开发了一些新的增味剂，如肉类提取物、酵母提取物、水解动物蛋白和水解植物蛋白等。另外，将上述增味剂和谷氨酸钠、5′-肌苷酸钠和5′-鸟苷酸钠等以不同的比例组合，制成适合不同食品的复合鲜味剂。这类鲜味剂不仅风味多样，而且富含肽类、氨基酸、矿物质等成分。

5. 食用香料

食品的香气是指食品中挥发性物质的微粒悬浮于空气中，经过人的鼻孔刺激嗅觉神经，然后传至大脑而引起的感觉。能用嗅觉辨别出该种物质的最低浓度称为香气阈值。食品的香味是嗅觉、口感的综合，是食品的感官品质。

在食品加工过程中，为了改善和加强食品的芳香味或满足人们的感官需要，常在食品中添加香料。食用香料是指能使食品增香的物质。除橘子油、香兰素等少数外，食用香料一般均不是由一种香料组成，而是由多种香料调配而成。

香料是一种能被嗅出香气或尝出香味的物质。一种香料在一定质量规格的条件下，应具有其特征香气或香味。

（1）香料的化学基础　发香物质一般属于有机化合物。一般认为，物质的香气香味及其强度与其化学结构（如发香基团、碳链结构、取代基的位置与空间排布）有关。

① 发香物质须有一种发香基团：发香基团决定气味的种类，其中包括含氧基团（羟基、醛基、酮基、羧基、苯氧基、酯基、内酯基等）、含氮基团（氨基、亚氨基、硝基、肼基等）、芳香基团（芳香醇、芳香醛、芳香酯、酚类、酚醚等）和含硫、磷、砷等原子的化合物以及杂环化合物。单纯的碳氢化合物极少具有怡人的香味。

② 碳链结构：香料分子中碳原子数目、双键数量、支链、碳链结构等对香气均产生影响。不饱和化合物的香气常比饱和化合物强；双键能增大香气强度，三键的增强能力更大，甚至产生刺激性。例如，丙醇香味平淡，丙烯醇香味强烈，苯丙醛具有刺激性香味。一般来说，香料分子中碳原子数在10～15时，香味最强。醇类香料碳原子数在1～3时具有轻快的醇香，4～6时有麻醉性气味，7以上时有芳香味，10以上时气味渐减以至无味。脂肪酸类香料中，小分子者气味明显，碳原子16个以上者气味一般不明显。羧基化合物香料多具有较强的气味。低级脂肪醛香料有刺鼻气味，但随着碳原子数增加，刺激性减弱而逐渐产生愉快的香气，尤其是8～12碳原子的饱和醛，在高倍稀释下有良好的香气。

③ 取代基位置对香气的影响：取代基位置对香气的影响很大，尤其是在芳香族化合物中这种影响更大。例如，香兰素是香兰气味，而异香兰素是大茴香味。

④ 原子空间排布对香气的影响：同一种化合物，不同的同分异构体，往往气味也不同。例如，顺式结构的香叶醇比反式结构的橙花醇要香得多。

影响香气的因素还有很多。结构相似的一些化合物，其香气不一定相似；结构不同的一些化合物，还可能有相似的香气。因此，一些化合物能发香，并不单纯地取决于发香基团和结构等因素，还可能有其他原因。

（2）香料的分类　按照用途，将食用香料（有时称为香精）分成以下几类：①酒用香精：如曲酒香精、黄酒香精、浓香型白酒香精、清香型白酒香精、窖香型白酒香精、米香型白酒香精、酱香型白酒香精、高粱酒香精、加饭酒香精等。②肉用香精：如鸡肉香精、牛肉香精、猪肉汁香精、猪肉香粉精等。③奶类香精：如纯牛奶香精、豆奶香精、酸奶香精、杏仁奶香精、花生奶香精、可可奶香精等。④饮料香精：如茴香香精、姜汁香精、酱油、芝麻油香精、甜橙多香精、葱油汁香精、大蒜汁香精等。

食品调味剂的一般组成为：调味剂＝香气物质（头香＋体香＋尾香）＋味觉物质（甜、酸、咸等）＋辅助成分（载体＋辅助剂）。

五、食品结构改良剂

结构改良类食品添加剂是指改善食品的组织形态、质地外观、稳定结构等的物质，包括乳化剂、增稠剂、稳定凝固剂、膨松剂、面粉处理剂、消泡剂、抗结块剂、水分保持剂、胶基糖果中基础剂等。

1. 乳化剂

食品乳化剂（emulsifiers）是指能改善乳化体中各种构成相之间的表面张力，形成均匀分散体或乳化体的物质，可显著降低油、水两相的界面张力，使互不相溶的油（疏水性物质）和水形成稳定的乳浊液或乳化体系。

从化学结构上讲，乳化剂是一类具有亲水基团和疏水基团的表面活性剂。这两种基团分别处于分子的两端，形成不对称的结构。例如，最常用的单硬脂酸甘油酯有两个亲水的羟基和一个亲油的十八碳烷基。这两类基团能分别被吸附在油和水两种相互排斥的相面上，形成薄分子层，降低了两相的界面张力，使原来互不相溶的物质得以均匀混合，形成均质状态的分散体系。乳化剂是食品加工中应用范围最广、用量最多的食品添加剂。

乳化剂的主要作用如下：①降低两相间的界面张力，增大两相的接触面积，促进乳化液的微粒化。②通过离子性乳化剂在两界面上的配位，增加分散相液滴的电荷，加强其相互排斥，阻止液滴的合并。③在分散相的外围形成亲水型（O/W）或亲油型（W/O）的吸附层，防止液滴的合并。

食品乳化剂须具备以下的条件：①无毒、无味、无色；②可显著降低表面张力；③可很快吸附在界面上，形成稳定的膜；④不发生化学变化；⑤亲水基和憎水基之间保持平衡，可稳定乳化液。

据统计，用于食品加工的乳化剂大约有 65 种。GB 2760—2011 允许使用 30 余种，主要有以下两类。

（1）离子型乳化剂　乳化剂溶于水时，能离解成离子的，被称为离子型乳化剂。乳化剂溶于水后如果离解成一个较小的阳离子和一个较大的包括烃基的阴离子基团，且起作用的是阴离子基团，就称为阴离子型乳化剂，常用的阴离子型乳化剂有烷基羧酸盐、磷酸盐等。乳化剂溶于水后如果离解生成的是较小的阴离子和一个较大的阳离子基团，且发挥作用的是阳离子基团，则称为阳离子型乳化剂。两性乳化剂分子也是由亲油的非极性部分和亲水的极性部分构成的，不同的是亲水的极性部分既包含阴离子也包含阳离子。常用的两性乳化剂包括卵磷脂等。

（2）非离子型乳化剂　非离子型乳化剂溶于水时不电离，疏水基和亲水基在同一分子上，分别起到亲油和亲水的作用。大多数食品乳化剂都属于非离子型乳化剂。

乳化剂在食品加工中的应用实例如下。

① 乳化剂在焙烤食品与淀粉制品中的应用：乳化剂能增加面团孔，促进充气，提高发泡性，增大焙烤食品的体积，因而蓬松柔软。乳化剂能使糕点中的脂肪均匀分散，防止油脂渗出，改善口感，提高脆性。乳化剂的用量一般为 0.3%～1.0%。

② 乳化剂在冰淇淋中的应用：乳化剂能促进冰淇淋乳化，缩短搅拌时间，利于充气和稳定泡沫，减轻相对密度，改善热稳定性，从而得到疏松、保形性好、表面光滑的冰淇淋产品。乳化剂用量为 0.2%～0.5%。

③ 乳化剂在人造奶油中的应用：乳化剂可使人造奶油中的油、水相溶，提高乳液的稳定性。乳化剂用量为 0.1%～0.5%。

④ 乳化剂在巧克力中的应用：乳化剂能增强巧克力颗粒间的摩擦力和流动性，降低黏度，促进脂肪分散，防止起霜，增大热稳定性，提高产品的表面光滑度。

⑤ 乳化剂在糖果中的应用：乳化剂可使脂肪均匀分散，增强糖膏的流动性，易于切开和分离，降低黏度，改善口感。

⑥ 乳化剂在口香糖中的应用：乳化剂有助于提高基料的混合均匀性，改善可塑性，增强风味。一般油包水型乳化剂的效果更佳。乳化剂用量为0.5%～1.0%。

2. 食品增稠剂

食品增稠剂是指能溶解于水，并将食品充分水化形成黏稠溶液或胶冻的大分子物质，又称食品胶。食品增稠剂在食品加工中可起到增强稠性、黏度、黏附力、凝胶形成能力、硬度、脆性、紧密度，稳定乳化悬浊液等作用。增稠剂应具备以下条件：在水中有一定的溶解度；在水中溶胀，在一定温度范围内能迅速溶解、分散或糊化；在一定条件下能形成凝胶和薄膜。

迄今为止，被用于食品的增稠剂有40余种。根据来源，可将增稠剂分为天然和合成两大类。天然的增稠剂又被分为动物源性、植物源性、微生物源性等几类，即动物源性增稠剂（明胶、酪蛋白酸钠、甲壳质、壳聚糖等）、植物源性增稠剂（种子类胶、树脂类胶、植物提取胶与海藻类胶等）、微生物源性增稠剂（黄原胶、结冷胶、凝结多糖、气单孢菌属胶、半知菌胶、菌核胶等）和其他增稠剂（羧甲基纤维素钠、海藻酸丙二醇酯、变性淀粉、酶水解瓜尔豆胶、酶处理淀粉、低聚葡萄糖胺等）。种子类胶包括瓜尔豆胶、刺槐豆胶、罗望子胶、亚麻子胶、决明子胶、沙蒿胶、车前子胶、田菁胶。树脂类胶包括阿拉伯胶、桃胶、刺梧桐胶、印度树胶。植物提取胶包括果胶、魔芋胶、黄蜀葵胶、阿拉伯半乳糖精、非洲芦荟提取物、微晶纤维素、秋葵根胶等。海藻类胶包括琼脂、卡拉胶、海燕酸、红藻胶。

食品增稠剂主要起如下几方面的作用。①增稠、分散和稳定作用：食用增稠剂都是水溶性高分子，溶于水后有很大的黏度，使体系具有稠厚性。体系黏度增大后，体系中的分散相不易聚集和凝聚，因而可使体系稳定。增稠剂大多有表面活性，可吸附于分散相的表面，因而具有一定的亲水性而易于在水体系中分散。增稠剂可增加泡沫量以及泡沫的稳定性，如啤酒泡沫及瓶壁产生“连鬓”均是使用了增稠剂的缘故。②胶凝作用：有些增稠剂，如明胶、琼脂等溶液，在温热条件下为黏稠流体。当温度降低时，溶液分子连接成网状结构，溶剂和其他分散介质全部被包含在网状结构中，整个体系形成不流动的半固体，即凝胶。很多食品如果冻、奶冻等的加工都利用了增稠剂的这个作用。有些离子性的水溶性高分子，如海藻酸钠，在有高价离子的存在下可形成凝胶，而与浊度无关，这对于加工很多特色食品有益。③凝聚澄清作用：增稠剂是高分子物质，在一定条件下，可同时吸附于多个分散介质体上使其凝聚，从而得到净化。例如，在果汁中加入少量明胶，就可得到澄清的果汁。④保水作用：持水性增稠剂都是亲水性高分子，本身有较强的吸水性，将其加入食品后，可使食品保持一定的含水量，从而使食品保持良好的口感。⑤控制结晶：增稠剂可赋予食品以较大的黏度，从而使体系不易结晶或使结晶细小。⑥成膜、保鲜作用：增稠剂可在食品表面形成一层保护性薄膜，从而保护食品不受氧气、微生物的作用。增稠剂与表面活性剂联用，可保鲜水果、蔬菜等。

3. 食品稳定剂

稳定和凝固剂是指使食品结构稳定或使食品组织结构不变，增强黏性固形物的一类食品添加剂。其作用通常是使食品中的果胶、蛋白质等溶胶凝固成不溶性凝胶状，从而使食品形态固化、减弱或消除食品的流动性、改善食品的口感和外形等。稳定和凝固剂的分子中多含有钙盐、镁盐或带多电荷的离子团。例如，这种添加剂可改变蛋白质胶体溶液中的夹电层，使悬浊液形成凝胶或沉淀。有些稳定和凝固剂如乳酸钙、氯化钙等钙盐，在溶液中可与水溶性的果胶结合，生成难溶的果胶酸钙。葡萄酸内酯可在水解过程与蛋白质胶体发生反应，形成稳定的凝胶聚合体。

按用途，可将稳定和凝固剂细分为以下 6 类。①凝固剂：包括钙盐凝固剂（石膏和氯化钙)、镁盐凝固剂（盐卤和卤片）和酸内酯凝固剂（葡萄糖酸-δ-内酯）。其主要作用是使豆浆凝固为不溶性凝胶状的豆腐，被分别俗称为嫩豆腐（石膏豆腐)、老豆腐（盐卤豆腐）和内酯豆腐。②果蔬硬化剂：包括氯化钙等钙盐，主要作用是钙离子与果蔬中的可溶性果胶酸反应生成不溶性果胶酸钙，从而保持果蔬加工制品的脆度和硬度。③螯合剂：EDTA 和葡萄糖酸-δ-内酯等作为螯合剂，被用于消除易引起氧化作用的金属游离离子，以提高食品的稳定性。④罐头除氧剂：主要是指柠檬酸亚锡二钠，被用于蘑菇等果蔬罐头中，能逐渐与罐中的残留氧气发生作用，Sn^{2+} 被氧化成 Sn^{4+}，可保护食品色泽、抗氧化、防腐蚀，不影响罐头的风味。⑤保湿剂：丙二醇可被允许用作食品的有机溶剂，能增强糕点等的柔软性、光泽和保水性。⑥澄清剂：不溶性聚乙烯吡咯烷酮作为啤酒、果酒等的澄清剂，能对后者的质量有稳定和提高的作用。

我国允许使用的稳定剂和凝固剂有硫酸钙（石膏）、氯化钙、氯化镁（盐卤，卤片）、丙二醇、乙二胺四乙酸二钠、柠檬酸亚锡二钠、葡萄糖酸-δ-内酯、不溶性聚乙烯吡咯烷酮等。

（1）*氯化钙*　作用主要是使可溶性果胶凝固成不溶性凝胶状果胶酸钙，保持果蔬制品如番茄等的脆度和硬度，并有护色效果。氯化钙也可被用作生产豆制品的凝固剂。当然，钙还是人体内重要的营养物质。

GB 2760—2011 规定，氯化钙被用于稀奶油、豆类制品时，按需要适量使用；被用于饮用水（调制水）时，其最大用量为 0.1g/L（以钙计，36mg/L）。被用于制作乳酪，用量可达 0.02%。实际生产中，氯化钙一般不被用作豆腐的凝固剂。

（2）*硫酸钙*　GB 2760—2011 规定，硫酸钙（石膏）可作为食品的稳定剂和凝固剂、增稠剂、酸度调节剂。例如，生产豆制品时，在熟豆浆中加入石膏可使大豆蛋白质变性凝固，此过程被称为点浆。硫酸钙还可被用作酒的风味增强剂、面团调节剂、酿造用水的硬化剂等。但是，过量使用，会使食品产生苦味。

（3）*葡萄糖酸-δ-内酯*　GB 2760—2011 规定，葡萄糖酸-δ-内酯可作为食品添加剂，如膨松剂、酸味剂、螯合剂和 pH 调节剂等，主要被用作凝固剂。生产豆腐时，用葡萄糖酸-δ-内酯作凝固剂，其产品质地细腻、滑嫩可口，保水性与防腐性好，保存期长，一般在夏季放置 2～3 天不变质。作为酸味剂，葡萄糖酸-δ-内酯可被用于果汁饮料和果冻；作为螯合剂，可被用于葡萄汁或果酒，能防止生成酒石；被用于奶制品，可防止生成乳石；被用于啤酒，可防止产生啤酒石。葡萄糖酸-δ-内酯在水中可离解生成葡萄糖酸，能使蛋白质凝结而形成蛋白质凝胶，其效果优于硫酸钙、氯化钙、盐卤和卤片。它可保持肉品的弹性，并有光泽，对霉菌和部分细菌也有抑制作用。

4. 消泡剂

消泡剂是指在食品加工过程中降低食品表面张力，消除或减少泡沫的物质。有些食品含有的表面活性物质，如磷脂、皂苷、蛋白质等，在搅拌、发酵、煮沸或浓缩过程中会产生大量的泡沫；罐头、饮料（特别是蛋白质含量多的食品）、调味品、啤酒、味精等发酵食品在生产过程中也会产生大量的泡沫，既影响生产进程，又影响产品的质量。因此，有必要使用消泡剂。

消泡剂属于一类分子量较大的表面活性剂，多为非离子型，一般可被分为水溶性消泡剂（如含羟基的醇类或甘油类）和非水溶性消泡剂（以疏水基为主体）两类，还可被分为破泡剂和抑泡剂两类。破泡剂是指被直接加到泡沫上使泡沫破灭的添加剂，如低级醇、山梨糖醇酐脂肪酸酯、聚氧乙烯山梨糖醇酐脂肪酸酯、天然油脂等。抑泡剂是指在发泡前预先加入以阻止发泡的添加剂，如聚醚与有机硅等。

消泡剂须具备下列条件：食品安全性；具有比被加液体更低的表面张力；易于分散在被加液体中；在被加液体中的溶解度很低；具有化学惰性；无残留物或气体。

CB 2760—2011 准许使用的消泡剂有：乳化硅油、高碳酸脂肪酸酯复合物、聚氧丙烯氧化烯甘油醚、聚氧乙烯聚氧丙烯聚戊醇醚、聚氧乙烯聚氧丙醇胺醚、聚氧丙烯甘油醚、聚氧丙烯氧化乙烯甘油醚、聚二甲基硅氧烷等。

泡沫是液体薄膜或固体薄膜隔离开的气泡聚集体。泡沫很不稳定，在一定的条件下经过气泡的再分布，膜壁厚度下降而导致膜的破裂。消泡剂以微粉的形式渗入到两气泡之间的液膜中，捕获泡沫表面的憎水链而形成很薄的双分子膜层，再经扩散。由于消泡剂的表面张力很低，使局部泡沫膜的表面张力下降，局部膜壁逐渐变薄，被周围表面张力大的膜层牵拉，从而导致泡沫破裂。

5. 膨松剂

膨松剂是指能使食品形成多孔组织，从而使食品膨松、柔软或酥脆的物质，又被称为疏松剂、膨胀剂、发粉。膨松剂的化学组成主要是碳酸盐类物质，如碳酸氢钠和碳酸氢铵等。膨松剂主要被用于焙烤食品的生产，它不仅可提高食品的感官质量，而且有利于食物的消化。

膨松剂一般可被分为碱性膨松剂、酸性膨松剂、复合膨松剂和生物膨松剂。前三者为化学性膨松剂，主要是碳酸盐、磷酸盐、铵盐和矾类及其复合物。碱性膨松剂也被称为“膨松盐”，主要是碳酸盐和碳酸氢盐。复合膨松剂一般由碳酸盐、酸性盐或有机酸、辅助剂三部分组成。生物膨松剂主要是指以各种形态存在的优质酵母。酵母发酵时具有膨松剂的特点。

碱性膨松剂因加热而分解、中和或发酵，产生大量气体，使食品内部形成多孔组织而体积增大。例如，面包具有海绵状多孔组织，体积比面团增大 2～3 倍。复合膨松剂则在碱性膨松剂的基础上，利用酸性盐以及有机酸、辅助剂等来控制产气速度以及使气体均匀产生等。

多孔的食品具有松软、酥脆的质感。消费者感到其可口，易嚼，唾液可很快渗入食品组织中，带出可溶性物质，很快尝出食物的风味。膨松食物进入胃中，就如海绵吸水一样，使各种消化液快速、畅通地进入食物组织，因而使食物易被消化。

膨松剂除了安全性好、价格较低等要求外，还应具备以下条件：产气多；在冷面团产气慢，而加热时能均匀产生大量气体；不影响食品的风味；贮存方便，不易分解损失。我国允许使用的膨松剂有碳酸氢钠（钾）、碳酸氢铵、轻质碳酸钙（碳酸钙）、硫酸铝钾（钾明矾）、硫酸铝铵（铵明矾）、磷酸氢钙、酒石酸氢钾等。

六、其他食品添加剂

酶制剂是指从生物（包括动物、植物、微生物）中提取的具有催化作用的物质。我国允许使用的酶制剂有：木瓜蛋白酶（由未成熟的木瓜胶乳中提取）、微生物源性蛋白酶（由米曲霉、枯草芽孢杆菌等发酵制得）、α-淀粉酶（多源于枯草芽孢杆菌）、糖化型淀粉酶（源于黑曲霉、根霉、红曲霉等）、果胶酶（源于黑曲霉、米曲霉、黄曲霉等）。酶制剂的作用主要是提高食品的加工速度，提高食品的消化率。

营养强化剂是指为了补充食品中的营养成分而加到食品中的添加剂，主要包括维生素类

（如维生素 A、维生素 D、维生素 E、维生素 B_1、维生素 B_2、烟酸、叶酸、维生素 C 等）、氨基酸类（如赖氨酸、蛋氨酸、牛磺酸等）、矿物质类（钙、铁、锌、碘、硒等）与脂肪酸类（如 γ-亚麻酸、亚油酸等）。

（任大喜，汪海峰）

第十三章 食品安全

“民以食为天，食以安为先。”《中华人民共和国食品安全法》要求，安全的食品须是无毒无害、符合营养要求的食品，不能对人体造成任何急性、亚急性或者慢性的危害。食品中可能存在天然或被污染的有害因子，因此会对人体造成伤害。保障人类身体健康，举措之一是确保食品安全。

影响食品安全的因素很多，包括食品源性有毒有害因子（如大豆中的胰蛋白酶抑制因子等抗营养因子，马铃薯中的龙葵素，高粱中的单宁等）和非食品源性有毒有害物质（如霉菌毒素、农药、抗生素、重金属等）。前者已在相应章节作了介绍，这里简述后者。

一、食品细菌污染及其控制

从国家卫生健康委员会发布的食品中毒事件报告中可知，2015 年，我国由微生物引起的食物中毒人数较多，占食物中毒总人数的 53.7%。据统计，引起细菌性食物中毒的罪魁祸首主要是沙门菌、副溶血性弧菌、金黄色葡萄球菌及其肠毒素、蜡样芽孢杆菌、大肠埃希菌、肉毒梭菌及其毒素、志贺菌、变形杆菌等。

沙门菌在人和动物中广泛传播。肉、蛋、乳、鱼、虾及其制品可能带有沙门菌；患沙门菌病的动物或携带者与食品接触，是污染食品的另一来源；食品加工人员若染有沙门菌，也会污染食品。沙门菌在食品中大量繁殖，通过食品进入人的肠道继续繁殖，产生毒素，引起肠炎和腹泻。

大肠杆菌主要来源于粪便。食品中检出大肠杆菌，说明食品可能被粪便等污染过。大肠杆菌通常是食品细菌学指标检测的指示菌。

副溶血性弧菌广泛生存于近岸海水和鱼贝类食品中，温热地带较多。海产品中副溶血性弧菌的携带率高，以墨鱼、虾、贝类最多见，其次为盐渍食品和肉类、家禽和咸菜。副溶血性弧菌性食物中毒多发于夏、秋季，沿海地区多发，是我国沿海地区夏季常见的食物中毒。

金黄色葡萄球菌是一种较强的致病菌，产生的肠毒素能使人致病。引起金黄色葡萄球菌毒素中毒的食物有乳、肉、蛋、鱼及其制品，在我国主要是乳及其制品、含乳糕点、荷包蛋、糯米凉糕、凉粉、剩饭等。

在我国，引起肉毒杆菌中毒的食品主要是家庭自制的发酵食品，如臭豆腐、豆豉、豆酱、面酱等，也见于肉类和其他食品，如罐头食品、腊肉、熟肉等。肉毒杆菌是一种致命菌，在繁殖过程中产生肉毒毒素，该毒素可抑制胆碱能神经末梢释放乙酰胆碱，导致肌肉松弛型麻痹。人食入该毒素后，神经系统遭到破坏，出现眼睑下垂、复视、斜视、吞咽困难、头晕、呼吸困难和肌肉乏力等症状，严重者可因呼吸麻痹而死亡。

食品在生产、加工、储存和运输等过程中都有可能染上细菌及其毒素。因此，食品生产企业应将生原料存放和处理的区域，与加工后的成品、半成品存放的清洁区域严格隔离；食品原料的处理者与产品的加工者应是不同的人员，分开作业；办公区和作业区分开；限制外来者的进入；原材料与半成品、成品的生产设备、器材分开专用；防止蝇、蟑螂等害虫，鼠、犬、猫、鸟类等动物的侵入；定期清扫、消毒环境、设备等。若是发酵食品企业，在发酵食品过程中，要严格筛选菌株，并严格控制发酵工艺条件，这样方能抑制杂菌的生长，使发酵食品中无有害细菌。

二、食品霉菌污染与霉变及其控制

据美国农业科学和技术委员会估计，全世界每年约有25%的农作物被霉菌及其毒素污染（CAST，1989），由此导致的经济损失难以估计。全世界每年平均至少约有2%的粮食因霉变不能食用和饲用，这个绝对数量是十分惊人的。例如，据国际粮农组织报道，1981年，就有900万吨玉米因霉变而不能食用和饲用。

（1）*霉菌增殖与产毒的条件*　植物为霉菌的良好宿主，霉菌通过水和空气传播，与田间作物或储存的食品接触。影响食品感染霉菌及其程度的因素包括食品中的水分、对霉菌的易感性、谷实的完整性以及储存环境的温度、湿度、氧气含量、通风状况等。食品含水量17%以上、环境温度较高（如25℃以上）、空气相对湿度75%以上、空气氧气含量2%以上是霉菌增殖与产毒的适宜条件。

（2）*食品易染的主要霉菌及其毒素*　食品易染曲霉菌（如黄曲霉、杂色曲霉、赭曲霉、烟曲霉、寄生曲霉、构巢曲霉等）、镰刀菌（如禾谷镰刀菌、三线镰刀菌、拟枝孢镰刀菌、梨孢镰刀菌、茄孢镰刀菌等）、青霉菌（如扩展青霉、展青霉、红色青霉、黄绿青霉、岛青霉、圆弧青霉等）。霉菌在代谢过程中产生的毒性代谢物为霉菌毒素。影响食品安全的主要霉菌毒素是黄曲霉毒素、赭曲霉毒素、烟曲霉毒素、T-2毒素、呕吐毒素、玉米赤霉烯酮、镰孢霉毒素、单端孢霉毒素、麦角毒素、杂色曲霉毒素、展青霉毒素、红色青霉毒素、黄绿青霉毒素、岛青霉毒素等。

（3）*霉菌毒素的毒害作用*　霉菌毒素对人体的毒性作用一般包括以下几个方面：①肝毒素——对肝有毒；②肾毒素——对肾有毒；③神经毒素——对神经系统有毒；④生殖毒素——对生殖系统有毒；⑤皮肤毒素——对皮肤有毒。不仅如此，霉菌毒素对人体还可能引起生物学突变作用（如癌变）和致畸作用（如引起胎儿畸形）。霉菌毒素可能影响人体的基础代谢：糖类化合物、脂肪代谢，线粒体功能，以及蛋白质和核酸的生物合成。可能通过以下方式影响：①抑制代谢过程中必需的关键酶；②阻碍蛋白质、DNA和RNA的生物合成；③干扰细胞内分子转移和水解酶的释放；④通过同酶辅助因子作用而降低酶活。霉菌毒素还能降低人体的抗病力，损害免疫机能。下面择其主要的作一简介。

① 黄曲霉毒素：黄曲霉毒素（aflatoxin，AF）是一组剧毒的化学物质，其种类较多，常见的有B_1、B_2、G_1、G_2、B_{2a}、G_{2a}等，其中B_1的含量最多，毒性最大，主要由黄曲霉（*Aspergillus flavus*）、寄生曲霉（*A. parasiticus*）产生。这些曲霉在全世界的空气和土壤中广泛分布，死的和活的动、植物都能感染。在热带和亚热带地区，食品中出现黄曲霉毒素的概率最高。那里的湿热气候为真菌的生长提供了最佳的条件。例如，黄曲霉所需的最佳温度是28～30℃。在很多受污染的农产品中，花生、棉籽和大米、玉米最易被产生黄曲霉毒素的霉菌感染。胡桃、杏仁、榛子、高粱、小麦、黄豆、马铃薯、蛋、乳及其制品，干咸

鱼、辣椒等均有被黄曲霉毒素污染的报道。由于黄曲霉毒素的广泛出现，它对食品安全造成严重的威胁。大量文献报道，黄曲霉毒素可引起肝中毒，也影响全身组织，最终造成人死亡。另外，黄曲霉毒素除作为诱变剂和致癌剂外，还影响免疫系统，引起人体对许多传染病的易感性增强。为了防止黄曲霉毒素对人体的危害，很多国家都规定了食品中黄曲霉毒素的限量标准。

② 赭曲霉毒素：赭曲霉毒素（ochratoxin，OT）是温暖地区最重要的仓储粮食霉菌毒素，主要有赭曲霉毒素 A（OTA）、赭曲霉毒素 B（OTB）、赭曲霉毒素 C（OTC），其毒性大小顺序为：OTA＞OTB＞OTC。在热带和亚热带地区，OTA 主要由曲霉属产生，在温暖地区则主要由青霉属产生，尤其是鲜绿青霉菌（*Penicillium viridicatum*）甚至能在温度为 4℃、小麦含水量为 18.5%的条件下产生 OTA。当达不到上述条件时，霉菌也能生长但不产生毒素。人体内 OTA 主要源于摄入的谷物及其制品。丹麦检测分析了 1431 个小麦、大麦、黑麦、燕麦和小麦麸样本，结果显示 40%的样本被 OTA 污染。在所分析的样品中，小麦麸 OTA 污染程度高于谷实。例如，62%的小麦麸样本被检测到有 OTA，而检测到 OTA 的小麦籽粒样本只有 30%。谷物副产品（特别是小麦麸）中多数霉菌毒素的含量都要高于整粒谷物。OTA 主要毒害肾和肝。OTA 也是致癌性很强的一种毒素。世界卫生组织（1991）建议，每千克谷物及其产品中赭曲霉毒素的最高限量是 5μg。有些国家（包括丹麦和瑞典）也将此值作为法定的最高限量。

③ 镰孢菌类毒素：镰孢菌属产生的毒素种类较多，统称为镰孢菌类毒素（镰刀菌类毒素），主要有 T-2 毒素、呕吐毒素（deoxynivalenol，DON）、玉米赤霉烯酮（zearalenone，ZEN）、镰孢霉毒素（fumonisin，FB）、串珠镰孢霉毒素（moniliformine，MON）、蛇形霉毒素（diacetoxyscirpenol，DAS）、丁烯酸内酯（butenolide）等。T-2 毒素能引起胃、肠炎症、组织器官广泛性出血。所有谷物中几乎都有 DON，似乎在小麦中最常见。ZEN 主要是在玉米中被发现的一种霉菌（镰刀菌）毒素，其主要作用类似于雌激素。据试验观察，它能引起猪的繁殖问题。饲粮中 ZEN 浓度为 1mg/kg 就能产生有害作用。FB 是在南非被发现的一组霉菌毒素，由镰刀菌属的串珠镰刀菌（*Fusarium moniliforme*）等产生。一般认为，FB 无处不在，特别是在玉米及其制品中。FBb_1 毒性最大，马对其最敏感。FB 对马有严重的毒害作用，如马属动物发生脑白质软化症和猪发生肺水肿。MON 可引起马脑白质软化症。丁烯酸内酯能引起牛发生烂蹄病。

④ 麦角毒素：麦角毒素（ergotoxine）主要由麦角菌（*Claviceps purpurea*）、烟曲霉菌（*Aspergillus fumigatus*）等真菌产生。这些真菌主要侵害黑麦、燕麦、大麦、小麦等。麦角毒素可抑制中枢神经系统，引起小动脉血管收缩，导致血栓。它对胃肠道黏膜也有强烈的刺激作用。

⑤ 甘薯黑斑霉毒素：甘薯黑斑病是由甘薯长喙壳菌（*Ceratocystis fimbriata*）与茄病镰孢菌（*F. solani*）侵害甘薯引起的。薯块病变部位有黑斑，内含甘薯黑斑霉毒素，味苦。人食入黑斑病甘薯后，可发生中毒，表现为心跳加快，呼吸困难，气喘，肺气肿等，最后多因窒息而死亡。

（4）食品霉菌及其毒素的控制措施　对食品霉菌污染的预防措施已在相关章节作了介绍，这里仅简述食品霉菌毒素的脱除方法。

① 剔除霉块或霉粒：霉菌毒素主要集中于霉坏、变色的部分，若将这个部分除去，则食品中的霉菌毒素大大减少。一般多用手工将其挑除。

② 除“皮”：霉菌毒素多集中于籽实的种皮颗粒的外表面，除皮可除去食品中大部分的

霉菌毒素。

③ 水洗：多次用清水搅拌、漂洗食品，滤除漂洗液，也可减少食品中大部分的霉菌毒素。

④ 化学法脱毒：可用氨水等化学制剂浸泡食品，通过过滤、挥发除去化学制剂等废液，可减少食品中的霉菌毒素。

当然，为了确保人体健康，不宜食用可能霉变的食品。

三、食品寄生虫污染及其控制

寄生虫污染食品的途径主要有：寄生虫及其虫卵直接污染食品；感染寄生虫的人和动物通过粪便排出成虫或虫卵，先污染了环境，然后再污染食品。人摄入了被寄生虫或虫卵污染的肉类、水产品、水生植物、蔬菜等食品后，就可能感染寄生虫病。畜产品中常见的寄生虫有猪肉绦虫、旋毛形线虫、肝片形吸虫、弓形虫、牛肉绦虫、曼氏迭宫绦虫等；水产品中常见的寄生虫有华支睾吸虫、并殖吸虫、棘颚口线虫、异尖线虫、广州管圆线虫、姜片吸虫等。

近些年来，食源性寄生虫病成为我国新的“富贵病”，是影响我国食品安全的主要因素之一，该病与人们生食或半生食的饮食习惯以及不注意卫生密切相关。

寄生虫污染食品的途径如下：肉用动物患有寄生虫病；食品遭到寄生虫卵的污染；生食品或食品熟度不够等。

控制食源性寄生虫病的措施如下：充分熟化处理肉类食品；不要生食或半生食水产品；不能把熟化后的食品直接放在存放过生食品（尤其是生的动物源性食品）的盘中；不要食用可能被污染的食品。

四、食品中农药的残留及其控制

据统计，目前世界各国生产和使用的农药品种有500多种，分为杀虫剂（如有机氯杀虫剂、有机磷杀虫剂、氨基甲酸酯类杀虫剂、拟除虫菊酯类杀虫剂等）、杀菌剂（有机硫杀菌剂、有机汞杀菌剂、有机砷杀菌剂等）和除草剂，年产量达400万吨左右。大量农药的使用，造成农药在农作物中的大量残留。据研究，有机氯杀虫剂，如DDT、*r*-BHC、硫丹等可在脂肪组织中大量沉积。人食入农药残留的食品，可引起慢性中毒甚至急性中毒。据报道，农作物外皮、外壳与根茎部的农药残留量远比可食部位高，而这些部位作为副产品又是动物饲料的主要来源之一。由于生物富集，农药通过饲料、动物源性产品（肉、蛋、奶等）食物链而危害人类健康。

2016年，我国颁布了最新一版《食品安全国家标准　食品中农药最大残留限量》（GB 2763—2016）标准。食品中的农药残留量应符合该标准。但是，我国对于饲料中农药残留的限量标准很少，仅对六六六、DDT/DDE/TDE进行了规定。此外，美国还对艾氏剂（和狄氏剂）、氯丹和七氯规定了限量。欧盟除了以上提到的5类外，还对可可碱、黑麦角碱、毒杀芬、硫丹、异狄氏剂、六氯苯、正己烷（Alpha，Beta，Gamma）、三氯杀螨醇、二溴化乙烯和林丹进行了分类细致的规定。

控制食品中农药残留的基本措施是：①选育抗病虫害的食用和饲用作物；②在食用和饲用作物种植以及收获后的储存期间少用甚至不用农药；③开发使用无残留或残留量少的农药；④对农药残留量多的食品进行脱毒。

五、动物源性食品药物残留及其控制

动物源性食品（肉、蛋、奶等）中各种有毒有害物质的残留或污染是全社会关注的食品安全问题。这里所说的有毒有害物质的残留主要是指各种兽药和饲料药物添加剂的残留。

控制动物源性食品药物残留的举措是：从畜牧及饲料管理部门来说，一方面要制定、健全和完善相关的政策、法规和管理条例，并对其与时俱进地修改；另一方面要增强对企业饲料用药和兽医用药监管的力度。从企业来说，在严格遵守现行政策、法规和管理条例的前提下，对动物必要的免疫工作要做好。动物生产过程中非得用药的，饲料生产者和兽医协商解决，避免重复和滥用药物，真正做到规范用药。

2016年，我国对动物源性食品（肉、蛋、奶等）中一些有毒有害物质含量，制定或修订了一系列的限制标准。

六、食品重金属污染及其控制

重金属是指自然环境中存在的相对密度大于5的金属，约有45种，如铜、铅、锌、铁、钴、镍、锰、镉、汞、钨、钼、金和银等。环境中有80余种金属元素可通过食物、饮水被人食入以及通过呼吸道和皮肤等途径进入人体。在环境污染、食品卫生与安全方面所说的重金属主要是指汞、镉、铅、铬以及类金属砷等生物毒性大的重金属。重金属不能被降解，相反，却能通过食物链的放大作用，特别是通过水生物，成百上千倍地富集，最后进入人体。进入人体的重金属，不仅其本身有害，而且还可能转化为毒性更强的金属化合物。重金属化合物在人体内不易分解、半衰期较长（如甲基汞在人体内的半衰期为70天、铅为1460天）、有蓄积性，严重危害健康。一般认为，重金属的中毒方式是重金属离子与蛋白质分子中的巯基、羧基、氨基和咪唑基等形成重金属配合物，产生使酶阻断或使膜变形等生理毒害作用，引起急性或慢性中毒反应，还可能有致畸、致癌和致突变作用。

重金属污染食品的途径主要有：①自然环境中重金属本底值大。生物体内的元素含量与其所生存的大气、土壤和水环境中相应元素的含量成正相关。②农药、化肥、饲料和工业“三废”对食品的污染。种植业上，施用含重金属的农药和化肥等对食品的污染。养殖业上，饲料产品中铜、铁、锌等超量使用，可能使动物源性食品中的相应元素超标。例如，当饲料中添加铜100～125mg/kg时，猪肝铜含量上升2～3倍，添加250mg/kg时升高10倍，添加500mg/kg时，肝铜水平达到1500mg/kg。人食用这种猪肝后，出现血红蛋白降低和黄疸等中毒症状。未经处理的工业废水、废气、废渣以及汽车尾气的排放，是汞、铜、铅、砷等重金属元素及其化合物对食品污染的又一途径。③加工、贮存环节，重金属对食品的污染。食品在加工、贮存、运输等各环节都可能与重金属紧密接触，如加工机械、管道、容器、包装材料等与食品摩擦接触，会造成微量的金属元素掺入食品中，使食品受到污染。

预防重金属污染食品的措施是：加强环境保护，严格按照环境标准执行工业废气、废水、废渣的处理和排放；加强污水处理，定期检测大气、土壤、水体中的重金属含量，避免有毒金属元素污染农田、水源和食品；控制饲料产品中的重金属含量，减少重金属对动物源性食品的污染。

七、食品添加剂的安全性

食品添加剂共有23类，2000多种，其中香料就有1000多种。应该说，营养性食品添加剂（如氨基酸、维生素和微量元素等）如果被合理应用（例如，用量不是较大幅度地超过人体的营养需要量），那么一般就不会出现食品安全问题。

非营养性食品添加剂的安全性不能一概而论，要视具体的食品添加剂而定。许多天然的非营养性食品添加剂，如天然的类胡萝卜素（作为增色剂）、卵磷脂（作为乳化剂）、蔗糖

(作为甜味剂)、甘露醇(作为甜味剂)、天然的辣椒素(capsaicin)(作为辣味剂)、天然大蒜油(作为香味剂)等,只要被合理应用,就不会出现食品安全问题。必须强调,绝对不是天然的食品添加剂都是安全的。同理,人工合成的非营养性食品添加剂,并非都是不安全的。

更需要说明的是,被长期使用的食品添加剂,不等于是安全的食品添加剂。被允许使用的食品添加剂在安全限量值以下,长期食用,仍然可能有安全隐患!

八、食品的物理性污染

食品在生产、加工、贮存、运输过程中,往往会被混入某些异物,如混入籽粒中的玻璃、铁丝、铁钉、碎石等,混入水产品中的鱼钩、铅块等,食品加工设备脱落的金属碎片,肉品中遗留的碎骨和鱼片中遗留的鱼刺等。

放射性物质对食品的污染是人们目前关注的问题之一。实际上,天然放射性物质在自然界分布很广,存在于矿石、土壤、天然水、大气与动植物组织中,特别是鱼类、贝类等水产品对某些放射性物质有很强的富集作用,使得食品中的放射性物质含量可能超过周围环境。食品中的放射性物质高于自然界存在的放射性物质时,就说明食品被放射性物质污染。引起人类食源性的放射性病原物主要源于放射性物质的开采、冶炼、国防,以及放射性核素在生产和试验过程中产生的废弃物不合理的排放和意外事故造成的泄漏等。例如,2011 年 3 月,日本福岛核电泄漏,导致福岛县及其邻近地区的一些食品受到放射性物质的污染。半衰期较长的放射性核素碘 131、锶 90、锶 89、铯 137 是可能污染食品的放射性核素。放射性物质通过环境向水生物体转移,向作物转移,再通过食物链向陆上动物乃至人体转移,从而损害人体健康。

辐照(irradiation)技术在食品保存过程中的应用,也可能造成食品的放射性物质污染。该技术是用^{60}Co、^{137}Cs产生的γ射线、电子加速器产生的低于 10MeV 电子束或 X 射线照射食品以期保存食品。辐照可对鲜肉及其制品、水产品、蛋品、粮食、水果、蔬菜、调味料、饲料等进行杀菌、杀虫、抑制发芽、延迟后熟等。食品的辐照保藏技术有许多优点,如无药物残留;可在常温下进行,不致食品温度升高,因而可保持食品原有的色、香、味。但是,随着食品的辐照保存技术的逐渐广泛应用,辐照食品的安全性不容忽视。

九、食品中其他有害因子的污染

食品被污染的其他有害因子可能很多,这里仅对毒害作用大的因子作简要介绍。

(1) 二噁英的污染 二噁英是多氯二苯并二噁英和多氯二苯并呋喃两类化合物的总称,来源于有机物的不完全燃烧。二噁英的化学性质稳定,不溶于水,不易分解,进入人体后几乎不被排泄而沉积于肝脏和脂肪组织中。二噁英属于剧毒物质,其致癌毒性比黄曲霉毒素高 10 倍。其中,2、3、7、8 位上均被氯原子取代的二噁英毒性最强,比氰化钾高 1000 多倍。二噁英进入人体后,改变 DNA 的正常结构,破坏基因的功能,导致畸形和癌变,扰乱内分泌功能,损伤免疫机能,降低生殖力,影响智力发育。二噁英引起人患"氯痤疮"的最低剂量为 824μg/kg 脂肪,致肝癌剂量为 10μg/kg 体重,致死剂量为 4000~6000μg/kg 体重。鱼、肉、蛋、奶及其制品均易受到二噁英的污染。1999 年,比利时有 746 家养猪场、440 家养鸡场和 390 家养牛场使用了被二噁英污染的饲料,其畜、禽制品中二噁英的含量超出 WHO 规定标准的 1500 倍。

(2) 疯牛病 疯牛病是发生在牛身上的进行性中枢神经系统病变,症状与羊瘙痒类似。

疯牛病在英国及其他欧洲国家暴发与传播的主要原因是给牛饲喂了含“疯牛病因子”的肉骨粉。患疯牛病的牛，其脑、脊髓、脑脊液、眼球具有很强的传染性；小肠、背根神经节、骨髓、肺、肝、肾、脾、胎盘、淋巴结也具有传染性。人食用了这些组织或被疯牛病因子污染的其他食物后，通过消化道而感染。

在人类中有一种类似疯牛病的疾病，叫“克雅氏病”（简称 CJD)。该病的自然发病率很低，为百万分之一，患者主要为老龄人（50～70 岁)。患者表现为脑组织受损，痴呆，引起并发症而死亡。1995 年以后，在英国发现了“新变异型克雅氏病”（简称 vCJD)，患者表现出忧郁、不能行走、痴呆，最后死亡。该病的发病率远高于 CJD，且患者年龄分布在从 16 岁到 75 岁的整个年龄段。目前已证实，CJD 与疯牛病的暴发密切相关。

（朱军莉）

第十四章

食欲与进食量的调控

在实际生活中，一些人怕“胖”，通常控制进食量，但因此影响生活质量。另外，还有一些人希望自己“壮”起来，想多吃点，但又食欲欠佳。其实，人体内存在着对食欲与进食量的调控机制。

下丘脑具有复杂的“食欲调节网络”（appetite regulation network），可调节食欲，起着能量稳态的作用。下丘脑腹内侧区的损伤，可引起进食量增加，能耗减少，从而导致肥胖；而下丘脑外侧区的损伤，可引起进食量减少，甚至厌食。下丘脑的“食欲调节网络”是通过多种物质因子（包括食欲促进因子和食欲抑制因子）的作用，从而对进食量进行综合调控。

一、进食量的调控机理

人体对进食量的内在性调控方式包括化学性、物理性和神经-内分泌调控。解释调控进食量的机理有以下几种学说。

（1）*化学稳态学说* 养分被消化管壁的吸收，与养分在血流中的出现，可构成一系列的原始信号。这些信号反过来作用于下丘脑的饱感中枢，使人有饱感。一般认为，血液中许多化学成分，如葡萄糖、游离脂肪酸、肽、氨基酸、维生素和矿物元素等，都可作为化学信号。胰岛素可降低血糖，也能引起饿觉。下丘脑中可能存在“糖感受器”，该感受器易感于糖。人进食后，血糖浓度上升，就激发“糖感受器”兴奋，从而“关闭”食欲。新近认为，动、静脉血中葡萄糖浓度的差异则是有效信号。成年人一般能长期保持相对稳定的体重。脂肪沉积可能就是一种有效的信号，以此调节体重。

（2）*热能量稳态学说* 该学说认为，进食是为了保暖，停食是为了防热。食物在消化和代谢期间产生热，该热量可作为一种信号，人体据此可调节进食量。已研究确认，下丘脑前部存在着热感受器，皮肤表面也有热感受器，它们易感于体热变化。证明热能量稳态学说的具体实例是：大多数种类的动物在寒季进食量增加；在热环境下，其进食量减少。例如，实验动物兔、鼠在环境温度达到37℃时就基本停食；体重68kg以上的猪在环境温度37.8℃时体重反而下降；牛在环境温度37℃时进食量大减，41℃时完全停食。

Adolph在1947年的经典实验证明：当鼠日粮用惰性物料稀释以形成多种能量浓度的日粮时，它能调整采食量以使其能量摄入量保持相对稳定。“为能量而食”（eat for calories）的本能适用于家禽等动物。例如，鸡采食低能日粮时，采食量增加；鸡采食高能日粮时，采食量减少。由此可见，成语“鸟为食亡”并非虚幻之说。

（3）*物理性调控* 这种调控主要通过胃肠道紧张度等来调控进食量。胃肠壁有压力受体，能感受紧张度变化，并将信息通过传入神经传递到饱感中枢，控制进食。如胃的压力增加，可抑制饥饿收缩，并降低食欲。例如，猪空肠水压只要升高几厘米，即可抑制其采食行为。一旦除去水压，采食即可恢复。现已发现，食道、胃、十二指肠等处均有压力受体。

（4）神经-内分泌性调控　已研究证实，食道、胃、小肠（十二指肠）中均存在着牵张感受器。在这些部位充满物料，可增强迷走神经活动，兴奋下丘脑饱感中枢，从而停食。

二、促进进食的神经-内分泌因子

已研究证实，能促进进食的神经-内分泌因子包括神经肽 Y（neuropeptide Y，NPY）、增食素（orexin A，OA；orexin B，OB）、阿片肽、甘丙肽（galanin）、胃动素（motilin）、生长素、胰岛素等。

① NPY 含存于神经细胞内，在绵羊和啮齿类动物中是一种很强的食欲刺激剂。NPY 由 36 个氨基酸分子构成，在下丘脑特定区域起作用，以引起饿觉，从而激发进食。

② 1998 年，英、美科学家合作，在探索能控制摄食的新药实验中，于大鼠下丘脑外侧又发现了与摄食有关的两种神经肽——OA 和 OB。OA 是一个含有 33 个氨基酸残基的肽，N 端为焦谷氨酰的残基，C 端酰氨化，分子量为 3562 道尔顿。人、牛、大鼠、小鼠中的 OA 氨基酸序列都是一致的。OB 是一个含有 28 个氨基酸残基的小肽，分子量为 2937 道尔顿。人和小鼠中的 OB 氨基酸序列有微小的差异。OA 和 OB 主要分布于脑中，给大鼠注射 OA 或 OB，可使其采食量增加数倍。

③ 1974 年，英国人从猪脑中分离得到两种五肽，用生物学分析法证明，这两种小分子肽具有和吗啡相似的生物学效应。研究表明，内源性阿片肽具有非常明显的促进采食的作用，可使已吃饱的动物继续进食。

④ 甘丙肽含 30 个氨基酸残基，主要产生于胰岛内的兴奋性神经末梢，可与阿片肽相互协调而促进摄食；并对胃肠道、尿道平滑肌的收缩，生长激素、肾上腺素和胰岛素的分泌有调节作用。

⑤ 胃动素是由胃肠道分泌的 22 个氨基酸残基组成的一种激素，也是一种脑肠肽，可直接作用于胃、肠平滑肌，使胃有规律的收缩和小肠分节运动，促进胃排空，增强食欲，增加进食量。

三、抑制进食的神经-内分泌因子

业已证明，可抑制进食的神经-内分泌因子有瘦素（leptin）、缩胆囊素（CCK）、胰高血糖素、甲状腺素释放激素（TRH）、生长抑素等。

① 1994 年，Rockefeller 大学的 Zhang 等人利用分子生物学方法，成功克隆了小鼠和人的肥胖基因。该基因主要在白色脂肪细胞中表达，产物是一种由 167 个氨基酸残基组成、分子量 16000 道尔顿的蛋白质激素。因该物质能使动物变瘦，故被命名为“瘦素（leptin）。“leptin”源于希腊字“leptos”，意为“瘦”。瘦素具有降低食欲，提高能量代谢效率，增加能耗，减少脂储，减轻体重等作用。Haalas 等人（1995）给小鼠注射基因重组瘦素，其体重显著下降。每天给小鼠腹腔注射瘦素，4 天后其采食量下降 60%，4 星期后体重下降达 40%。同时，小鼠的活动量增加、代谢加强、血浆胰岛素和血糖水平降低。

② 肽类激素缩胆囊素（CCK）为饱感信号，能影响摄食活动，可使进食量下降。实验表明，从静脉注射胆囊收缩素，可抑制实验动物猪的采食，可使采食量下降 40%，并且抑制效应随剂量的增加而增强。研究表明：全身投给 CCK，可减少多数哺乳动物的采食量

（Miner 等，1992）。

③ 研究表明，胰高血糖素能抑制摄食，外源性胰高血糖素对摄食也有抑制作用。TRH 可短期抑制摄食。生长抑素也能抑制摄食。

综上所述，食欲受多种机制的调控，可用图 14-1 描述。

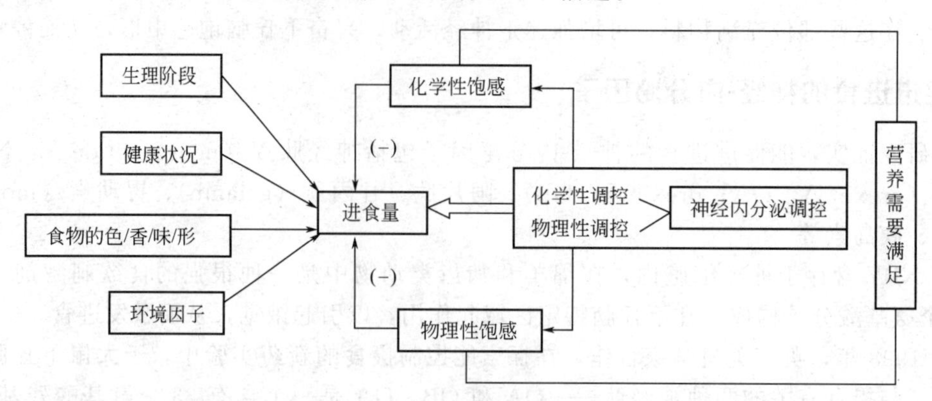

图 14-1　进食量的调控机制

四、保障身体健康的科学进食习惯

① 俗话说，病从口入。人们吃的食物，务必要干净卫生，不含有任何有害微生物和寄生虫（卵），不含有任何有毒有害物质。②人们每天的膳食中养分种类要齐全，养分含量要适宜，且比例要恰当。③保证蛋白质的摄入量。一般地，普通成年人每天对蛋白质的摄入量为每千克体重 1g 左右。④控制糖类化合物的摄入量。淀粉等无氮浸出物在膳食有机营养物质中的比例一般不宜高于 60%。⑤控制脂类的摄入量。一般普通成年人每天对脂类的适宜摄入量为 30～40g，尽量选用富含不饱和脂肪酸的植物油。⑥多吃蔬菜。蔬菜不仅糖分含量少，而且其中的纤维素还能增强饱腹感、加快大肠中有害物质的排出。⑦多喝水。水可加快新陈代谢和脂肪分解，促进体内有害物质的排出，还能增强饱腹感。⑧多运动。运动是多种多样的，选择自己喜欢的运动，运动的环境要空气清新、卫生。

（周　明）

[1] 艾文龙，程楠，韩咏竹. 细胞内铜稳态的分子调控机制研究进展［J］. 安徽医药，2013，17（5）：724-726.

[2] 迟凤琴，徐强，匡恩俊，等. 黑龙江省土壤硒分布及其影响因素研究［J］. 土壤学报，2016，53（5）：1262-1273.

[3] 董淮海，毛传福，陈洁. 十一种食用菌的营养评价［J］. 食药用菌，2011，19（3）：15-16.

[4] 冯晓婷. 维生素 B_{12} 缺乏与相关疾病的关系［J］. 中国实用神经疾病杂志，2014，17（1）：96-99.

[5] 高彦祥. 食品添加剂［M］. 北京：中国轻工业出版社，2011.

[6] 龚君俊，彭景. 肽类消化吸收方式与机制研究进展［J］. 扬州大学烹饪学报，2010，27（1）：43-45.

[7] 郭方，李笑天. 叶酸及多种维生素的补充对妊娠期高血压疾病的预防作用［J］. 中国实用妇科与产科杂志，2014，30（8）：592-596.

[8] 郭琳，陈捷凯，裴端卿. 维生素 C 与表观遗传调控［J］. 科学通报，2014，59：2833-2839.

[9] 顾景范.《2015 年美国膳食指南》简介［J］. 营养学报，2016，38（1）：1-6.

[10] 何宇纳，翟凤英，王志宏，等. 中国居民膳食能量、蛋白质、脂肪的来源构成及变化［J］. 营养学报，2005，27(5)：358-365.

[11] 黄雯，傅远飞，张保卫. 锶对骨代谢影响的研究进展［J］. 中国口腔种植学杂志，2010，15（3）:153-156.

[12] 蔺艳，张莹茜，盘强文，等. 锶矿泉水对人血管内皮细胞的增殖和功能的影响［J］. 中国食品卫生杂志，2013，25（2）：136-139.

[13] 雷婷，田袁，于亚莉. 功能性食品添加剂的研究现状与发展趋势［J］. 食品科学，2008，29(11):696-700.

[14] 李火云. 大米多肽抗衰老功效研究［J］. 香精香料化妆品研究报告，2015，6（6）：31-39.

[15] 李绵，陈培战，李晓光. 维生素 D 与癌症：研究现状和展望［J］. 生命科学，2013，25（2）：218-230.

[16] 李娜，王建红，金春华，等. 67 例儿童血清维生素 A、D、E 水平研究［J］. 中国儿童保健杂志，2015，23（10）：1093-1096.

[17] 李兴，刘晶. 内分泌疾病与钾代谢异常［J］. 临床内科杂志，2013，30（3）：149-151.

[18] 李玉强，尹小俭，单影. 人体骨骼肌内蛋白质代谢的激素调节的探析［J］. 体育文献科技通报，2009，17（6）：126-128.

[19] 仰曙芬，吴光驰. 维生素 D 缺乏及维生素 D 缺乏性佝偻病防治建议解读［J］. 中国儿童保健杂志,2015，23（7）：680-683.

[20] 彭瑛，蔡力创. 精氨酸的保健作用及其调控研究进展［J］. 湖南理工学院学报（自然科学版），2011，24（1）：59-62.

[21] 彭曦，尤忠义，汪仕良. 精氨酸对机体免疫功能的影响及临床应用研究进展［J］. 中国临床营养杂志，2005，13（6）：388-390.

[22] 秦俊法. 中国硒研究历史回顾(上，下)［J］. 广东微量元素科学，2014，21（11）：44-57；21（12）：36-51.

[23] 马田田，张一凡，任雪，等. 宏量营养素体外消化模型的研究进展［J］. 2016，（6）：57-61.

[24] 任永锋. 左旋精氨酸在肠黏膜损伤修复中的作用机制［J］. 中国危重病急救医学，2006，18（2）：764-765.

[25] 宋金辉，罗韵文，谭晓东，等. 帕金森病患者血清中铜、铁、锰、锌和维生素 E、维生素 B_{12} 的测定［J］. 卒中与神经疾病，2012,19（4）：219-221.

[26] 商学军，王修来. 肉碱在男科临床治疗中的研究进展［J］. 中华男科学杂志，2006，12（9）：826-831.

[27] 孙长璟. 分子营养学［M］. 北京：人民教育出版社，2006.

[28] 王勇，桂耀庭. 钙离子通道在精子运动中的作用及其临床意义［J］. 中华男科学杂志，2008，14：832-836.

[29] 吴翠栓，黄晶晶，艾秀丽，等. β-胡萝卜素的研究进展［J］. 中国医院药学杂志，2008，28（16）：1381-1383.

[30] 吴高峰，胡建民，杨建成. 牛磺酸抗肝脏脂质过氧化及肝纤维化的研究进展［J］. 实用肝脏病杂志，2006，9

（1）：61-62.
[31] 吴文倩. 膳食碘摄人与碘代谢的研究进展［J］. 浙江预防医学，2010，22（9）：22-25.
[32] 邢金芳，贾莉婷，荣守华. 育龄女性叶酸代谢关键酶基因多态性与维生素 B_{12}和同型半胱氨酸关系的研究［J］. 中国妇幼保健，2014，29（21）：3498-3501.
[33] 徐柏林. 精氨酸对乳腺上皮细胞中酪蛋白合成的影响及其调控机制［D］. 硕士学位论文. 扬州：扬州大学，2012.
[34] 玄国东. 米糟蛋白提取及酶法制备抗氧化活性肽及降血压活性肽的研究［D］. 博士论文. 杭州：浙江大学，2005.
[35] 于冲，马梦彪，夏海华，等. 色氨酸代谢和应用前景展望［J］. 黑龙江科学，2014，5（5）：36-37.
[36] 袁丽君，袁林喜，尹雪斌，等. 硒的生理功能、摄入现状与对策研究进展［J］. 生物技术进展 2016，6（6）：396-405.
[37] 张辉，贾敬敦，王文月，等. 国内食品添加剂研究进展及发展趋势［J］. 食品与生物技术学报，2016，35（3）：225-233.
[38] 张金霞，陈强，黄晨阳，等. 食用菌产业发展历史、现状与趋势［J］. 菌物学报，2015,34（4）：524-540.
[39] 张瑞芳，曾海涛. 钙离子通道与精子运动功能［J］. 生命的化学，2009，29（6）：878-882.
[40] 张税丽，李兴光. 维生素 A 缺乏症的原因、症状及预防［J］. 轻工科技，2013，（8）：31-32.
[41] 张文远，张强. 食品添加剂研究现状与发展趋势［J］. 现代农业科技，2017，(5):241-244.
[42] 赵荣坡，杨石强. 精氨酸与男性生殖［J］. 现代医药卫生，2005，21（12）：1510-1511.
[43] 周红丽. 2012. 南瓜籽蛋白血管紧张素转化酶抑制肽的研究［D］. 博士论文. 长沙：湖南农业大学.
[44] 周玲仙. 生命的源泉-蛋白质［M］. 昆明：云南大学出版社，2009.
[45] 周明. 动物营养学教程［M］. 北京：化学工业出版社，2014.
[46] 周明. 瘦素的研究进展［J］. 安徽农业大学学报，2003，30（2）：147-120.
[47] 周明，刘芳芳. 氯离子等营养因子对精子获能的影响［J］. 安徽农业大学学报，2011，38（5）：671-674.
[48] 周明. 营养因子对动物基因表达的调控作用［J］. 安徽农业大学学报，2017，46（6）：687-692.
[49] 周瑞芬，陈晓玲，兰秋野，等. 膳食叶酸、维生素 B_6、维生素 B_{12}摄入量与原发性肝癌关系的病例对照研究［J］. 热带医学杂志，2016，16（1）：5-9.
[50] ASSUMP C R，T.M.C.BRUNINI T M C，MATSUURA C，et al. Impact of the L-arginine-nitric oxide pathway and oxidative stress on the pathogenesis of the metabolic syndrome［J］. The Open Biochemistry Journal，2008，2（1）：108-115.
[51] BARBONETTI A，VASSALLO M R，CINQUE B，et al. Dynamics of the global tyrosine phosphorylation during capacitation and acquisition of the ability of fuse with oocytes in human spermatozoa［J］. Biology of Reproduction，2008，79（3）：649-656.
[52] BIRKENFELD C，KLUQ H，EDER K. L-carnitine supplementation of sows during pregnancy improves the suckling behavior of their offspring［J］. British Journal of Nutrition，2006，96（2）：334-342.
[53] CARLO F，ANDREA G，ILARIA C. Role of zinc trafficking in male fertility：from germ to sperm［J］. Human Reproduction，2014，29（6）：1134-1145.
[54] CHEN W Y，XU W M，ZHANG H C. Cl^- is required for HCO_3^- entry necessary for sperm capacitation in guinea pig：involvement of a Cl^-/HCO_3^- exchanger（SLC26A3）and CFTR［J］. Biology of Reproduction，2009，80（2）：115-123.
[55] DEMATTEIS A，MIRANDA S D，NOVELLA M L，et al. Rat caltrin protein modulates the acrosmomal exocytosis during sperm capacitation［J］. Biology of Reproduction，2008，79（2）：493-500.
[56] HINO I E，TAKARADA T，UNO K，et al. Glutamate suppresses osteoclastogenesis through the cystine/glutamate antiporter［J］. American Journal of Pathology，2007，170（4）：1277-1290.
[57] JOBGEN W S，FRIED S K，FU W J. Regulatory role for the arginine-nitric oxide pathway in energy-substrate metabolism［J］. Journal of Nutrition Biochemistry，2006，17（2）：571-588.
[58] JOHNSON G A，BURGHARDT R C，BAZER F W，et al. Osteopontin：roles in implantation and placentation［J］. Biology of Reproduction，2003，69，1458-1471.
[59] KAMAKURA M. Royalactin induces queen differentiation in honeybees［J］. Nature，2011，473：478-483.
[60] KRISHNA P M，SABBIR K，GOPABANDHU J. Zinc protects cyclophosphamide-induced testicular damage in

rat: Involvement of metallothionein, tesmin and Nrf2 [J] . Biochemical and Biophysical Research Communications, 2014, 445: 591-596.

[61] LARS B, ULRIK K. A model for the importance of zinc in the dynamics of human sperm chromatin stabilization after ejaculation in relation to sperm DNA vulnerability [J] . Systems Biology in Reproductive Medicine, 2011, 57 (1) : 86-92.

[62] LAWSON C, GOUPIL S, LECLERC P. Increased activity of the human sperm tyrosine kinase SRC by the cAMP-dependent pathway in the presence of calcium [J] . Biology of Reproduction, 2008, 79 (2) : 657-666.

[63] LINGYANi G, XIAO M, XIAO L. Research progress on the functions of vitamins in body [J] . Journal of Chinese Pharmaceutical Sciences, 2016, 25 (5): 329-341.

[64] MANU B J, DAVID T Y. Calmodulin regulation (calmodulation) of voltage-gated calcium channels [J] . Journal of General Physiology, 2014, 143 (6) : 679-692.

[65] MIRANDA L, BERNHARDT B Y. A. zinc-dependent mechanism regulates meiotic progression in mammalian oocytes [J] . Biology of Reproduction, 2012, 86 (4) : 1-10.

[66] SARAH C, FRANCESC M, KATHERINE N. Ca^{2+}-stores in sperm: their identities and functions [J] . Reproduction, 2009, 138 (3) : 425-437.

[67] VENKAT G, MAGUPALL I, SUMIKO M. Ca^{2+}-independent activation of Ca^{2+}/calmodulin-dependent protein kinase Ⅱ bound to the C-terminal domain of CaV2.1calcium channels [J] . The Journal of Biological Chemistry, 2013, 288 (7) : 4637-4648.

[68] VIJAYAN V, KHANDELWAL M, MANGLANI K, et al. Methionine down-regulates TLR4/MyD88/NF-κB signalling in osteoclast precursorsto reduce bone loss during osteoporosis [J] . British Journal of Pharmacology, 2014, 171 (1) : 107-121.

[69] VISCONTI P E, KRAOF D, DE LA VEGA-BELTRAN J L. Ion channels, phosphorylation and mammalian sperm capacitation [J] . Asian Journal of Andrology, 2011, 13 (3) : 395-405.

[70] YOSHIHIRO N, KUNIAKI O, TAKUJI S. Copper/zinc superoxide dismutase insufficiency impairs progesterone secretion and fertility in female mice [J] . Biology of Reproduction, 2012, 86 (1) : 16, 1-8.